医学科研

入门指导

主　编　王廷华　熊柳林

副主编　习杨彦彬　白　雪　张云辉　刘　飞

　　　　苏怀宇　刘　佳　季国庆

人民卫生出版社
·北京·

U0722904

版权所有，侵权必究！

图书在版编目（CIP）数据

医学科研入门指导 / 王廷华，熊柳林主编. -- 北京：
人民卫生出版社，2025.4. -- ISBN 978-7-117-37296-1

Ⅰ. R-3

中国国家版本馆 CIP 数据核字第 2025AK9667 号

人卫智网	www.ipmph.com	医学教育、学术、考试、健康，购书智慧智能综合服务平台
人卫官网	www.pmph.com	人卫官方资讯发布平台

医学科研入门指导
Yixue Keyan Rumen Zhidao

主　　编：王廷华　　熊柳林
出版发行：人民卫生出版社（中继线 010-59780011）
地　　址：北京市朝阳区潘家园南里 19 号
邮　　编：100021
E - mail：pmph @ pmph.com
购书热线：010-59787592　010-59787584　010-65264830
印　　刷：北京市艺辉印刷有限公司
经　　销：新华书店
开　　本：787×1092　1/16　　印张：18
字　　数：438 千字
版　　次：2025 年 4 月第 1 版
印　　次：2025 年 5 月第 1 次印刷
标准书号：ISBN 978-7-117-37296-1
定　　价：98.00 元

打击盗版举报电话：010-59787491　E-mail：WQ @ pmph.com
质量问题联系电话：010-59787234　E-mail：zhiliang @ pmph.com
数字融合服务电话：4001118166　　E-mail：zengzhi @ pmph.com

编 委

内容简介

　　本书共 7 章，首先介绍医学科研思路、文献检索及综述写作方法；随后聚焦课题设计、实验实施、数据分析及图表制作；最后系统讲解医学论文写作、修改、投稿、毕业论文撰写，书末附有基于编者科研工作经历的常见问题与解答及英文文章写作常用词句，使该书更具参考价值。本书为读者构建医学科研入门基础知识，帮助读者实现从 0 到 1 的突破，有助于初学者在医学科研方面快速入门，帮助初学者树立科学思维，熟悉相关科研知识，掌握相关实验技术及论文写作与发表技巧等，为其顺利进入医学研究领域提供帮助。

　　本书可作为医学领域初级研究人员和研究生学习科研方法的入门教材，也适用于中、高级科研人员学习参考，及可供相关领域专业读者阅读使用。

前　言

科研是高端设计下的科学探索过程，是每一位学者求学、研究的必经之路。随着科学技术的迅猛发展，做科研已经不单单是专职科研人员的工作了。如今，教师、临床医生和护士，本科生、研究生，甚至中学生也都投身于科研行列之中。对于非专职科研的医务人员（包括临床医生和护士还有医学生）来说，做科研面临许多困难！特别对于基础实验，基本处于"小白"状态。由于医务人员的临床工作繁重，工作重点在解决患者的疾病或者健康问题上。只能利用仅有的一点休息时间，不怕累不怕苦地进行科学研究，但还是会因为基础相对薄弱，导致步履艰难。医务人员常常因在科研设计、实验开展和英文文章写作等方面没有太多的专业训练，导致经常在"要不要搞科研""如何搞科研""放弃与坚持"中徘徊，甚是焦灼。而所有这些艰难的徘徊与焦灼都与科研的"认识和水平"有直接关系。

《医学科研入门指导》为医学科研人员快速入门科研提供较完全的基础知识，是支撑医学科研人员通往成功阶梯的重要工具书。本书以科研认识、思想转变及科研基本知识为切入点，以科研具体操作流程为主线，系统讲述科研设计、方案选择、技术实施、数据分析、图表制作、论文写作与发表技巧，以及 EndNote/SPSS/Graph prism pad/Adobe Photoshop CS3 Extended 等软件应用，共 7 章内容。

第 1 章科研思路，介绍了适用的研究惯用总思路和设计层次等重要内容；第 2 章文献检索及综述写作，介绍了信息及文献查阅、主题词检索、临床科研文献检索与评价和入门综述写作等内容；第 3 章课题设计，介绍如何确定课题方向、课题设计、介绍创新在课题设计中的重要角色、热点方向、机制研究思路、课题设计思路、课题设计配套方案、完善课题设计、查漏补缺、课题设计经验分享等 9 节内容；第 4 章实验开展及数据分析，介绍实验准备、实验技术、实验数据统计分析、实验作图等 4 节内容；第 5 章 SCI 论文写作，介绍 SCI 背景知识、SCI 论文写作方法等 2 节内容；第 6 章 SCI 文章投稿，介绍 SCI 文章投稿流程、文章修稿及后续处理、投稿经验分享等 3 节内容。第 7 章毕业论文撰写要求，介绍针对研究生毕业论文撰写相关要求等内容。最后，附录一基于编者科研工作经历的常见问题与解答，总结介绍了笔者团队在实际科研操作过程中遇到的问题和解决办法。附录二英文文章写作常用词句，总结分享了英文写作过程中常用的一些英文词句。

本书通过大量应用举例，理论联系实际，通俗易懂，帮助广大科研工作者轻松踏入科研大门，打牢基础。全书还注重向读者传递不同层面、不同深度的学术思想，把研究分为现象、功能、机制三个层面，不断帮助读者强化科研水平认识，熟悉功能和机制研究。本书内容不仅适合于医护人员学习,也适用于从事医学领域相关研究人员、研究生和大学生阅读参考。

由于笔者水平有限,书中难免会出现不足之处,恳请广大读者不吝赐教,以便再版时修正。

主编　王延华　熊柳林

2025 年 3 月

目　录

第一章

科 研 思 路

一、研究惯用总思路

科研实验设计中需要深刻理解研究的意义,明确实施本研究的目的,研究内容,研究方法。创新是研究最首要的方面,也是发表论文的基本要求。以研究生命科学问题为例,经典的科研思路如下:

实验设计中包括至少 4 个最基本的要素,简单概括为"ABCD",A 代表拟研究的差异分子,B 代表影响差异基因的调控机制,C 代表实验研究的疾病,D 代表疾病的表型(即功能)。因此,实验设计中可将 ABCD 四要素表述为:A 分子通过 B 机制影响 C 疾病的 D 功能,即包含现象、功能(也可以理解为表型)和机制 3 个层次。

如果实验设计包含"ABCD"4 个要素和 3 个层次时,属于有一定深度的研究设计。

ABCD 4 个要素和 3 个层次详解如下:

(一)现象研究

现象研究是指研究者通过建立某个实验模型,或是给予临床患者某种药物等,从而观察到实验模型或药物对患者及疾病的相关研究指标的影响等,并只对所观察到的结果进行描述,不再继续深入研究,属于"平铺直叙型"研究。此类研究主要可以通过以下几个方面进行观察和阐述,即行为、形态、分子。以脑缺血损伤研究为例:

(1)行为层面:行为功能评分,电生理等。

(2)形态层面:水肿(直观脑水肿图片 + 定量)、苏木素 - 伊红(HE)染色观察组织内部形态、神经元(NeuN)免疫荧光染色观察神经元变化、胶质纤维酸性蛋白(GFAP)免疫荧光染色观察星形胶质细胞、生长相关蛋白 43(GAP-43)染色观察局部纤维再生、突触素(synapsin)染色观察突触、CD68 染色观察巨噬细胞、原位末端标记法(TUNEL)染色观察凋亡、降钙素基因相关肽(CGRP)染色探讨上行感觉、5- 羟色胺(5-HT)观察红核脊髓束等,其他还可以观察增殖(Brdu 标记,Ki-67 染色)、自噬等。

(3)分子层面:目标蛋白、基因 A 的筛选检测

1)组学筛选:基因芯片、蛋白芯片、蛋白组学分析、microRNA(小分子核糖核酸)芯片、lncRNA(长非编码 RNA)芯片等。临床研究的对象是疾病的发生发展和变化的客观规律,研究的目的是阐明正常组织和疾病组织差异之间隐藏的事物本质规律,以便基于此寻找更好的临床治疗方案。因此,获得差异表达的基因 A 是研究工作的第一步,是研究的基础。基因差异可以是基因表达差异,也可以是基因突变,表观遗传学中的差异修饰等。一个课题是否具有创新性,关键要看研究中是否找到与疾病 C 相关的差异表达分子 A。另外,差

异表达的分子还需要具备 2 个性质：即临床相关性和功能性。目前，基因芯片或测序是筛选差异基因的常用方法，通过这些办法可以筛选出大量的差异基因，如何确定最关键的疾病相关差异基因是下一步研究的重点。主要方法是根据研究对象、功能、通路，进一步通过生物信息学整合分析，预测可能与疾病密切相关的基因或其他分子，具体生物信息学分析方法参照第三章和第四章相关内容。

2）目标验证：可以利用定量聚合酶链反应（qPCR）、蛋白质印记法（Western blotting）、酶联免疫吸附测定（ELISA）、免疫组织化学染色（单标 / 双标）检测临床病人样本或是细胞模型、动物模型，了解该基因或蛋白在体内体外的表达特点。实验设计时需要考虑用不同方法、从不同层次研究基因和蛋白的表达，样本数越多，检测方法越多，数据的可信度就越好，找到基因与疾病相关性的概率就越大。

（二）功能研究

功能研究是对现象研究的深入，即通过激动剂或抑制剂，RNA 沉默或过表达技术对现象研究中找到的关键分子 A 进行干扰或过表达，从而进一步确定该分子在现象中所发挥的功能。其主要研究方法有：

（1）体外功能验证实验

1）分组：正常对照组、模型组、模型 + 空载组、模型 + 目标分子过表达组、模型 + 目标分子干扰组。

2）相应时间点检测功能表型变化：目标分子表达检测（Western blotting/qPCR/ELISA/免疫荧光染色）、体外细胞表型变化（细胞大小、数量、突起长度、轴突再生）、氧化应激检测等。

（2）体内功能验证（目标分子，行为，形态）

分组同上，根据实验具体要求，于相应时间点检测目标分子在动物身上发挥的作用，检测指标根据研究主体确定。以脑缺血损伤模型为例，依然是按照行为、形态、分子进行，包括以下功能检测：

1）动物行为学变化：神经损伤严重程度评分（NSS），Zea-Longa 评分，电生理测定等。

2）损伤部位形态学检测：HE 染色，免疫组织化学染色，电镜观察等。

3）目标分子表达变化测定（该部分可以最先检测）。

因此，动物模型或细胞模型的评价和选择是功能研究的重要环节。

（三）机制探讨

机制探讨是最高层、最深入的研究，从深部挖掘调控关键分子 A 的基因或其他化学修饰等，也是提升研究层次的重要内容。随着生物信息学的发展，目前对于机制的研究越来越普遍。在研究过程中需要注意将功能紧密联系机制，除上述功能检测外，进一步探讨目标分子发挥功能的可能途径，方法包括初步的生物信息学检测和分析确定可能的机制，并进一步通过免疫共沉淀等更上层的技术进行验证。从而确定与疾病相关的通路，为疾病提供潜在的治疗靶点。对于机制研究主要有以下 3 种方法（具体参见本书第三章）。

（1）下游信号通路检测。科研的灵魂在于创新，科研工作主要是研究其他研究者没有关注到的内容。功能研究后，下一步需要了解 A 分子被干扰后引起下游信号通路变化的分子 B，如果 A 调控 B，B 作用越大，A 分子就越重要。

（2）下游分子与功能的相关性。下游信号通路功能相关研究信号通路检测只能说明分

子表达相关,并不能代表功能相关。要深入探究,就需再做下游分子与功能的相关性,对此有两种研究思路:

1)干扰 A 后,B 下降,细胞有功能表型。那么干扰 B,功能表型是否与干扰 A 一致。

2)干扰 A 后,B 下降,细胞有功能表型。那么在干扰 A 的前提下,过表达 B,观察细胞表型是否回复,此为功能回复实验。

(3)直接相互作用。实验设计的基本思路是找到与 A 分子直接相互作用的 B 分子,并验证其相互作用,主要有以下 3 种方法:

1)干扰 A 后,做 microRNA/lncRNA/mRNA 等表达谱芯片,利用生物信息学分析获取差异表达的基因 B。进一步通过实验验证 A 与 B 的调控关系。

2)免疫共沉淀:用免疫共沉淀检测蛋白 A 与蛋白 B 的相互关系。

3)染色质共沉淀和分子间相互作用:研究 DNA 和蛋白质相互作用和大分子间的相互作用及能量共转移术等。如染色质免疫沉淀(ChIP)、电泳迁移率变动分析(EMSA)、验证酵母双杂交系统的体外试验技术 pull-down 等。

二、总结

科研思路需具备创新性、功能性、临床相关性,可以总结为"现象—功能—机制"3 个层面。现象即以实验动物或患者为对象,阐述某些指标的变化趋势(行为、症状、表型、细胞和分子变化等);功能即回答某些关键干预(用药、行为、细胞、基因干预等)措施对结局(行为、症状、生理功能,形态结构变化)的影响,确定干预因素作用效果;机制即回答行为、功能和形态变化背后的原因(分子调节,相互作用,网络机制),而在不同层面研究中可能会涉及不同的实验技术(具体方法步骤见本书第四章):

(1)模型构建:包括动物模型、人体模型和细胞模型构建。

(2)细胞培养:当研究的主体是细胞时,需要在体外进行细胞培养。

(3)免疫细胞/组织化学染色:主要用于特定抗原分子在细胞或组织的定位识别。

(4)Western blotting 或 ELISA:主要用于检测细胞和组织内蛋白质的含量,Western blotting 适用于高丰度大分子含量检测,而 ELISA 适用于低丰度小分子的检测。

(5)qPCR:主要检测和验证基因在信使 RNA(mRNA)水平的变化。

(6)蛋白调节:主要通过注射目的重组蛋白或注射目的蛋白的激动剂或抑制剂等方式,以增加或减少蛋白含量,从而了解蛋白功能。

(7)基因调节:通过用过表达载体(克隆),化学合成的干扰 RNA(RNAi,短效,直接加小片段),病毒携带的干扰 RNA(shRNA,长效,用载体构建)等部分上调或下调基因水平,来确定基因功能。

(8)转基因或基因敲除动物:基因敲入(knock in):动物出生后一直都表达;基因敲除(knock out):动物出生后整个缺失。通过基因敲入或敲除能够重现功能或缺失功能,从而判定基因作用。

第二章

文献检索及综述写作

第一节　信息及文献查阅

掌握获取信息及文献查阅途径和能力是进行科学研究的基本功。以查询基因 *FAT10* 在肝癌中的研究情况为例。查询步骤如下:

一、核实基因名

(1) 通过 NCBI 进行查找。输入网址: https://pubmed.ncbi.nlm.nih.gov/ 登录 NCBI, 见图 2-1。

图 2-1　登录 NCBI 界面

主页上的选择框,默认是"All Databases"。如果是查询文献,就要选择 PubMed。如果是查询基因,就选择 Gene。

(2) 在右侧长框内输入 FAT10,点击"Search",不同物种的结果都会显示出来,见图 2-2,图 2-3。从图 2-3 信息中,可以看到人类 FAT10 的基因 ID 号为 10537,是唯一的。

图 2-2　输入 FAT10 界面

(3) 点开第一个 Homo sapiens,即人类属性,获取该基因人属性的相关信息,见图 2-4。"Official Symbol"即官方命名,为 UBD,这个是唯一的。"Official Full Name"即官方全称为 ubiquitin D,写文章时,一般会先写全名,同时给出官方命名,后面就统一用官方命名。

"Also known as"是别名,这里就有 FAT10,所以 FAT10 是别名不是官方命名。用这个名称进行交流,可能信息会不准确。

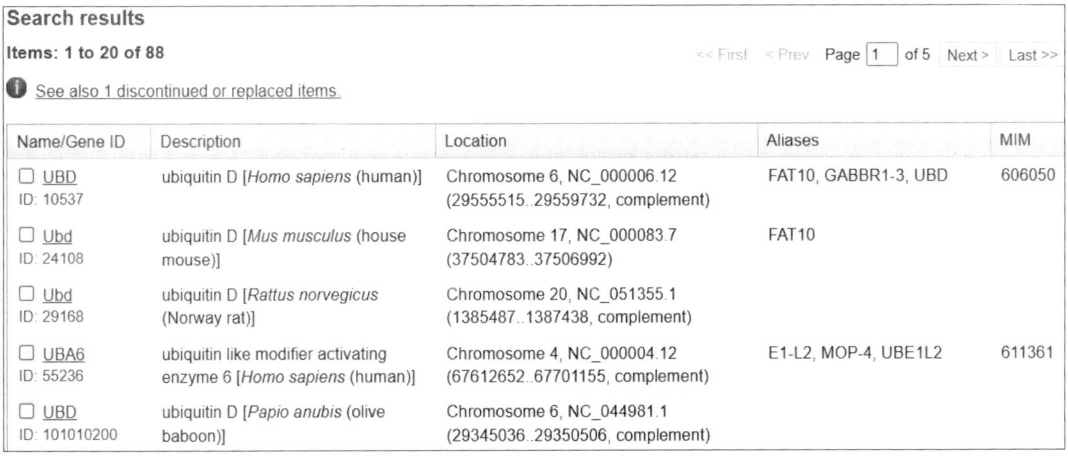

Search results

Items: 1 to 20 of 88

<< First < Prev Page 1 of 5 Next > Last >>

See also 1 discontinued or replaced items.

Name/Gene ID	Description	Location	Aliases	MIM
UBD ID: 10537	ubiquitin D [*Homo sapiens* (human)]	Chromosome 6, NC_000006.12 (29555515..29559732, complement)	FAT10, GABBR1-3, UBD	606050
Ubd ID: 24108	ubiquitin D [*Mus musculus* (house mouse)]	Chromosome 17, NC_000083.7 (37504783..37506992)	FAT10	
Ubd ID: 29168	ubiquitin D [*Rattus norvegicus* (Norway rat)]	Chromosome 20, NC_051355.1 (1385487..1387438, complement)		
UBA6 ID: 55236	ubiquitin like modifier activating enzyme 6 [*Homo sapiens* (human)]	Chromosome 4, NC_000004.12 (67612652..67701155, complement)	E1-L2, MOP-4, UBE1L2	611361
UBD ID: 101010200	ubiquitin D [*Papio anubis* (olive baboon)]	Chromosome 6, NC_044981.1 (29345036..29350506, complement)		

图 2-3 检索界面

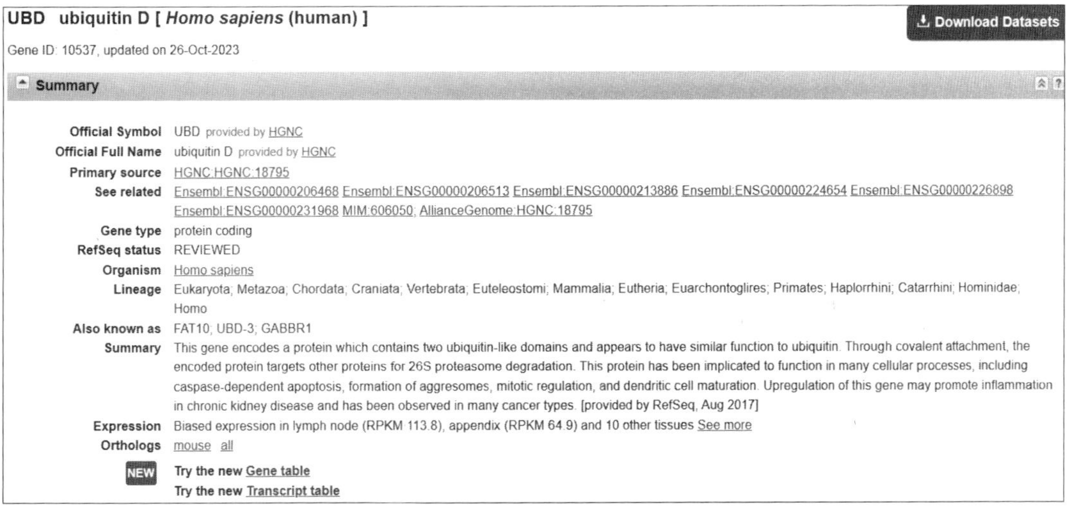

UBD ubiquitin D [*Homo sapiens* (human)]

Download Datasets

Gene ID: 10537, updated on 26-Oct-2023

Summary

Official Symbol UBD provided by HGNC
Official Full Name ubiquitin D provided by HGNC
Primary source HGNC:HGNC:18795
See related Ensembl:ENSG00000206468 Ensembl:ENSG00000206513 Ensembl:ENSG00000213886 Ensembl:ENSG00000224654 Ensembl:ENSG00000226898 Ensembl:ENSG00000231968 MIM:606050; AllianceGenome:HGNC:18795
Gene type protein coding
RefSeq status REVIEWED
Organism Homo sapiens
Lineage Eukaryota; Metazoa; Chordata; Craniata; Vertebrata; Euteleostomi; Mammalia; Eutheria; Euarchontoglires; Primates; Haplorrhini; Catarrhini; Hominidae; Homo
Also known as FAT10; UBD-3; GABBR1
Summary This gene encodes a protein which contains two ubiquitin-like domains and appears to have similar function to ubiquitin. Through covalent attachment, the encoded protein targets other proteins for 26S proteasome degradation. This protein has been implicated to function in many cellular processes, including caspase-dependent apoptosis, formation of aggresomes, mitotic regulation, and dendritic cell maturation. Upregulation of this gene may promote inflammation in chronic kidney disease and has been observed in many cancer types. [provided by RefSeq, Aug 2017]
Expression Biased expression in lymph node (RPKM 113.8), appendix (RPKM 64.9) and 10 other tissues See more
Orthologs mouse all
NEW **Try the new Gene table**
Try the new Transcript table

图 2-4 点开第一个检索项界面

二、核实疾病名

疾病名主要是通过文献调研来确定，以此可以知道一个疾病的相关英文表达，如肝癌可以用 hepatocellular carcinoma 或 liver cancer。

三、查询基因与疾病信息

在 NCBI 主页，选择 PubMed，注意利用 PubMed 检索时使用英文符号。

（1）搜索框里输入 UBD and “hepatocellular carcinoma”，即基因和疾病共同信息，见图 2-5。

注意：hepatocellular carcinoma 要加“ ”，不然会作为两个词分开查询，导致信息不准确。

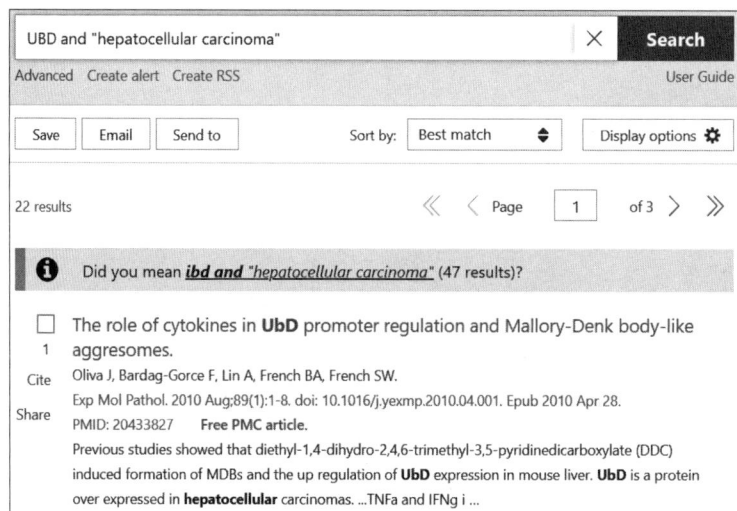

图 2-5　输入 UBD and "hepatocellular carcinoma" 后界面

（2）同理，再输入 UBD and "liver cancer"，检索无相关结果，见图 2-6。

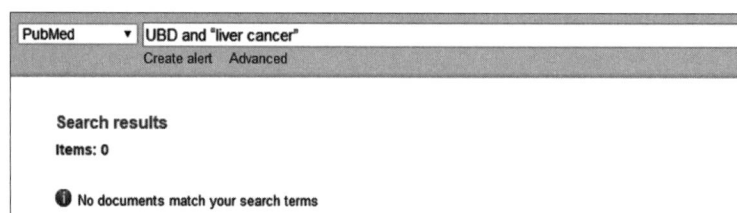

图 2-6　输入 UBD and "liver cancer" 后界面

（3）换个检索式再进行检索：FAT10 and "hepatocellular carcinoma"，结果与图 2-5 不同，如图 2-7。

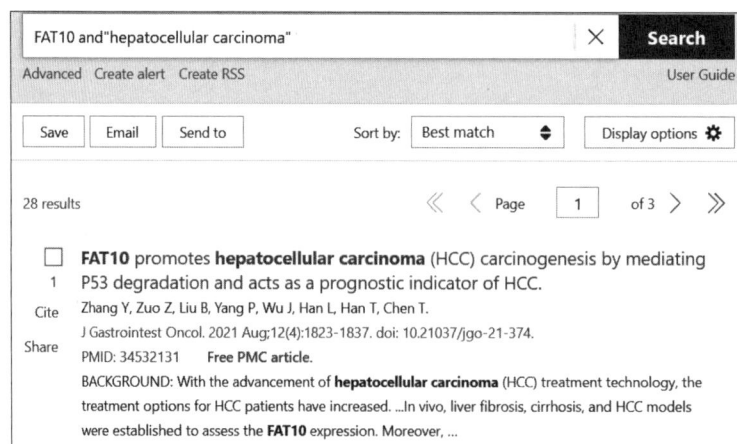

图 2-7　输入 FAT10 and "hepatocellular carcinoma" 后界面

所以，为保证信息准确，最好把相应不同的名称按照以下方法都检索一遍：基因的名字都放在一个（）内，名字间用 or。疾病名都放在一个（）内，名字间用 or，名字是多个单词的，用" "。

（4）检索框中输入（FAT10 or UBD or GABBR1 or UBD-3）and（"hepatocellular carcinoma" or "liver cancer"），见图 2-8。

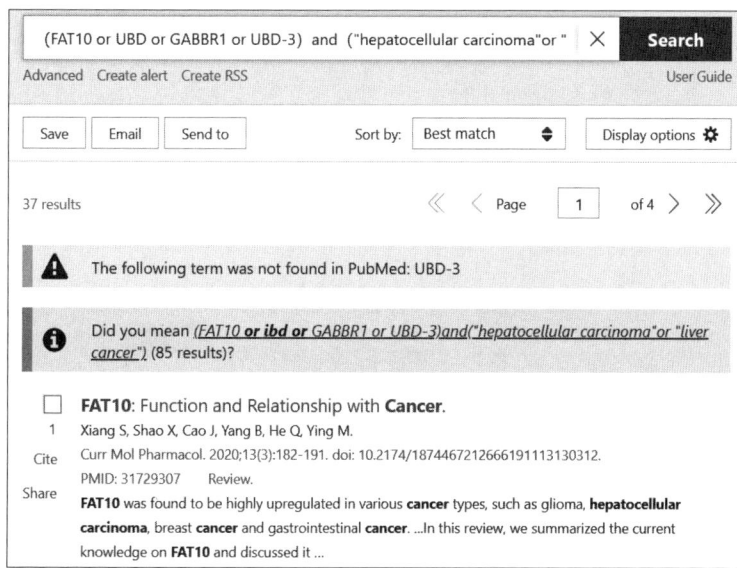

图 2-8　输入（FAT10 or UBD or GABBR1 or UBD-3）and（"hepatocellular carcinoma" or "liver cancer"）后检索结果界面

因此，为确保信息不遗漏，最好使用最后整合的方式先查询。出现不同的查询结果，主要是关键词与主题词的区别。文献检索时推荐研究者使用主题词检索。

第二节　主题词检索

目前，中文检索常用数据库主要有：中国生物医学文献服务数据库（CBM）、万方数据库、维普数据库、中国知网（CNKI）等；外文常用检索数据库包括：PubMed，Ovid，Embase，ScienceDirect，SCI。

一、CBM

CBM 主要适用于对某个领域的文章进行一次总的检索，是通过关键词寻找主题词，从而对相关领域的文献进行全面的检索，具有方便、简单、适用、信息量获取大的优点，是特别推荐的一个中文文献检索数据库。CBM 的核心就是按照主题词进行检索。以检索"原发性高血压诊断"方面的综述为例，检索具体步骤如下。

（1）以四川大学图书馆为例，首先进入数据库主界面，见图 2-9。

（2）点击中文数据库 A-Z，进入搜索界面，见图 2-10。

（3）点击下一页，进入 CBM 标题界面，见图 2-11。

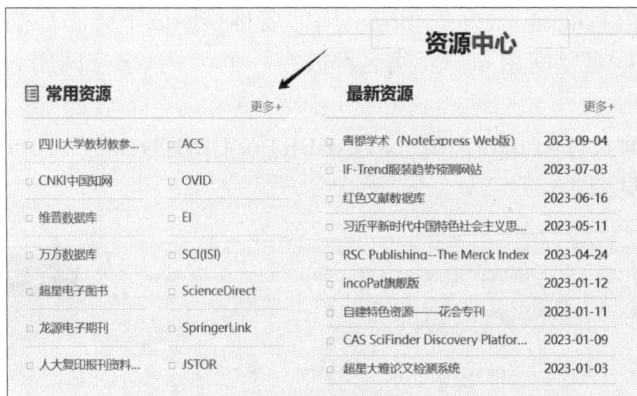

图 2-9　四川大学图书馆界面
箭头代表点击选项

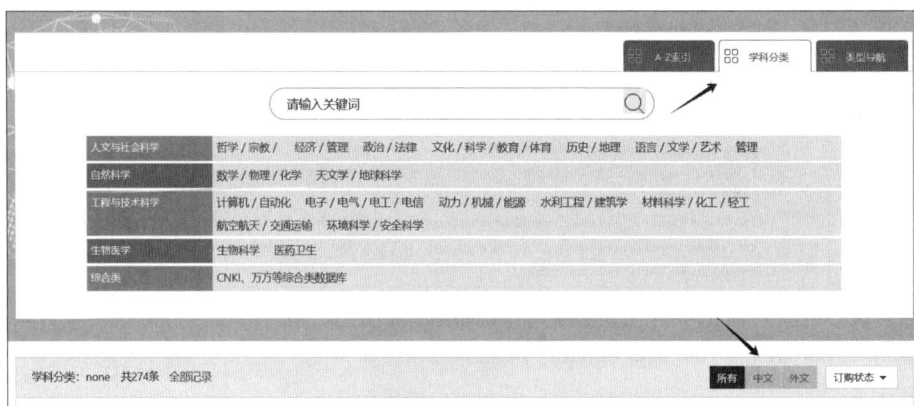

图 2-10　搜索中文数据库 A-Z 后界面
箭头代表点击选项

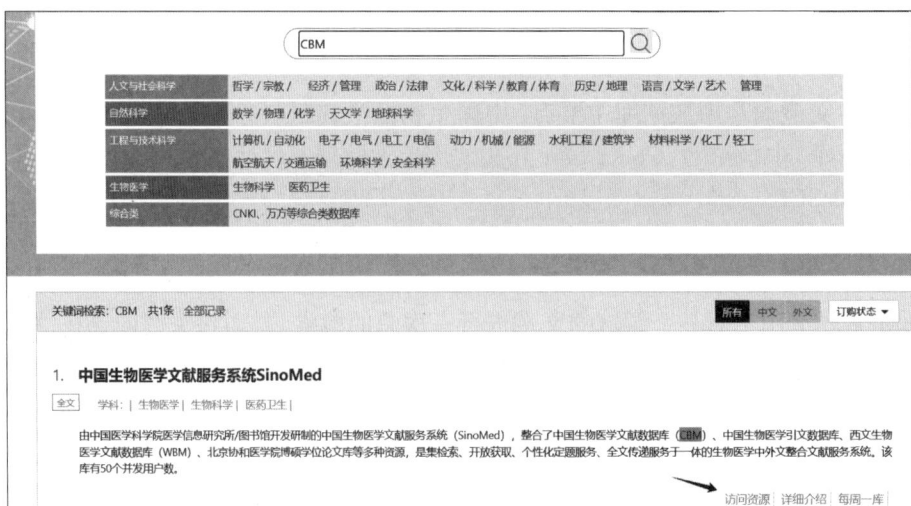

图 2-11　CBM 标题检索界面
箭头代表点击选项

（4）点击中国生物医学文献数据库（CBM），进入中国生物医学"文献数据库"，见图2-12。

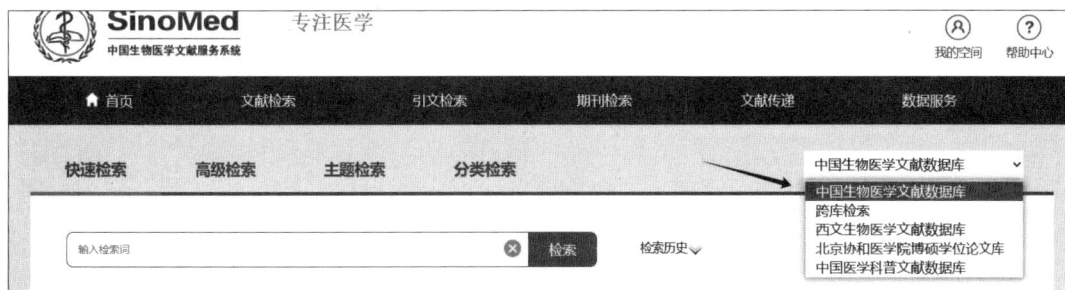

图2-12　中国生物医学文献数据库入口

（5）双击中国生物医学文献数据库，进入CBM主界面，如图2-13。

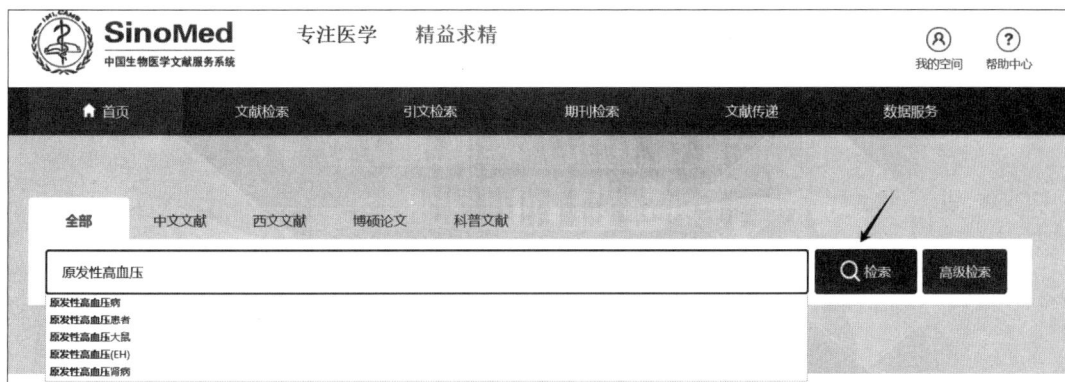

图2-13　中国生物医学文献数据库主界面
箭头代表点击选项

（6）以检索"原发性高血压"为例，在基本检索选项中的检索入口输入"原发性高血压"，并点击检索，见图2-14。

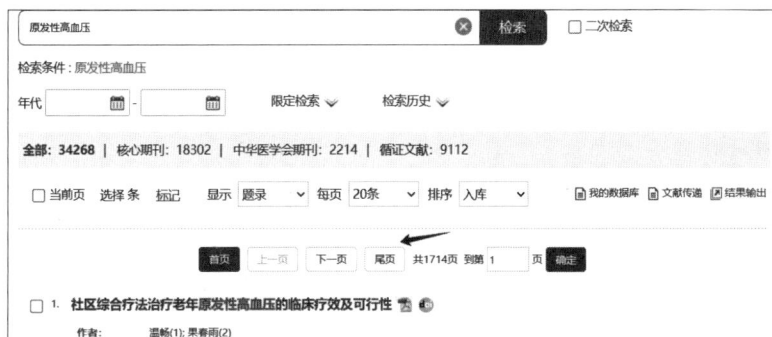

图2-14　检索"原发性高血压"后主界面
箭头代表点击选项

（7）通过从尾页开始寻找关键词的主题词，进行主题词检索，见图2-15，"原发性高血压"的主题词为"高血压"。

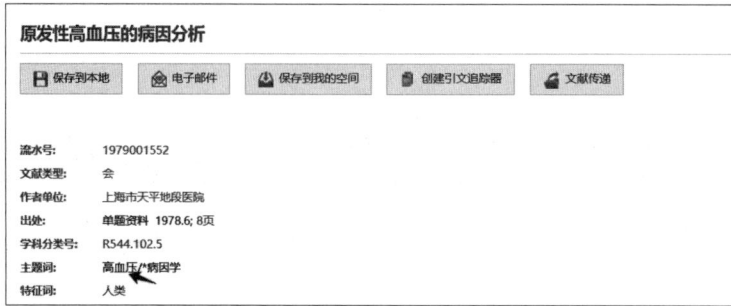

图 2-15　通过尾页寻找主题词界面
箭头代表检索出的主题词

（8）将找到的主题词"高血压"进行主题词检索，见图 2-16、图 2-17。

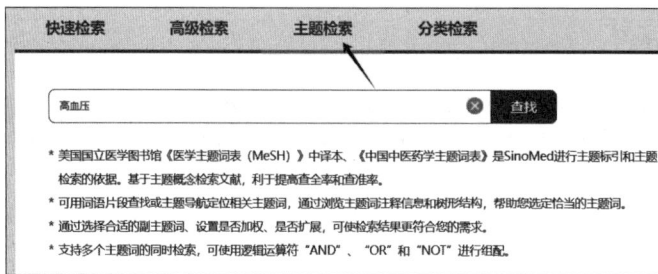

图 2-16　主题词进行主题检索
箭头代表点击选项

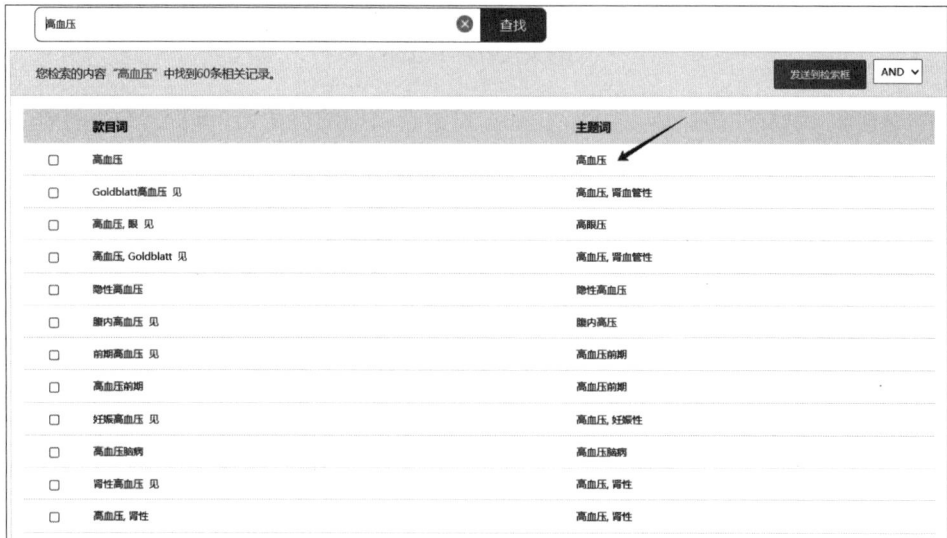

图 2-17　主题词"高血压"检索界面
箭头代表点击选项

（9）根据要求选择副主题词，完成主题词检索，见图 2-18。
（10）根据相关限定条件进行检索，本次限定为"综述"，见图 2-19。

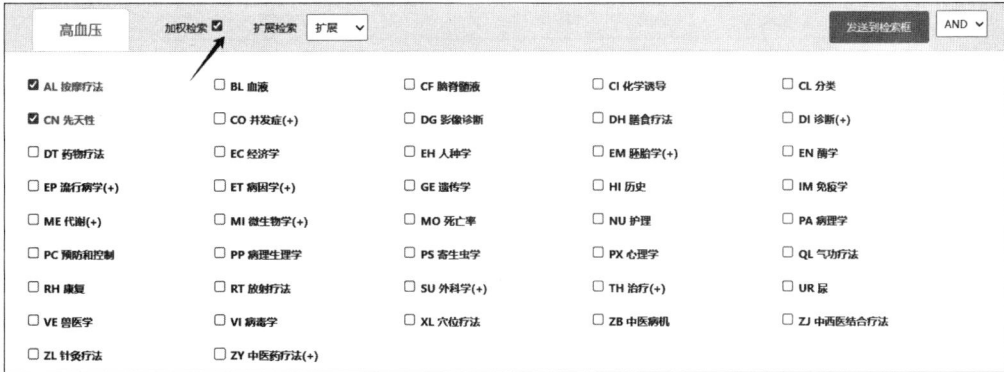

图 2-18 副主题词选择界面

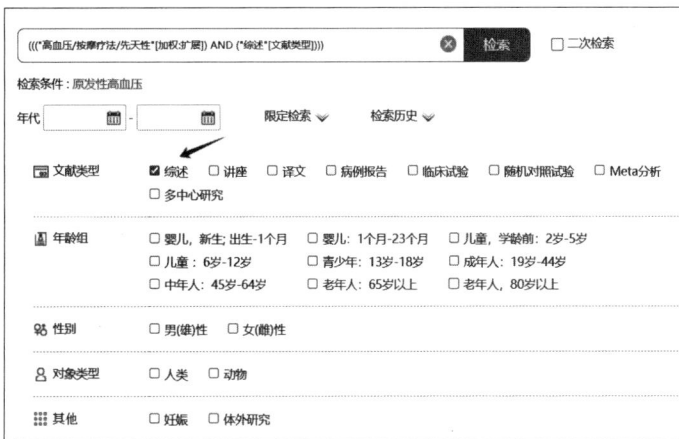

图 2-19 限定条件选择界面
箭头代表点击选项

（11）将所有子项目检索完毕后，到检索历史界面进行条件的合并，并检索，得出最终检索结果，见图 2-20、图 2-21。

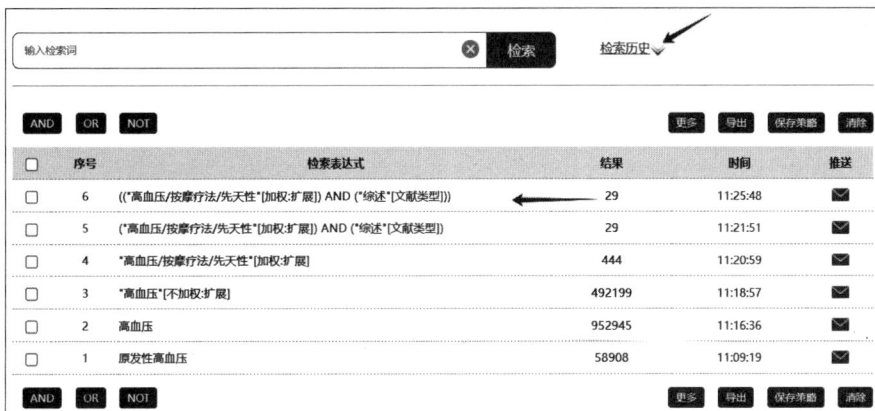

图 2-20 检索历史中逻辑组配检索界面
箭头代表点击选项，数字编号代表点击顺序

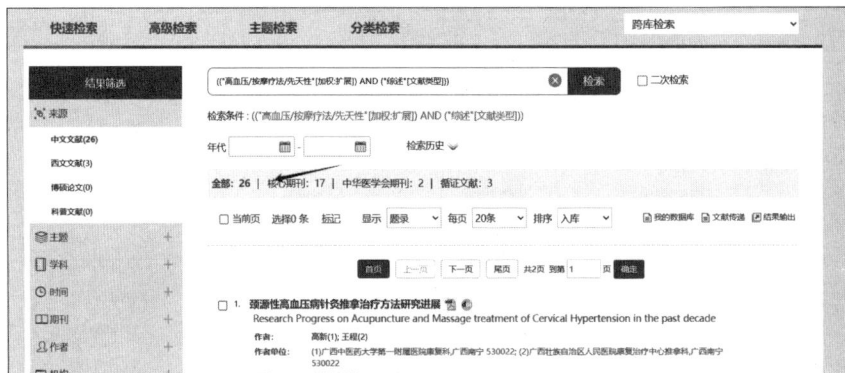

图 2-21　逻辑组配后检索出的最终结果

二、CNKI

CNKI 的检索方法相对 CBM 更简单，主要是根据检索词搜索，也可以联合 CBM 中的主题词进行检索，步骤如下。

（1）在图 2-22 选择中国学术文献网络出版总库，以后根据主题词等进行检索，注意：此处的主题词与 CBM 的不同，它相当于关键词。

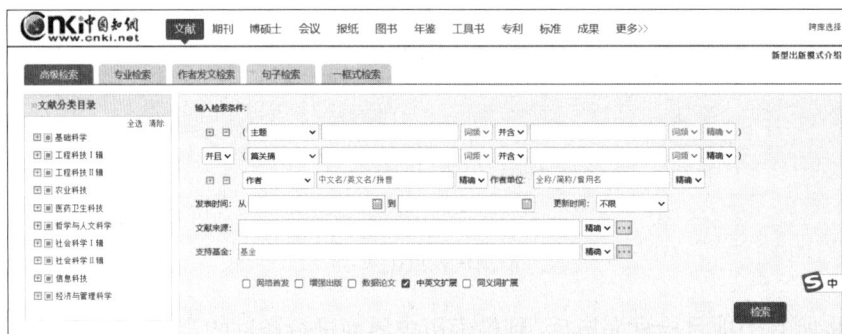

图 2-22　中国学术文献网络出版总库选择界面

（2）在选项框中输入相应的检索条件，见图 2-23。

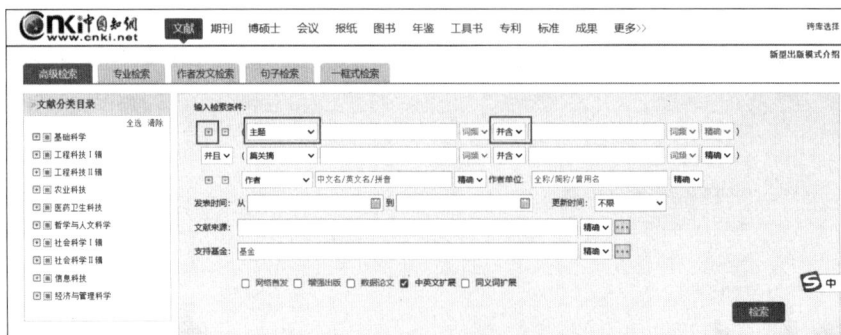

图 2-23　检索条件输入界面

矩形框代表点击选项

三、万方数据库及维普数据库

万方数据库及维普数据库的检索方法很简单,进入数据库后一般直接进行高级检索即可,或将所知文献的标题输入普通检索窗口,即可找到全文。

四、PubMed

PubMed 是常用的英文文献检索数据库,其中用主题词检索,文献会更全面,一般可以将 CBM 主题词查询和 PubMed 结合进行文献检索。具体操作步骤如下:

(1)在百度界面输入 PubMed 并进入主页,得到如图 2-24 所示界面,选择"MeSH Database"。

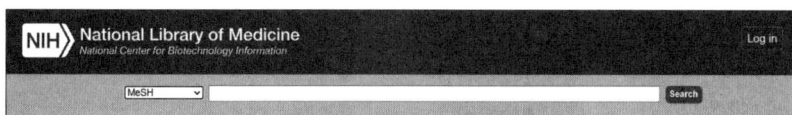

图 2-24　MeSH 检索界面入口

(2)以肺癌为例,输入"lung cancer"进行检索,见图 2-25。

图 2-25　"lung cancer"在 MeSH 中的检索界面

(3)根据检索结果选择最接近目标词的主题词,"lung cancer"的主题词为"Lung Neoplasms",见图 2-26。

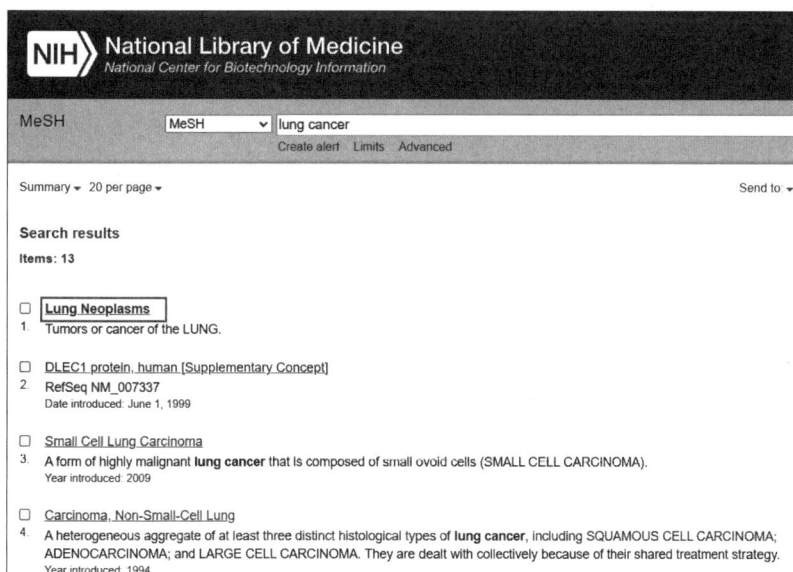

图 2-26　主题词寻找界面

（4）这里也可以直接点击"Lung Neoplasms"分别进行检索，如图2-26步骤箭头处。进入主题词检索界面，选择副主题词进行检索，见图2-27。

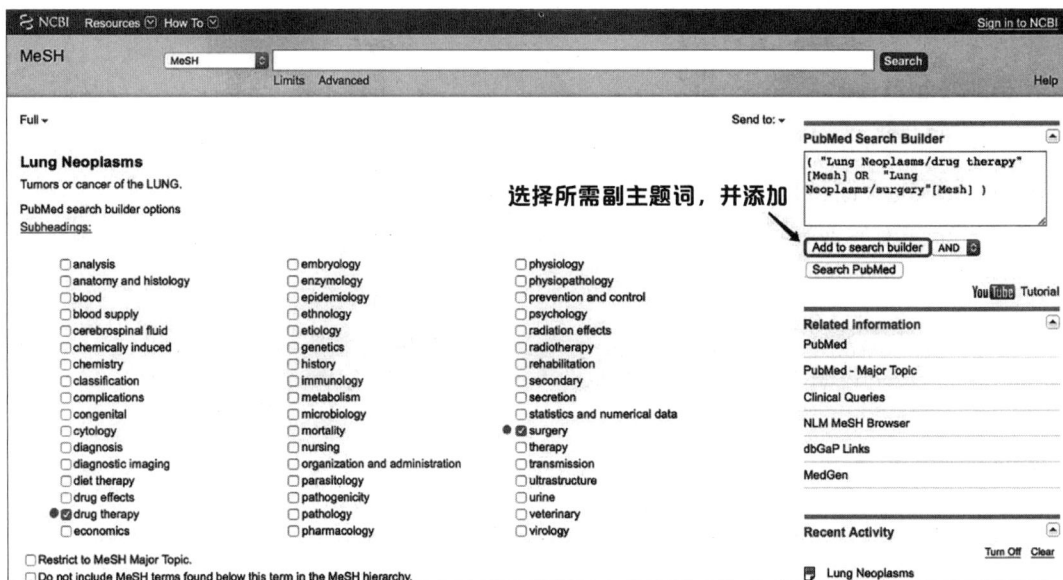

图2-27　副主题词选择界面
矩形框代表选择的副主题词

（5）检索结果，见图2-28。

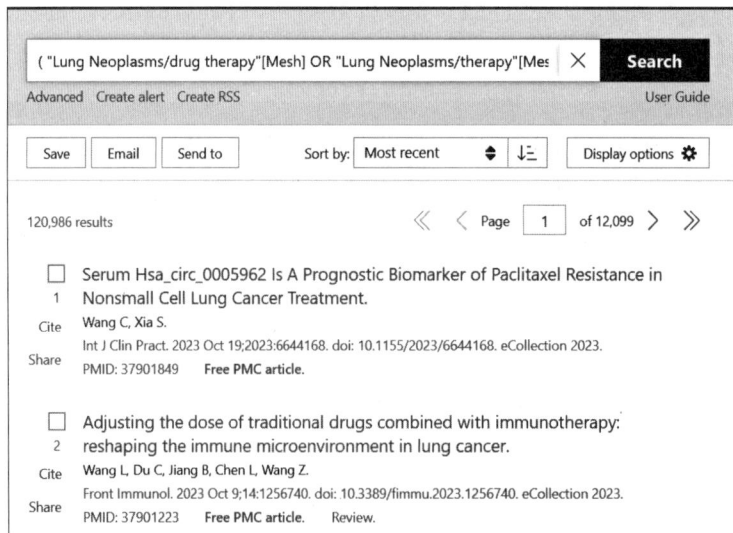

图2-28　主题词合并副主题词检索结果

（6）存盘，如图2-29：

（7）选择存盘类型，见图2-30。

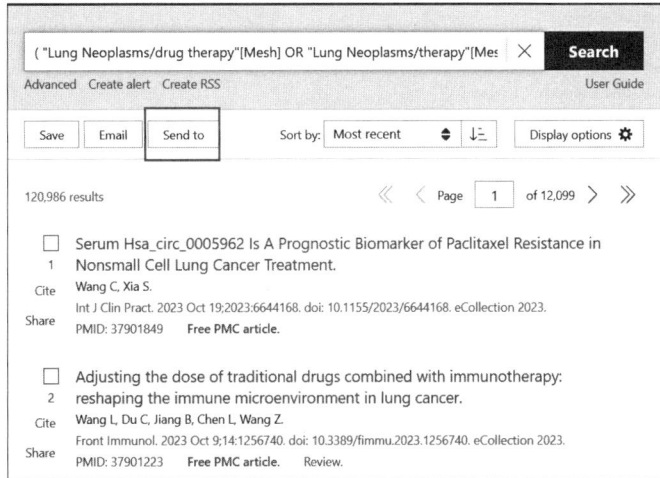

图 2-29 检索结果选择保存界面

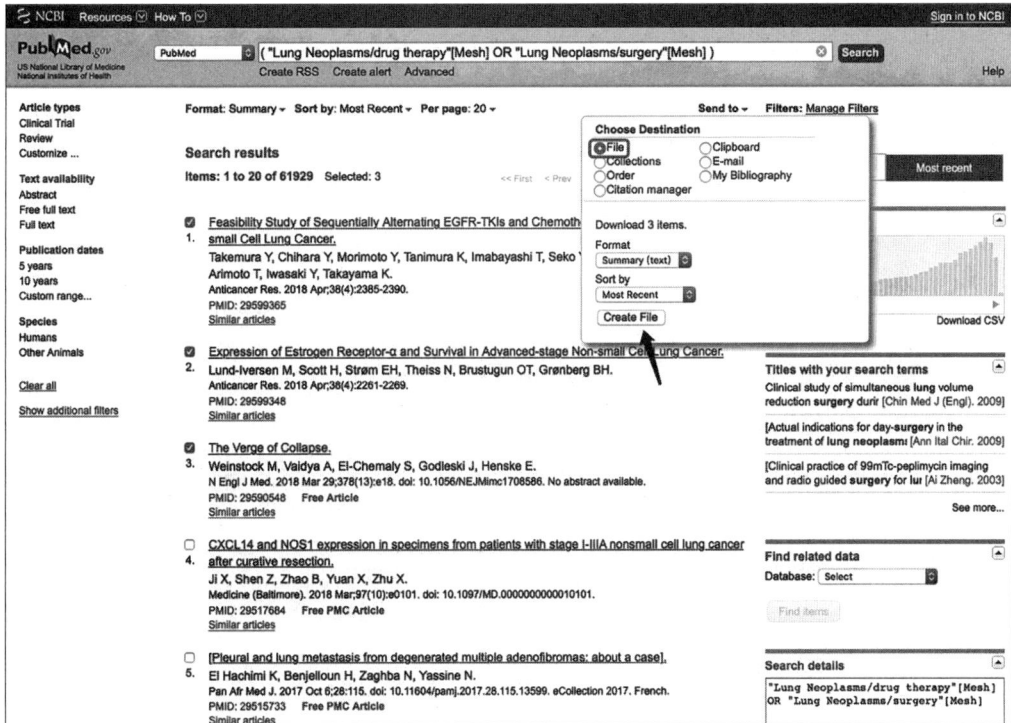

图 2-30 存盘类型选择界面
箭头代表点击选项，矩形框代表选择导出的文件类型

（8）限定检索：可以根据检索的需要进行一定条件的限定，有时间、文献类型、作者等的限定，但是在新检索开始的时候，注意一定要点击左下角"Clear all"清空上一次的检索限定条件，以免影响新检索结果，见图 2-31、图 2-32。

（9）高级检索：在高级检索状态，可根据需要选择字段并做逻辑组配，在高级检索状态还可查看检索历史，见图 2-33、图 2-34。

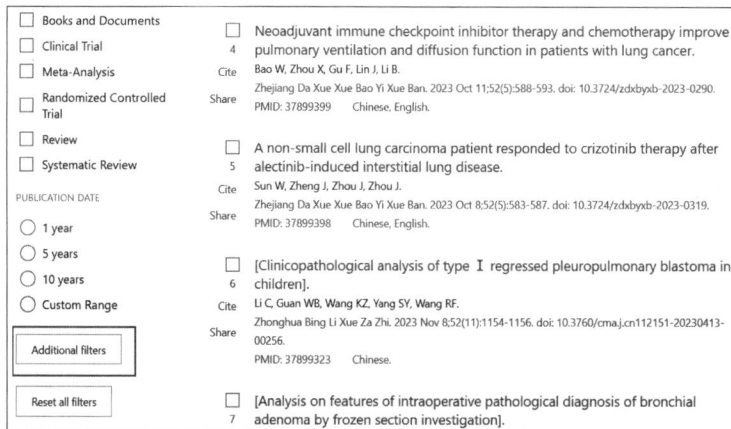

图 2-31　限定条件选择界面
矩形框代表查看更多的限定条件

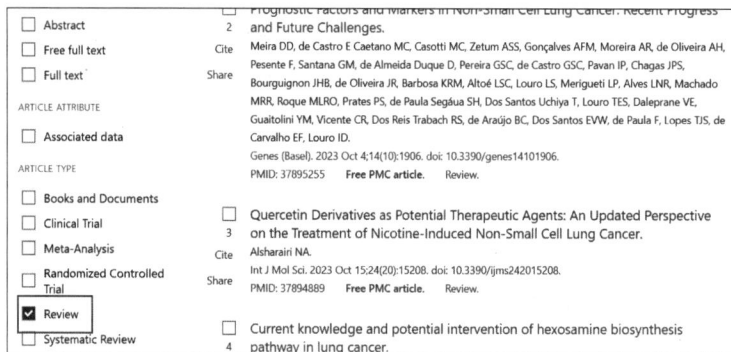

图 2-32　限定条件的选择及清除

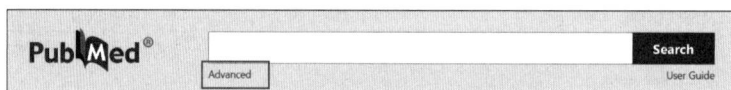

图 2-33　高级检索入口界面

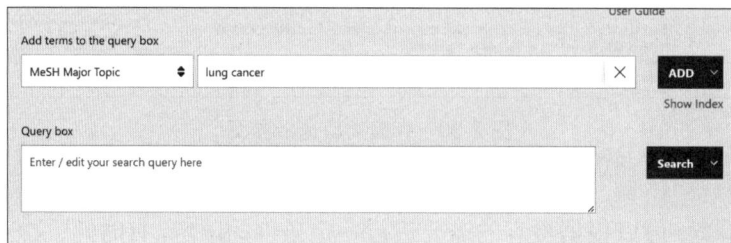

图 2-34　高级检索界面

（10）选择 MeSH 进行检索，见图 2-35。

（11）检索结果，见图 2-36。

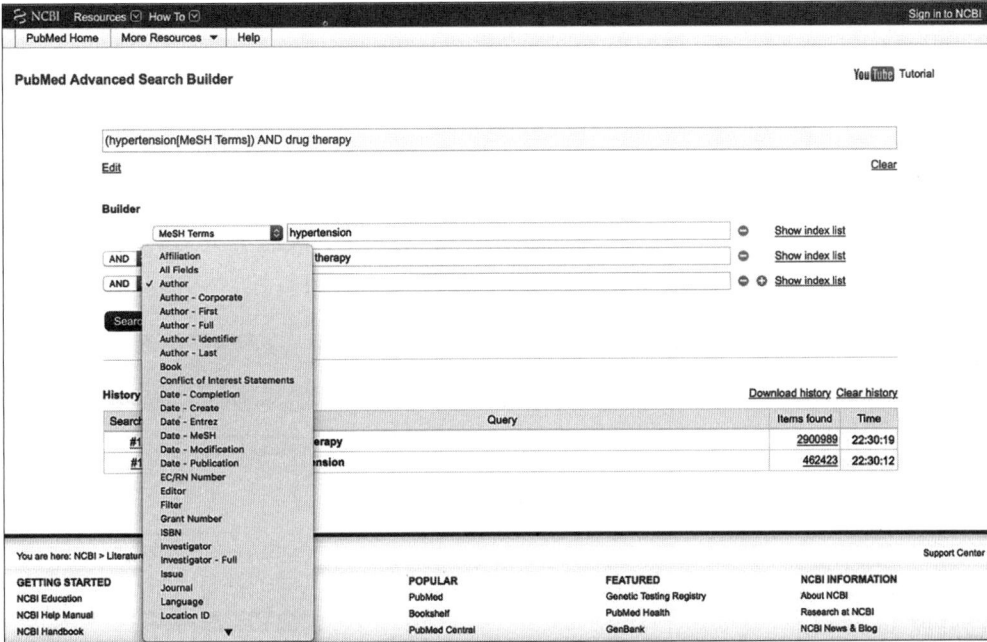

图 2-35　在高级检索中选择 MeSH 检索界面

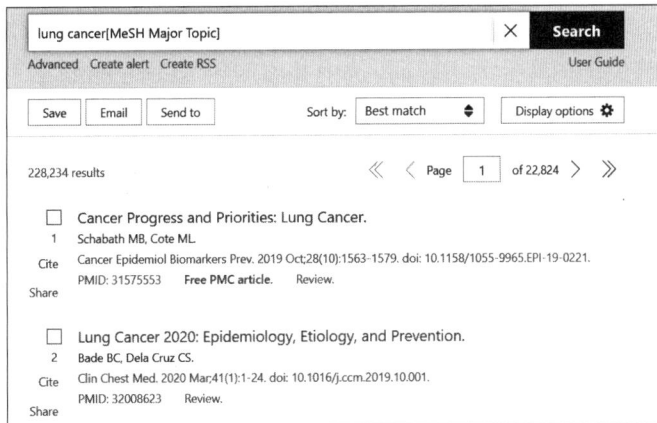

图 2-36　检索结果

（12）或通过选择全部字段进行检索，见图 2-37。

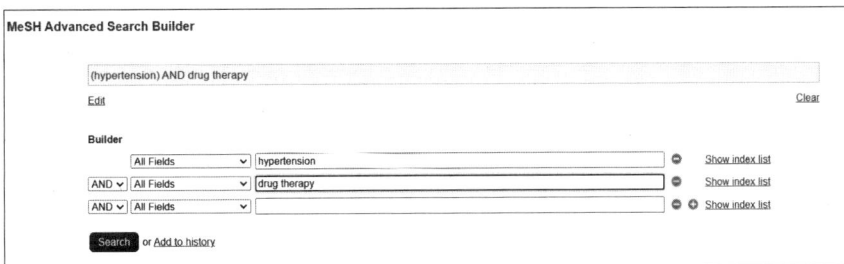

图 2-37　选择 "All Fields" 检索界面

注意：逻辑组配可在"Advanced Search"状态进行，也可在检索过程中进行，以吸烟和肺癌的关系为例：

（1）在 MeSH 状态输入关键词，见图 2-38、图 2-39。

图 2-38　MeSH 主界面

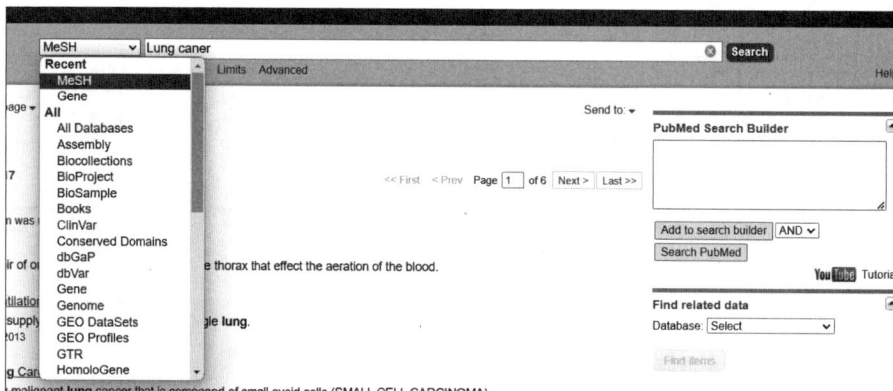

图 2-39　选择 MeSH 进入主界面

（2）系统自动将关键词转换为主题词，选中并添加到"search builder"中，见图 2-40。

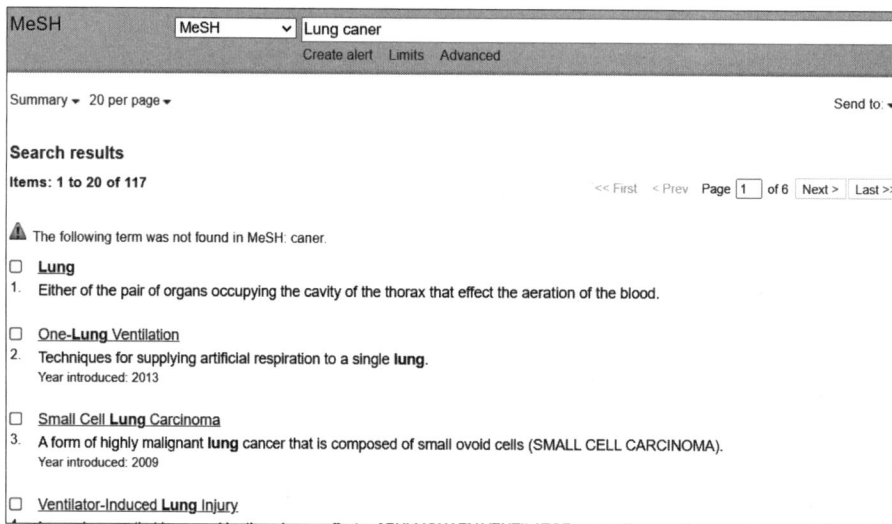

图 2-40　选择主题词进行检索

（3）在输入框中直接输入新的检索词，点击"Search"，见图 2-41。

（4）也可选中所需检索词添加到"Search builder"，确定所需逻辑关系，即可进行逻辑检索，见图 2-42。

（5）检索结果，见图 2-43。

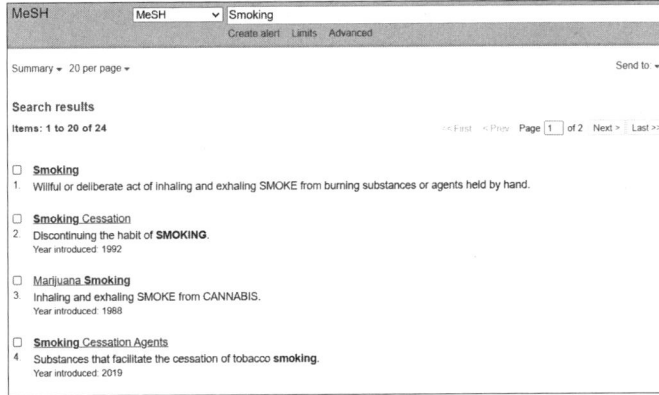

图 2-41　新的主题词检索界面

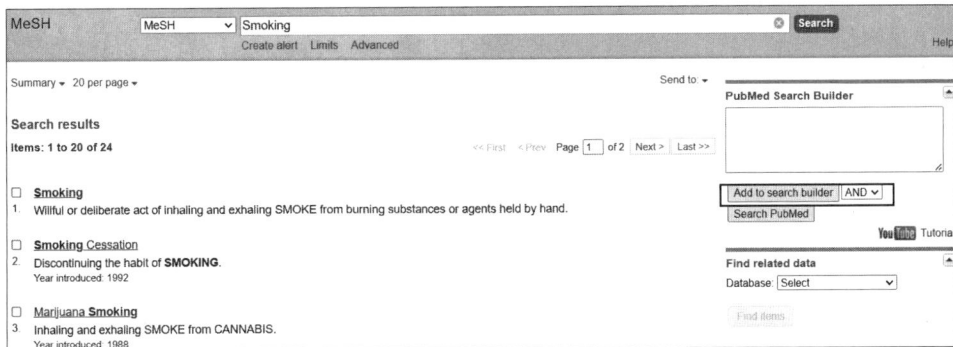

图 2-42　逻辑组配检索界面
矩形框代表选择点击的内容

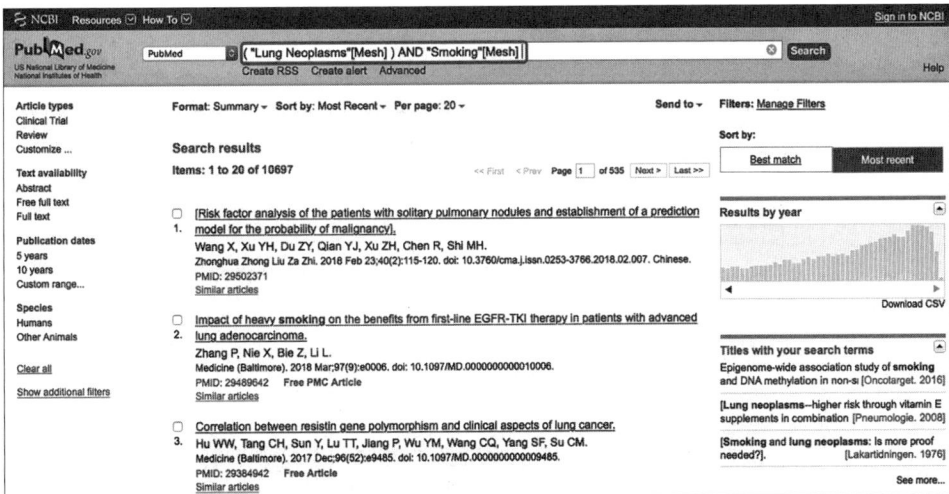

图 2-43　检索结果
矩形框代表检索的主题词及逻辑组配

（6）临床查询，这里也可以直接在百度里面输入"PubMed"，进入后选择"Clinical Queries"，见图 2-44～图 2-46。

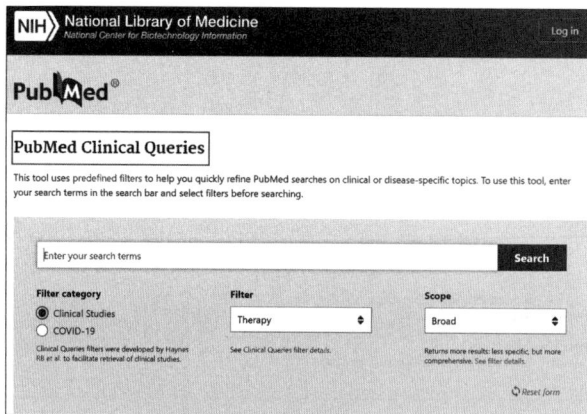

图 2-44 临床检索入口

矩形框代表临床检索入口标题

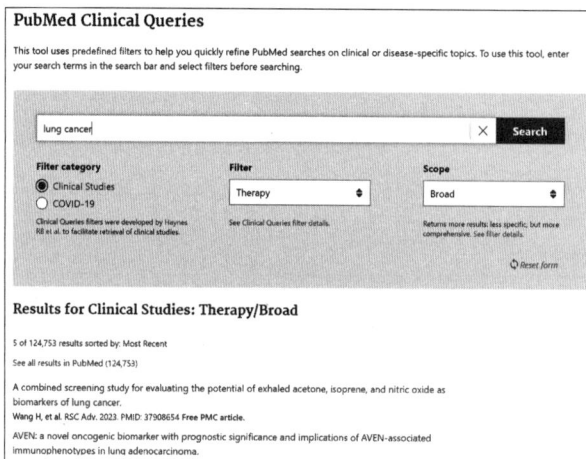

图 2-45 临床检索分类界面

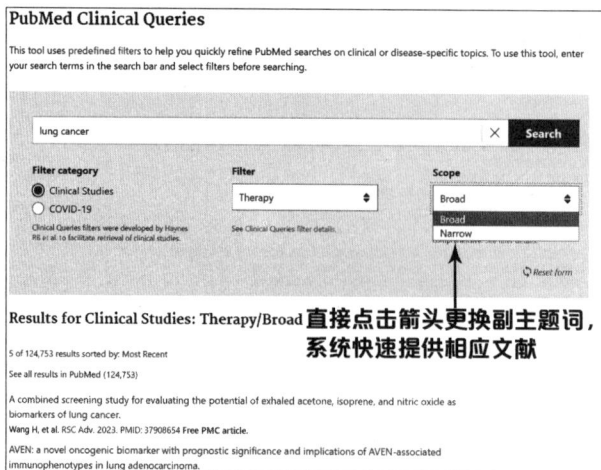

图 2-46 临床研究类文献检索入口

（7）My NCBI：可免费注册"My NCBI"，登录使用保存检索历史等功能，见图2-47～图2-49。

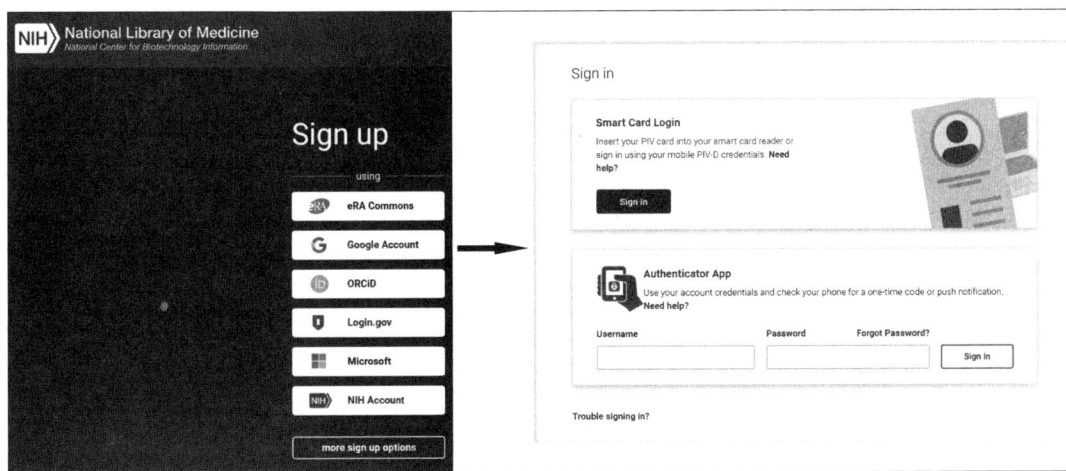

图2-47　My NCBI 注册 / 登录界面

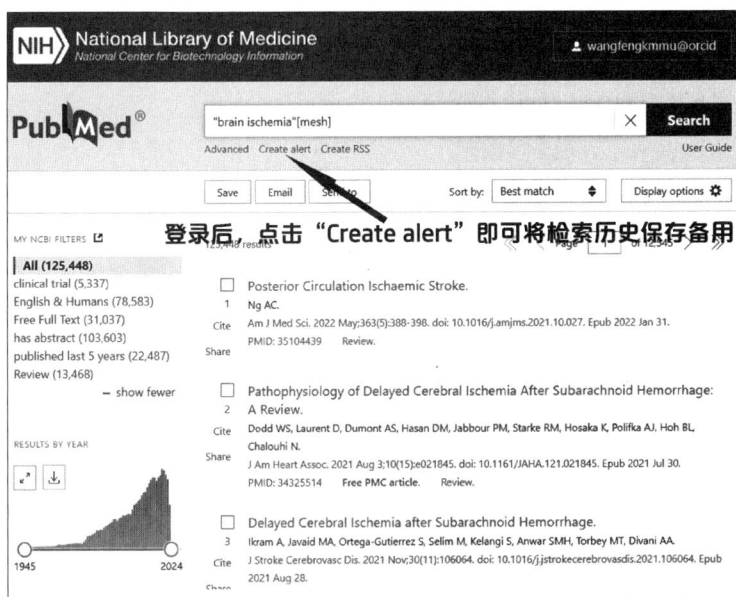

图2-48　检索历史保存界面

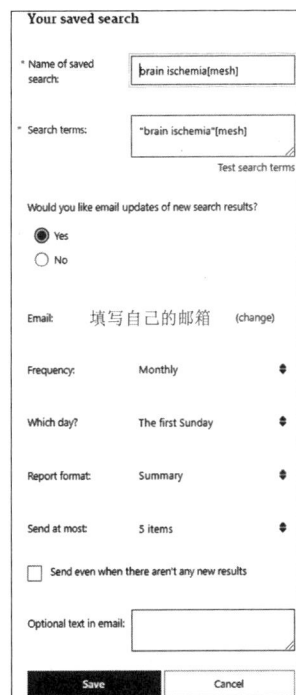

图2-49　检索历史保存在 My NCBI 后的界面

（8）也可查看以往的检索历史，见图2-50。

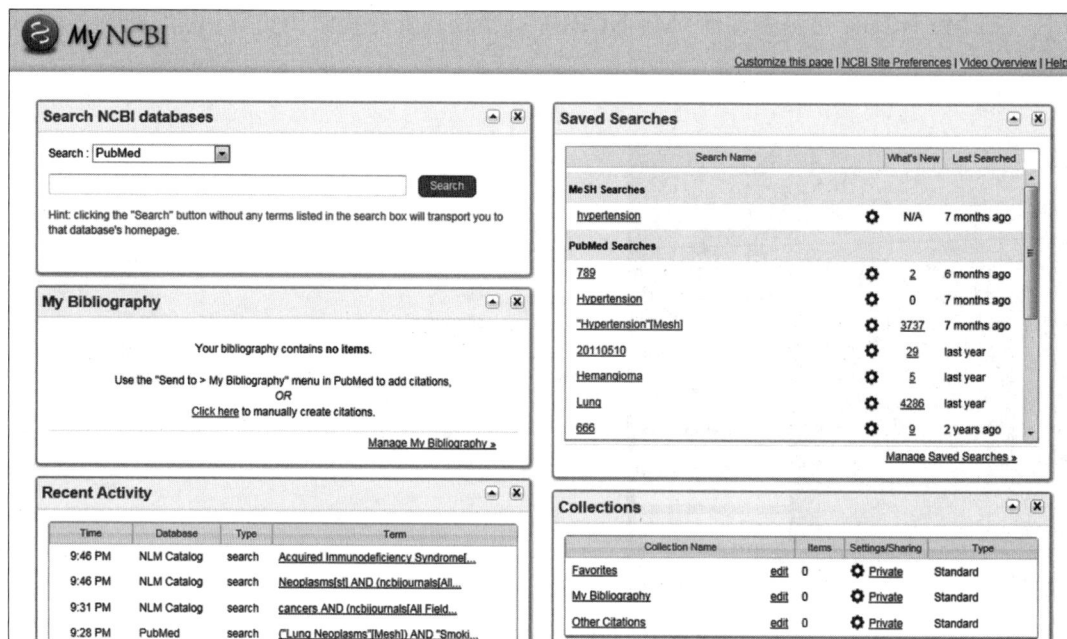

图 2-50 以往保存的检索历史界面

五、Ovid

Ovid 也是常用的英文文献数据库，功能类似 PubMed，一般检索的时候将这两个数据库联合起来检索会更全面，具体操作步骤如下。

（1）首先进入 Ovid 数据库首页，见图 2-51。

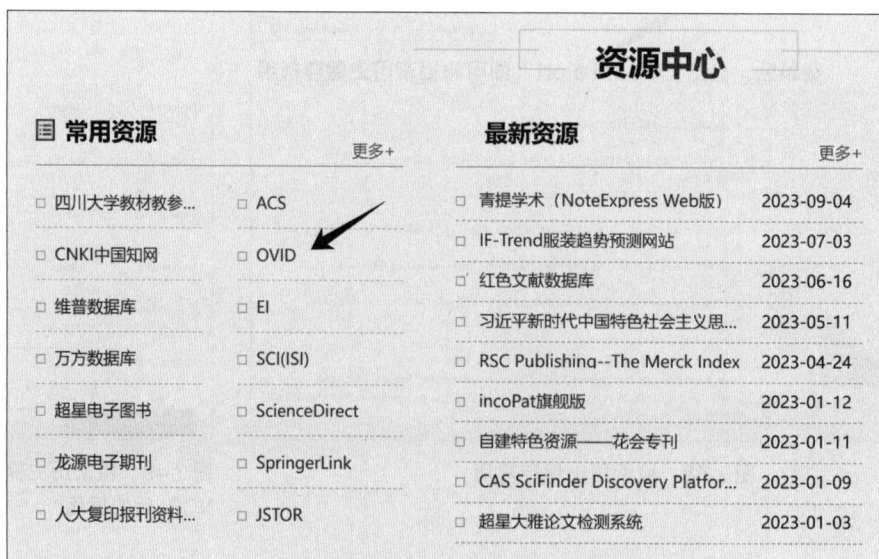

图 2-51 Ovid 入口
箭头代表进入 Ovid 数据库的点击选项

（2）根据研究者需要，选择适当的数据库，见图2-52。

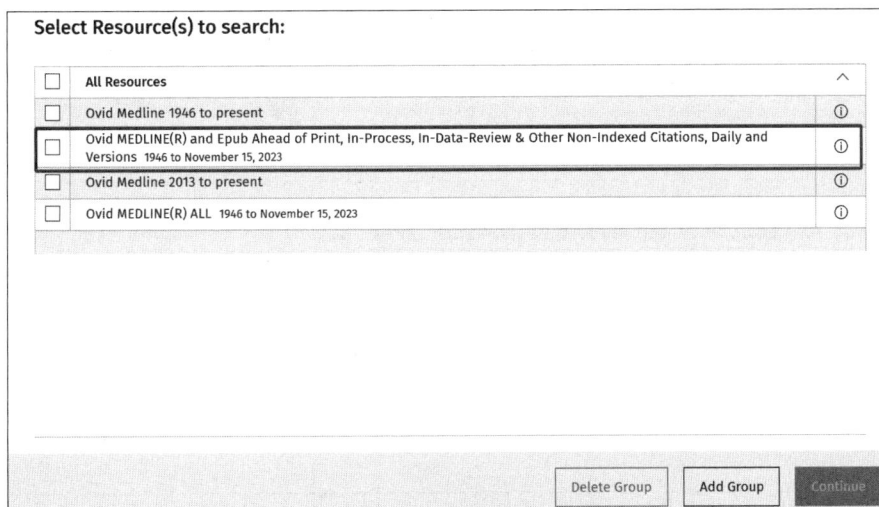

图2-52　选择合适检索入口
矩形框代表需要选择的检索入口选项

该数据库其他功能较复杂，检索文献时不常用，主要是通过"Advanced Search"进行高级检索：在此可进行关键词、作者、标题、期刊的字段检索，进行关键词检索时系统会进行"主题词自动匹配"。检索步骤如下：

1）选择数据库，见图2-53。

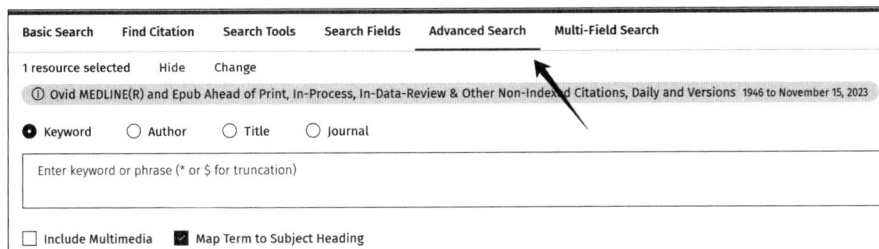

图2-53　高级检索入口界面
箭头代表点击选项

2）输入关键词，后面的检索步骤和"Map Term"一样，见图2-54。

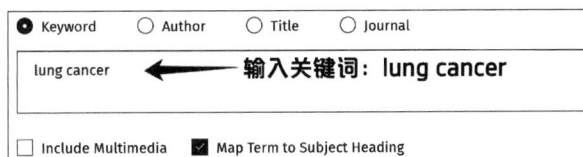

图2-54　关键词输入检索界面

3）扩展关键词，见图2-55。

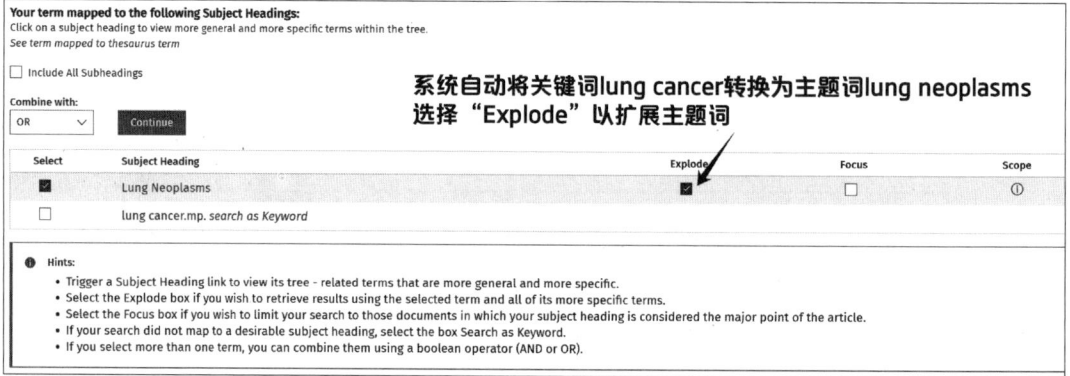

图 2-55　关键词扩展界面

4）选择所需副主题词，点击"Continue"即可完成检索，见图 2-56。

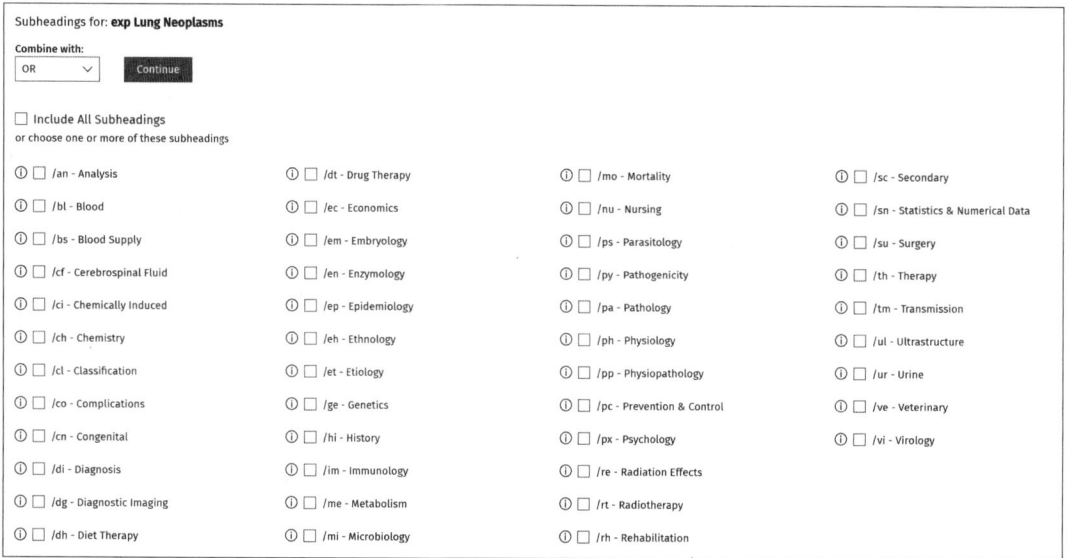

图 2-56　副主题词选择界面

5）检索历史及结果，见图 2-57。

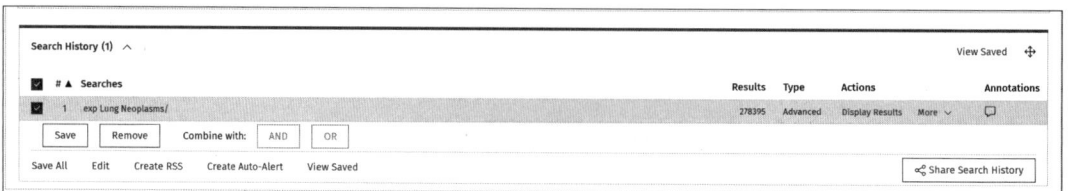

图 2-57　检索结果界面

6）逻辑组配，在检索历史中选中所需检索式，点击逻辑关系即可，见图 2-58、图 2-59。

7）全文获取，见图 2-60～图 2-62。

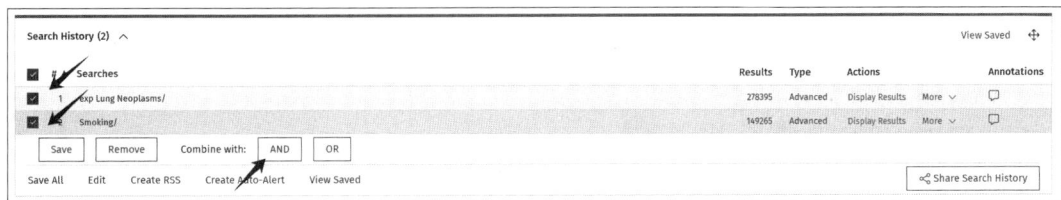

图 2-58　逻辑组配
箭头代表点击选项

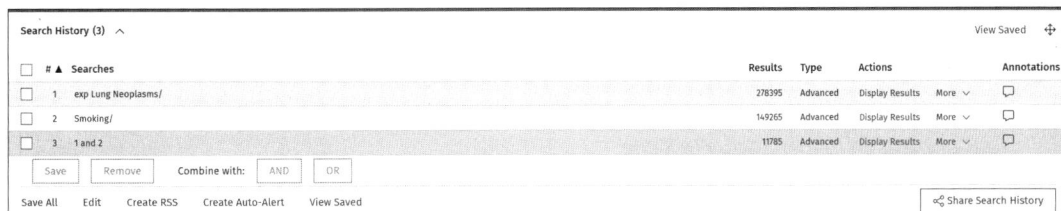

图 2-59　逻辑组配后检索结果

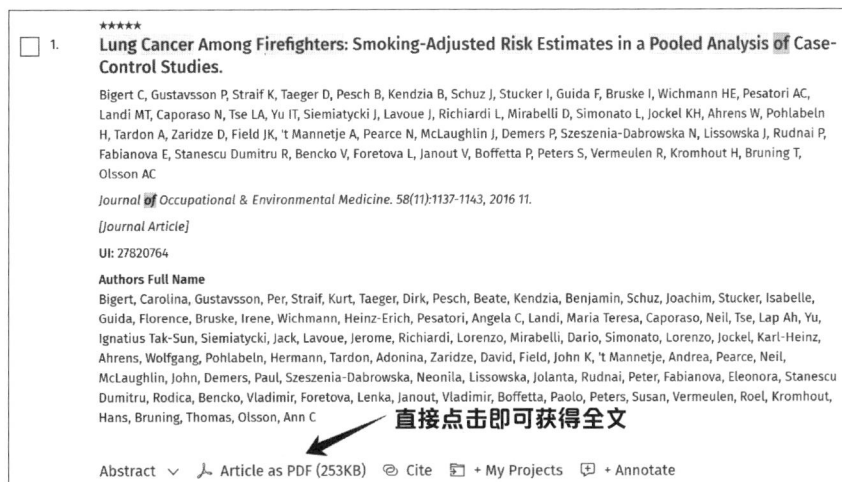

图 2-60　全文获取点击界面

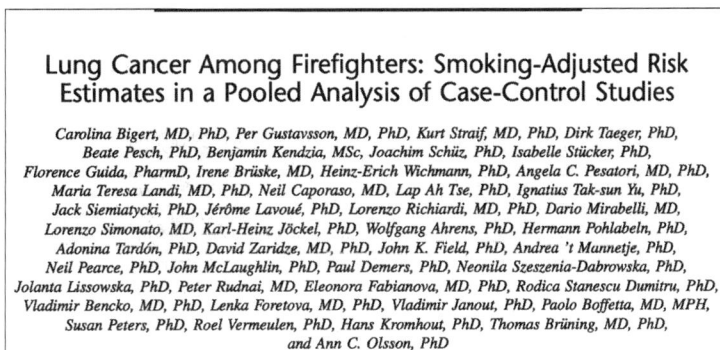

图 2-61　文章全文

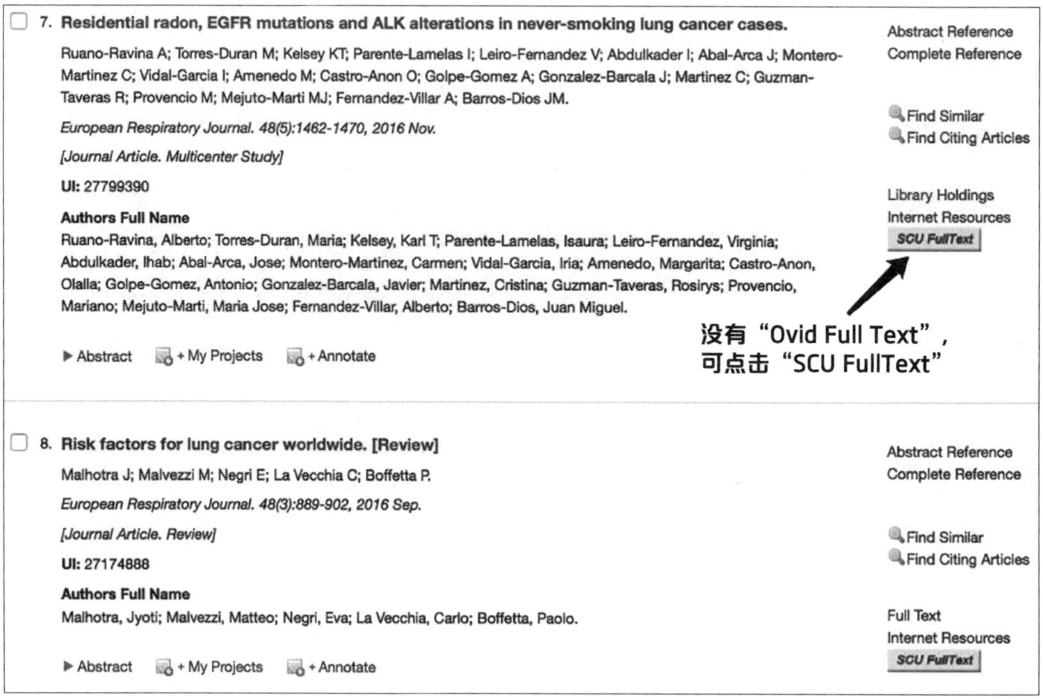

图 2-62　可以免费获取全文的标志

根据以上步骤即可以检索到所需要的文献。

Embase 及 ScienceDirect 检索步骤与 Ovid 类似，SCI 数据库主要用于查询相关杂志及作者所发表 SCI 情况、文献引用频次等，如果已经购买该数据库，可以从学校图书馆或其他途径进入数据库主页直接输入要查询的内容。

第三节　临床科研文献检索与评价

第二节介绍的所有数据库都适用于临床文献检索，研究者在进行临床科研文献检索时需特别考虑之处，如下：

（1）首先临床文献检索包括 3 点：提出临床问题，选择数据库，制订检索策略。

（2）采用"PICO"进行问题组装，例如，全麻术后小儿患者常规使用新斯的明能否降低术后肌松残余的风险？

P: Patient- 患病人群 - 全麻术后小儿患者；

I: Intervention- 干预措施 - 新斯的明；

C: Comparison- 对照措施 - 安慰剂；

O: Outcomes- 评价指标 - 肌松残余。

临床科研文献检索主要步骤为：①P+I+C+O；②临床文献检索，主题词 + 自由词检索，第二节所讲到的数据库都可以选择；③临床科研文献评价。

临床科研文献评价是临床科研文献检索后比较重要的环节，主要是对偏倚风险进行评估。

（1）偏倚的种类，见图 2-63。

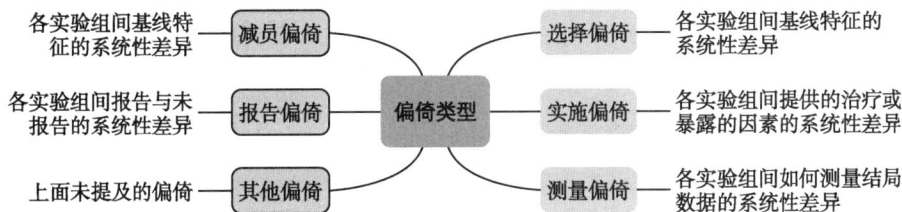

图 2-63　偏倚种类

（2）偏倚风险评估方法，见图 2-64。

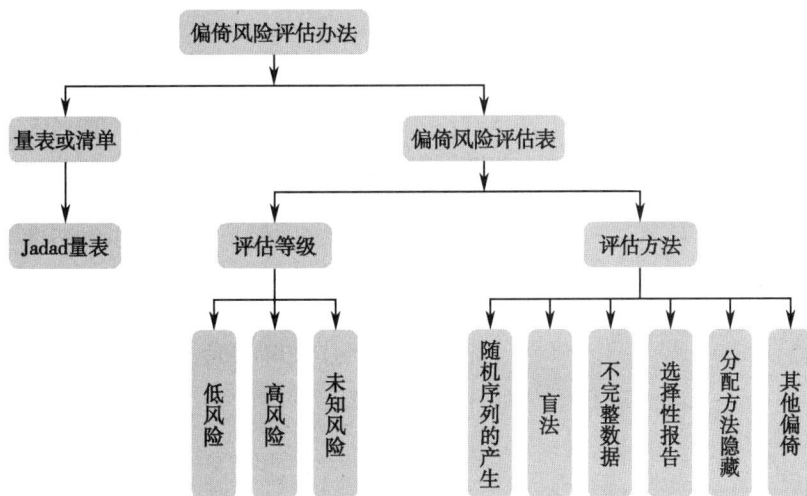

图 2-64　偏倚风险评估方法

（3）每个评估表的具体内容，见图 2-65～图 2-68。

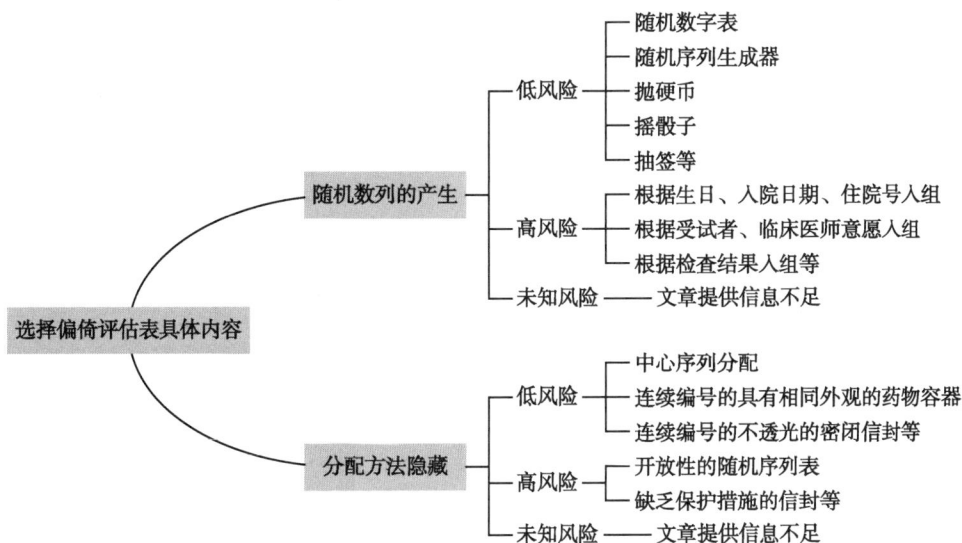

图 2-65　选择偏倚评估表中具体内容

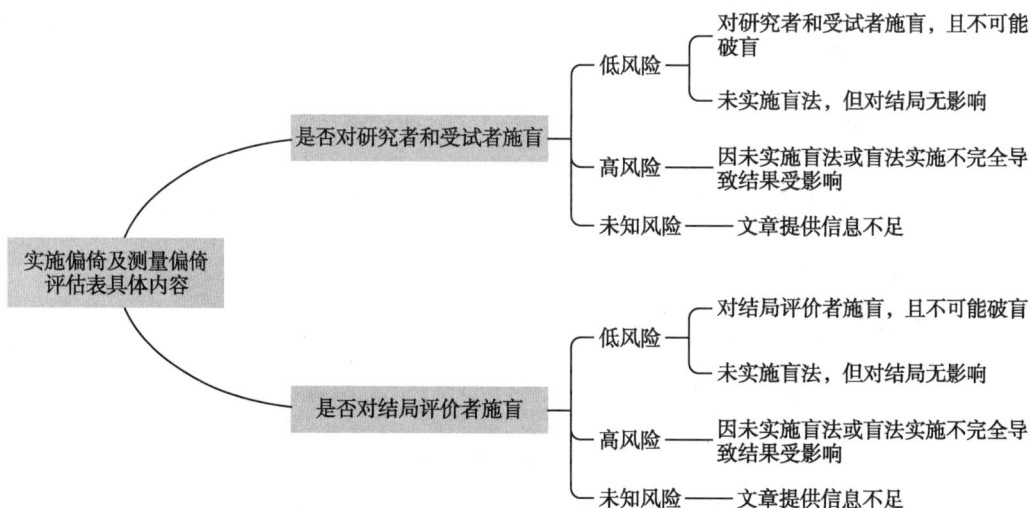

图 2-66　实施偏倚及测量偏倚评估表中具体内容

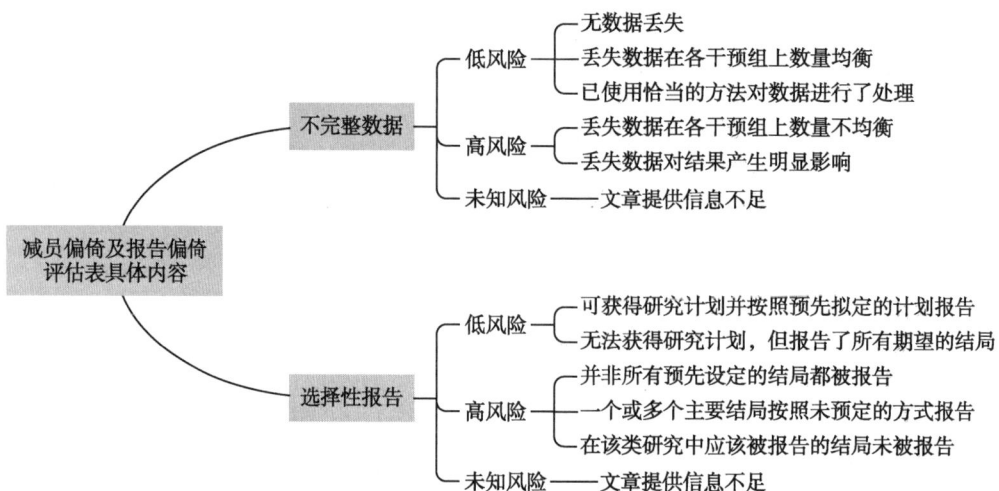

图 2-67　减员偏倚及报告偏倚评估表中具体内容

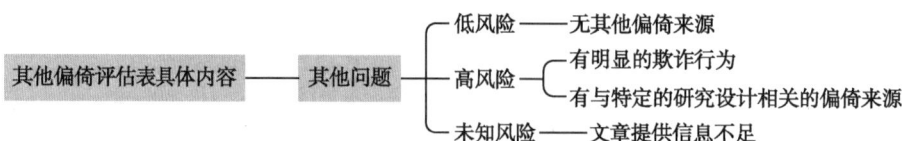

图 2-68　其他偏倚评估表中具体内容

（4）举例

1）偏倚风险低的研究在风险汇总表里，见图 2-69。

2）当前研究主要的短板在偏倚风险图里一清二楚，见图 2-70。

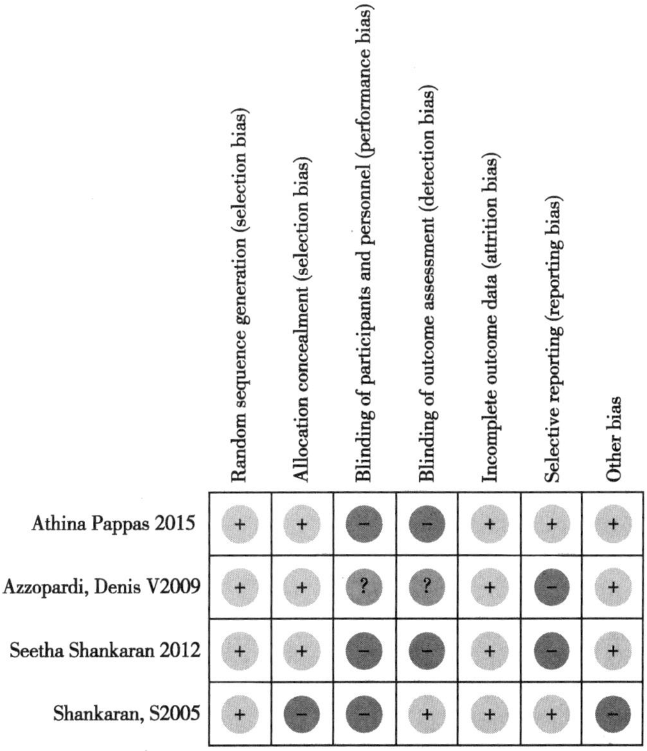

图 2-69　当前研究风险汇总表

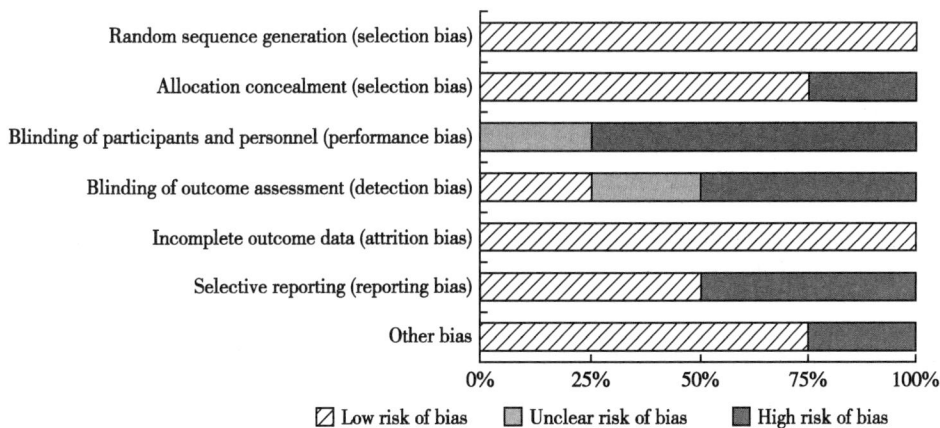

图 2-70　当前研究偏倚风险图

　　综上，有很多数据库可以进行中英文文献的检索及信息的获取，每个数据库都有各自的优点。对于给定课题方向的文献检索，推荐按以下几个数据库顺序进行检索：CBM—Ovid/PubMed—Embase。但是最终需要根据目标研究方向，快速浏览检索出的文献，再次进行筛选，从而进一步确定与课题研究密切相关的文献。

第四节 综述入门写作

一、综述写作方法

研究者在完成信息收集及文献检索后,下一步即为阅读、凝练、总结相关文献并撰写研究现状、进展,写出综述,然后再根据这些内容提出课题想法和方向,开展实验并撰写论文。

(一)综述框架

综述框架主要包括以下几个部分:

(1)摘要:总结背景和目标领域研究情况,以及本文将要按照何种思路进行阐述。

(2)前言:介绍写综述的目的、内容、意义。

(3)正文:与标题密切相关的研究现状与进展内容,可以按照小标题分段写作,正文内容中可以附加总结表格、流程图等。

(4)总结与展望。

(5)参考文献。

(二)文献阅读方法

(1)一篇文献的阅读顺序,一般为:标题—摘要—感兴趣的方法和结果—精读全文,不一定每篇文章都需要完成后面两项的阅读。

(2)刚接触目标课题时可以先精读与课题方向相关的中英文文献,2～3篇即可,主要目的是大致了解该领域常用的研究方法、所用技术手段。文献里面最好包含综述,以便快速熟悉相关领域的研究情况,以及陌生的英文单词和该领域的专业术语,并将其归纳,为后面的课题设计和论文写作做铺垫。

(3)快速、集中时间阅读所下载的文献。

(三)文献总结

(1)汇总标题:将所有文献标题汇总,并按顺序编号,一方面是方便快速查询相关文献;另一方面是将该领域的标题全放在一起,有利于后续写论文借鉴拟定标题。

(2)浓缩摘要:阅读摘要时按照 5 个要点进行浓缩:作者是谁,用什么方法,获得什么结果(按照第一章总结的现象、功能、机制 3 个层面进行归纳),说明什么问题,提示什么道理。

例子:

"Abstract: The ADP-responsive P2Y12 receptor is expressed on both platelets and microglia. Clinical data show that ticagrelor, a direct-acting, reversibly binding P2Y12-receptor antagonist, reduces total cardiovascular events, including stroke. In our present study, we investigated the expression of P2Y12 receptors and the effects of ticagrelor on brain injury in Sprague-Dawley rats subjected to a permanent middle cerebral artery occlusion(MCAO). Rats were treated per os with ticagrelor 3 mg/kg or vehicle at 10 minutes, 22 hours, and 36 hours after MCAO and killed after 48 hours. Immunofluorescence analysis showed an ischemia-related modulation of the P2Y12 receptor, which is constitutively expressed in Iba1(+)resting microglia. After MCAO, activated microglia was mainly concentrated around the lesion, with fewer cells present inside the ischemic core. Ticagrelor significantly attenuated the evolution of ischemic damage-evaluated by magnetic resonance imaging（MRI）at 2，24，and 48 hours after MCAO，the number of infiltrating cells expressing the microglia/ monocyte marker ED-1，the cerebral expression of proinflammatory mediators［interleukin 1（IL-1），monocyte chemoattractant protein 1（MCP-1），nitric oxide synthase（iNOS）］and the associated neurologic impairment. In transgenic fluorescent reporter CX3CR1-green fluorescent protein（GFP）mice，72 hours after MCAO，ticagrelor markedly reduced GFP（+）microglia and both early and late infiltrating blood-borne cells. Finally，in primary cultured microglia，ticagrelor fully inhibited ADP-induced chemotaxis（$P<0.01$）. Our results show that ticagrelor is protective against ischemia-induced cerebral injury and this effect is mediated，at least partly，by inhibition of P2Y12-mediated microglia activation and chemotaxis."

按上述方法浓缩：Using immunofluorescence analysis and MRI，Gelosa P found an ischemia-related modulation of the P2Y12 receptor，after permanent MCAO，and activated microglia was mainly concentrated around the lesion，they also investigated that ED-1，IL-1，MCP-1，iNOS as well as neurologic impairment were significantly attenuated by ticagrelor. So，these outcomes showed that ticagrelor played the protective role in ischemia-induced cerebral injury，which may provide a target for clinical treatment.

按照 5 个要点浓缩后的内容在后续写综述或是文章前言和讨论时可以直接引用。

后续几个步骤主要是熟悉整个领域的研究情况，以及进一步筛选出有用文献供写作时借鉴。

（3）摘要列表：将摘要内容进一步按照标题、目的、模型、干预措施、观察时间点、获得结果、发表杂志、影响因子、好词好句等进行 Excel 列表，如下表格范例，见表 2-1，供参考。

表 2-1　摘要列表总结模式表格

标题(年份,影响因子,作者)	模型					研究主题	检测指标	检测时间	变化趋势	好词、句、段
	性别	天数	体重	环境条件	麻醉					

（4）写作范例收集：阅读文献的过程中一定要分别创建文件夹对相关内容进行总结归类，既加深印象，又提高写作水平，还可为后面的写作构建基本信息，避免重复阅读，参考图 2-71。

（5）按因子分类：此处是将摘要列表中的结果进一步细化，将变化的因子分类列表，如同一因子在不同模型中的变化（升高 / 降低），对应的文献编号。该步骤主要是进一步熟悉研究内容，避免找不到对应内容的相关文献，如表 2-2（表中数字为文献编号）。

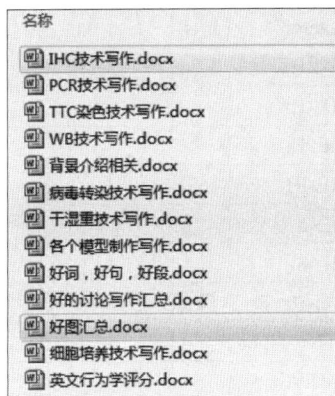

名称

IHC技术写作.docx
PCR技术写作.docx
TTC染色技术写作.docx
WB技术写作.docx
背景介绍相关.docx
病毒转染技术写作.docx
干湿重技术写作.docx
各个模型制作写作.docx
好词，好句，好段.docx
好的讨论写作汇总.docx
好图汇总.docx
细胞培养技术写作.docx
英文行为学评分.docx

图 2-71　归类总结模式图

表 2-2 根据因子归类总结表格

SD rats with global cerebral ischemia reperfusion injury				t-mMCAO rats		pMCAO rats		LPS, PA		OGD IL-1a		TBI-patients, SAH	
factor	↑		↓	↑	↓	↑	↓	↑	↓	↑	↓	↑	↓
IL-1	1, 19, 99		38, 75	5, 51, 67	7	4	8	9	6	41		58	48

（6）拟定综述写作框架：可以按照现象（行为，形态，分子）、功能、机制拟定综述框架内容，如某因子与脑缺血关系研究进展概括。

1）脑缺血概况：大体介绍脑缺血相关背景。

2）脑缺血后行为、形态变化——现象：①行为学，感觉、运动、Zea-Longa 评分等）。②形态学，HE 染色及神经系统相关指标变化，NeuN（成熟神经元存活的指标），GFAP（星形胶质细胞瘢痕），nestin（神经上皮干细胞蛋白，神经干细胞特异性核标志物），synaptophysin（突触），GAP43（局部纤维再生，PKC-r+5-HT- 红核脊髓束）（下行传导束——运动）；CGRP（上行传导束——感觉）。

3）脑缺血后某因子表达变化——定量：①qPCR 结果；②Western blotting 结果等。

4）某因子定位：免疫组织化学染色等。

5）某因子在脑缺血后的作用［体内（预处理），体外过表达或是干扰（培养细胞建模）］——功能：①某因子过表达或重组蛋白治疗效果；②某因子干扰或抗体封闭治疗效果。

6）脑缺血后某因子相关信号（基因芯片）——机制：①脑缺血后信号分子变化；②某因子干扰后下游信号。

7）总结与展望。

（7）再次总结文献：根据自身需求总结出帮助综述写作的项目，如不同干扰措施对因子的影响，基因分析检测等，见表 2-3、表 2-4，表中数字代表相应内容的文献序号。

表 2-3 总结表格样式 1

	Interverence																
Rosiglitazone antagonists (G W9662)of PPAR-gamma.			Ticagrelor		ginsenoside Rb1		curcumin		cannabidiol (CBD)		acupuncture		IL-11Ra (20, 24)		SM		DG
factor	↑	↓	↑	↓	↑	↓	↑	↓	↑	↓	↑	↓	↑	↓	↑	↓	↑	↓
IL-1		n		n		n				n		n				n		n
IL-1β						n		n						n				
IL-1a																		
IL-RI												n						
IL-6		n														n		
IL-8																		
IL-10		n																
TNF-alpha		n						n										n
MDA																n		

n 代表拟总结的文献序号

表 2-4　总结表格样式 2

Gene analysis				
In north Han Chinese				**patients with AIS**
factor	↑	↓	↑	↓
TT genotype and Tallele of IL-1a-889C/T	n			
CC TPA，1/1			n	n
IL-1 VNTR 86 bp				

n 代表拟总结的文献序号

（8）总结文献编号：最后将研究文献根据编号归类总结，方便后续寻找写作所需要的相关文献，见图 2-72，图中各条目归类后的数字代表相应内容的文献序号。

图 2-72　文献序号分类总结

（9）流程图制作：通过以上汇总的内容，总结画出流程图，将文献内容整体呈现在一版流程图上，进一步熟悉整个研究领域情况，见图 2-73，图中数字代表相应内容的文献序号。

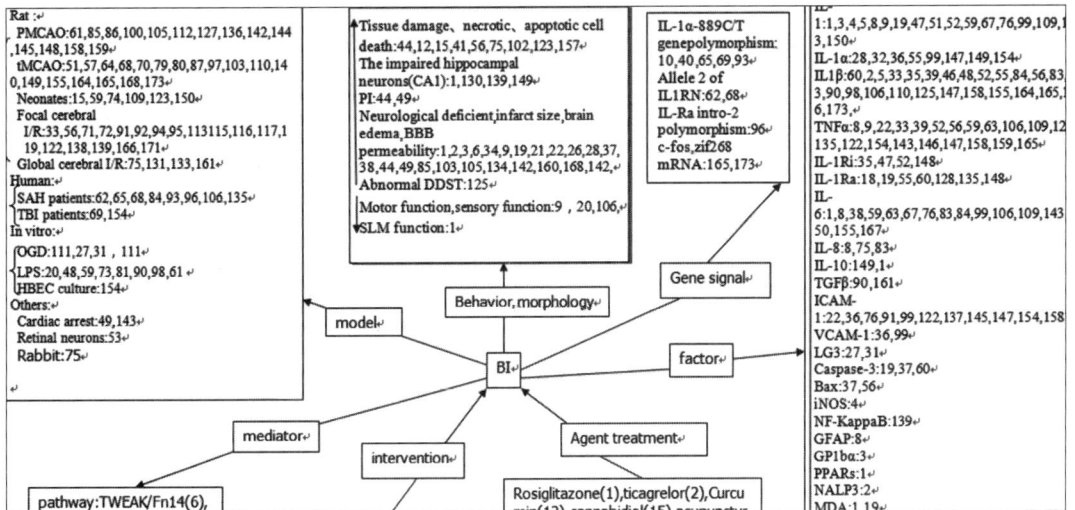

图 2-73　文献总结流程图

二、阅读文献及综述写作的核心方法总结

（1）下载所需文献，根据 5 个要点进行压缩（作者是谁，用什么方法，获得什么结果，说明什么问题，提示什么道理）；阅读同时积累文章核心词句、好词好句、与综述写作框架有关的句子等。

（2）用 Excel 列出总结表格，分块归类，以帮助写作时在众多文献里面快速找到目标文献，发表综述时还可以将其插入到正文，有利于丰富综述内容，还能让读者通过看总结表格对相应研究一目了然。

图 2-74 为综述写作要点流程图。

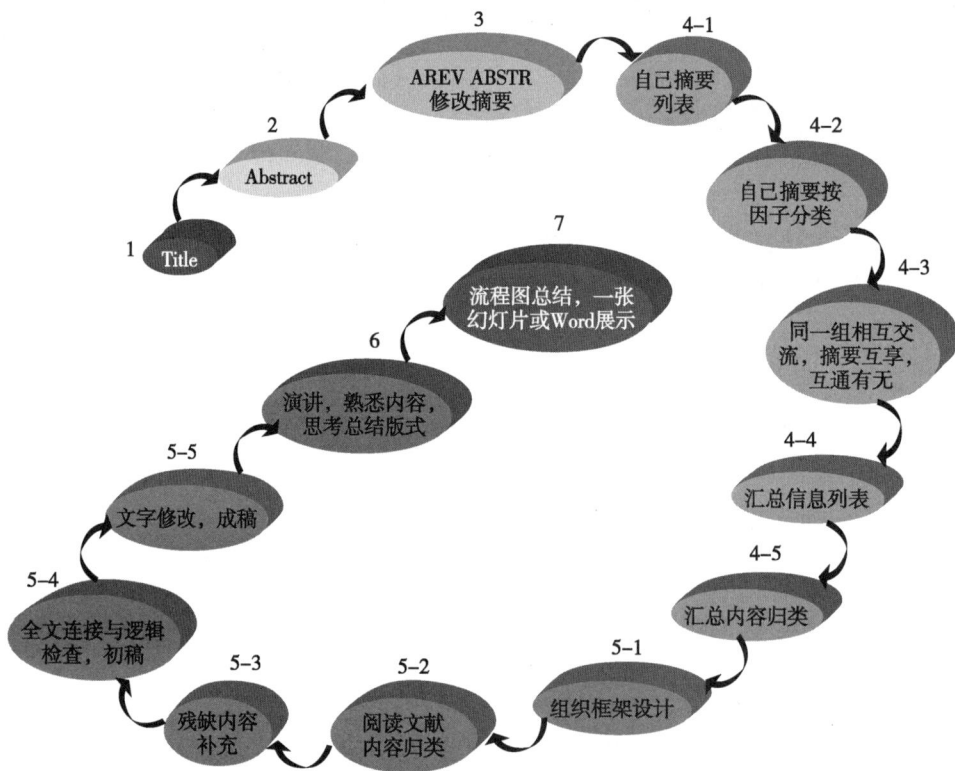

图 2-74　综述写作总结流程图

第三章

课 题 设 计

第一节　确定课题方向

课题方向主要是通过提问题和可行性评估进行确定。

一、提问题

一般疾病的研究过程是由临床表现、到组织器官病变、再到细胞、基因层面的变化，根据疾病的这个规律逐步提出问题，并一步步深入研究。

以肺癌为例，比如先出现咳嗽，肺部疼痛等临床表型，检查发现是肺上长出了一个并不属于正常肺组织的且可持续增长的肿块。进一步研究这肿块的来源，发现其是由肺中的上皮细胞大量增殖造成的。再追寻，发现是某基因上调促进了肺上皮细胞的增殖。进而研究发现是因为基因甲基化减少，导致基因上调。以此类推，可以不断延伸问题，而只要有问题，就可以对其进行研究。

以上就是疾病研究的历史以及步骤，每一步都可以对其进行研究。比如临床疾病的个案报道（case report），其实就是罕见疾病的临床表型描述。如果疾病的器官、组织及细胞层面变化都比较清楚，就可以研究疾病相关基因及其调控，这类课题主要研究方向就是疾病中的创新性基因及其调控机制。

二、可行性评估

细胞实验在基础研究中基本为必做项目。通过细胞实验可以在体外研究基因、蛋白的功能，从而对目标基因、蛋白有初步了解。所以，在选择课题时首先要明确目标课题方向好的细胞模型、模型的评估指标及这个细胞模型和指标研究者实施的可行性。

因此，选择课题方向时建议研究者首先考虑：①疾病研究的细胞模型；②评估基因与疾病的功能相关性指标；③最重要的一点——可行性，主要是指依据自身的条件评估是否能够做到。如果对研究方向把握不清，建议可以从文献检索入手。查找特定疾病的相关研究，考察相关研究采用的细胞模型、检测指标。以寻找创新基因为目标，根据自身条件和能力，制定可行的研究方案。

以类风湿关节炎为例。免疫系统的变化对类风湿关节炎疾病的发生发展有十分重要的影响，因此，如果做类风湿关节炎相关研究，很容易就涉及免疫系统。但是，在实际课题中，因为实施困难，大部分情况下并不建议研究者做类风湿关节炎相关的免疫学研究。类风湿关节炎从大的方向上可以大致分为两种：①免疫；②靶器官组织病变。

先分析靶器官组织病变,临床表型关节痛、关节活动受阻。进一步会发现,关节软骨消失,取而代之的是成骨骨化。因此,这个大方向上又可以有两个小方向。

(1)关节软骨消失的原因,在关节软骨细胞内起作用的关键基因(注意,不是细胞外的免疫因子),需要明确高分文献中用的细胞模型,细胞上的评估指标及研究者本人可行性。

(2)成骨骨化发生的原因,参与造成成骨骨化的细胞类型,即,是软骨转分化为成骨细胞,还是本身成骨细胞转化过来,又或是周边骨膜细胞分化来。不管是何种来源,确定一个细胞,然后参考高分文献上的细胞模型,检测评估指标(这里检测就是成骨指标,包括细胞染色和一些成骨分子的检测)。细胞类型可能很多,建议研究者根据近两年高分文章,在可行性满足条件下选择最能被接受的种类。

再分析免疫,免疫系统相对比较复杂。首先确定想研究的免疫细胞,免疫细胞有很多种,先天免疫的不算在内,还有 T 杀伤细胞、Th1/Th2、Treg/Th17、树突细胞(DC)、B 细胞、调节性 B 细胞(Breg)等。因此实验前需要明确选取的细胞类型,检测指标及培养方法。很多时候,免疫细胞实验并不是一种细胞在发挥作用,因此研究难度较大。但免疫系统研究的魅力也在于此,它通常需要一个团队的共同协作,且要求严谨。

但是,如果在实验中能够发现一类新的免疫细胞参与疾病发展,这也是很好的课题方向,比如 Breg,其是一群调节免疫细胞。

第二节 课题设计准备

初步确定课题方向后,下一步则是进行课题设计的准备。

一、明确准备材料

(一)以细胞实验为例,先确定细胞模型、检测指标

1. 原则

(1)细胞及检测指标与研究的临床问题相符。

(2)所在课题组满足所需细胞实验要求。

2. 检测指标分类

(1)细胞行为指标,如增殖、凋亡、运动、电生理、成骨分化等。

(2)分子指标,如 p53、上皮细胞间质转型(EMT)、ALP 等相关基因、蛋白。

3. 方法

(1)查阅优质文献。

(2)请教该领域专家。

(二)确定动物模型、检测指标

二、准备过程具体实施方法

(一)阅读文献

通过检索阅读文献熟悉相关领域背景,如脑缺血的整个发生过程、相关研究、兴趣分子研究情况等。了解大致方向后,检索相关领域高影响因子文章,至少阅读5~10篇。

（二）总结文献

（1）熟悉文献及目标课题背景，按照本书第二章所讲方法进行总结，撰写综述。

（2）根据文献情况确定研究目标，如分子。

（3）确定该分子所在的细胞类型，可以细化到亚结构。

（4）借鉴高分文章中实验思路。

（5）总结相关实验技术方法，熟悉整个实验流程。

（6）列出课题设计整体框架，大体内容如图 3-1 PPT（PowerPoint）模板图。

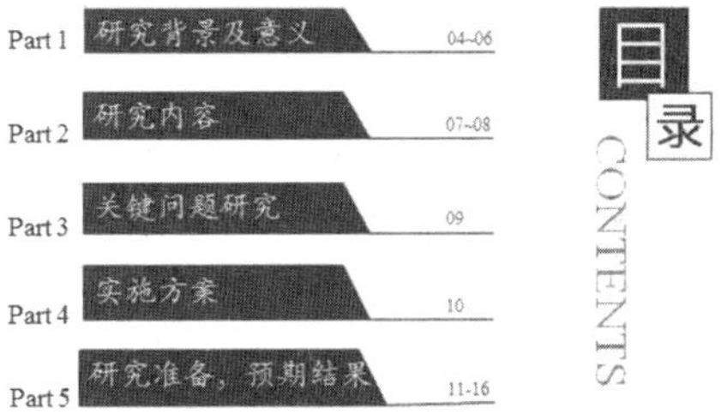

图 3-1　PPT 目标模式图

（7）可行性评估：即通过预设的研究思路和技术流程图可能获得的预测结果，提前画出版图样式。以新生大鼠缺血缺氧课题为例，见图 3-2。

A TTC	TTC染色图片1	图片2	图片3	HI
	图片1	图片2	图片3	Sham
B 脑大体观	图片1	图片2	图片3	HI
	图片1	图片2	图片3	Sham
C 定量	各时间点梗死面积测定——柱形图	各时间点脑水含量——柱形图	各时间点Zea-Longa评分折线图	

图 3-2　预期结果模式图

HI 模型制作（包括缺氧时间的筛选及确定缺氧时间点后观察时间的筛选）

（三）经费预算

根据文献总结获得初步方案后进行初步经费预算，再次评估可行性，以大鼠脑缺血后脑水肿机制研究为例，见图 3-3。

脑水肿预算方案	
方法或试剂	费用
lnc测序	1.2万元（每个时间点2个重复）
lnc芯片	5 000元（每个时间3~5个生物学重复）
高级分析lnc与mRNA共表达调控网络	3 000元
qPCR验证	
细胞实验的siRNA（lnc）	500元/lnc前期可挑3~5个进行细胞上功能初选
动物实验shRNA（lnc）	需要根据实验用量和用药时间来确定费用，大致试剂费用2万元
lnc结合蛋白研究	RNA pulldown 2万元RIP实验3万元（测序7 500元/样品）
lnc表达机制研究	ChIP实验1.8万，测序分析7 500元/样品（干扰后）

图 3-3　实验经费预算模式图

三、课题设计成功标准

按照第一节设计总思路中所述 ABCD 4 要素评估课题设计是否成功，其中 A 基因需具备以下 3 个性质，也是决定科研课题是否成功的关键。

（一）创新性

（1）在所研究的基础或临床问题中首次研究。

（2）将基因和疾病输入到 PudMed 中查询（方法详见第二章），查不到直接相关内容。

（3）有功能的新基因或蛋白（狭义），能为后续转化应用提供支撑。

（4）调控蛋白编码基因的广义"基因"、microRNA、lncRNA、表观遗传学，能为机制解析或后续应用研究提供可用信息。

（二）临床相关性

目标基因的表达差异、突变、修饰等与临床疾病发生、转归有关。

（三）功能

目标基因在细胞及动物上具备功能，且功能与所要最终解决的临床问题相关。

第三节　创新在课题设计中的重要角色

创新是科研的灵魂，简单而言，创新就是发现未知，或者发明新技术等，包括原始创新和二次创新，原始创新强调首创，即相关研究方向某一理论、技术等的发掘者。二次创新可以是结合已知内容，寻找新的联系或者研究交叉领域，如 1 篇文章报道因素 A 在脊髓损伤中起重要作用，第 2 篇报道因素 B 对脑损伤有很大影响。二次创新就可以参考以上两篇文章，研究因素 A 和因素 B 对神经再生的影响。

一个完整课题设计包括"4 要素，3 层次"。ABCD 4 要素，即疾病 C、基因 A、功能 D、机制 B；3 层次即基因与疾病的关系（基因临床相关性，现象），基因在疾病发生发展中的功能（功能）和基因发挥该功能的机制（机制）。通过"4 要素、3 层次"进行课题的创新性评估步骤如下。

一、基因

找到一个与疾病相关的新基因也算创新。一个疾病可能涉及成百上千的基因。若把创新放在基因上，结合现在高通量检测分析方法，这样成功概率会大大增加。

二、功能

功能一般指细胞水平或动物行为上的变化，即通过细胞表型，如增殖、凋亡、运动、侵袭，或器官结构功能如免疫、炎症、坏死、缺血，或动物行为变化证明他人没有报道的结果或发现。创新在这里可理解为找到并确定了一个从未报道过的疾病相关基因并阐明其功能。

三、机制

研究中找基因下游分子时，在细胞内干扰该基因后作表达谱芯片及差异基因通路分析，这依然是机制层面的现象描述。最好继续研究分子间直接相互作用，找出直接调控关系。

此外,如果在形态学层面发现细胞或亚结构变化影响功能也是了不起的创新。

补充:生物体内的功能分子中,最重要的是蛋白质。其他的分子,主要是通过蛋白参与到生物体内的生命过程中。所以,蛋白质的调控及修饰是很热门的方向,比如蛋白磷酸化。另外,现在很热门的表观遗传学,也是研究某些蛋白质对基因表达的调控。这里的基因,有蛋白质编码基因,有非编码基因,也有非转录的 DNA 区域,比如启动子、增强子等,它们也是为蛋白质编码基因"服务"的。总之,蛋白质编码基因研究及调控机制研究仍任重道远。

第四节　热点方向介绍

研究疾病前,首先要知道疾病与功能基因的关系,如疾病功能基因是影响疾病进程的方式。近几年的疾病研究热点方向就是功能基因研究的细分方向,包括:①自噬;②代谢;③甲基化;④泛素化;⑤磷酸化;⑥可变剪切;⑦转录调控等。

先有疾病功能基因,而后根据基因确定机制细分方向,这样的研究成功率高。按照细分方向分析出疾病相关差异基因,然后进行功能筛选,这样的研究可控制研究的细分方向,但成功率较低。下面以高分文章为例介绍部分热点方向的研究,为更好理解以下解析内容,建议读者自行下载并阅读相关文章。

一、mRNA 剪切调控

以 *Nature* 上"The core spliceosome as target and effector of non-canonical ATM signalling[1]"这篇文章为例解析可变剪切研究。

进入文章解析前,先熟知几个背景:共济失调毛细血管扩张突变蛋白(ataxia telangiectasia mutated protein,ATM)信号通路,是应答 DNA 双链损伤的信号通路。DNA 损伤使得靶基因发生改变,除了通过转录效率的调控(即转录因子)、mRNA 稳定性的改变,还可以通过外显子(外元)拼接的不同,使最终蛋白产生变化。

文中给予细胞的刺激是紫外线(UV)照射,紫外线照射可引发 DNA 损伤。

一开始采用的是细胞培养物氨基酸稳定同位素标记(stable isotope labeling with amino acids in cell culture,SILAC-base)的蛋白质组方法进行差异基因筛查。UV 刺激后检测到剪切体(splicesome)组分的改变。U2 和 U5 在 UV 后下降。由此推测 UV 刺激引发的是晚期剪切体改变。跟化学刺激引发的 DNA 损伤不同,化学刺激是引发早期 splicesome 的改变。

U2 和 U5 的下降,具有时间和剂量相关性。由此得出,做化疗药物研究时,至少需做剂量相关性。

U2 和 U5 的下降,跟蛋白酶体没有关系。文章数据表明其与定位相关,因为基因发挥功能需要时间、空间条件。

这篇文章用的是亚核中的紫外线照射技术,也就是非常精确的核内照射。在单个细胞内观察到照射区 U2 和 U5 的缺失。然后通过很多化学物的模拟,找到了 ATM 这个信号通路。然后做了 ATM 在紫外线照射刺激剪切体改变中的作用研究,也就是功能。

---

1 Tresini M,Warmerdam DO,Kolovos P,et al. 2015. The core spliceosome as target and effector of non-canonical ATM signalling[J]. Nature,523(7558):53-58.

值得注意的是,这篇文章做了 UV 刺激在 ATM 抑制和非抑制的下游检测。由此可得到启发——如果做可变剪切研究,可以把检测的基因和本篇文章此处数据进行比对。如果有关系,就可以尽快验证,以指导后续课题开展。

第二篇的文献类型是通信(Letter),题目为"MYC regulates the core pre-mRNA splicing machinery as an essential step in lymphomagenesis"[1]。

这篇文章研究的基因是 *MYC*,其创新性在于功能,即把 *MYC* 功能与 mRNA 可变剪切联系了起来。

作者先做了两个实验:①对 Eμ-myc 瘤前 B 细胞(pre-tumoural B cells)和 Eμ-myc 肿瘤 B(tumour B cells)进行 RNA 测序(RNA-seq)。这个相当于把转录因子做干扰或过表达后,做全基因组表达谱芯片,获得受 *MYC* 调控的下游基因。②*MYC* 做 ChIP 测序(ChIP-seq)获得 *MYC* 可直接结合的下游基因。然后两者取交集。文章发现,这些基因进行聚类后,发现跟 mRNA 可变剪切相关,因此就朝这个方向进行研究(见该文章图 1 和附加数据)。这种思路主要是根据数据再定方向。

作者进一步发现了 *PRMT5*、*PRMT5* 与 *MYC* 的共表达关系,进而在临床样品中做了检测验证(见该文章附加数据图 1 和增补资料表 2)。

MYC 与淋巴瘤(lymphoma)的关系是报道过的。*MYC* 与 mRNA 可变剪切其实也有简单报道说过(见该篇文章参考文献 15),本文的关键是找到 *MYC* 的下游,且是直接下游。

后面作者又用动物实验做了 *PRMT5* 在淋巴瘤中的功能。

解析总结:

该文章提及,目前在抗肿瘤治疗的研究中,药物剪接体机制(drugging the spliceosome machinery)越来越受到关注。因为它可能成为药物靶点,所以这篇文章在理论创新的基础上还具有应用价值。

同样,文章中研究者将 *PRMT5* 干扰后做了下游检测。如果后续再做这类研究时,可以用相关研究的基因比对这个数据。如果该基因在此数据里面,则可以很快进行下一步研究,并可将 *MYC-PRMT5* 作为机制,更深一步还可以验证其直接的关系。

二、转录调控—甲基化乙酰化—药物靶点

下面这篇 *Nature* 文章研究的是功能获得型突变的 p53 蛋白(gain-of-function p53,GOF p53),即 GOF p53 增高可以促进肿瘤生长[2]。

文章中研究的是突变的 *p53*,即 GOF p53,这里的 GOF 是指促进肿瘤的功能。在这篇文章发表之前,已经有人发现,GOF p53 可以促进肿瘤,跟依托泊苷(etoposide)耐药相关。该文进一步探讨了 GOF p53 促肿瘤的机制。文章结果解析如下:

(一) *p53* 突变的结合位点(genome-wide binding of GOF p53 mutants)

p53 是可以结合 DNA 的转录因子,因此就采用 ChIP 测序检测 *p53* 的靶基因。用了 5 个细胞株:MCF7(wild-type p53)、MDA-MB-175 Ⅶ(wild-type p53)、HCC70[p53(R248Q)]、

---

1 Koh CM,Bezzi M,Low DH,et al. 2015. MYC regulates the core pre-mRNA splicing machinery as an essential step in lymphomagenesis[J]. Nature,523(7558):96-100.

2 Zhu J,Sammons M A,Donahue G,et al. 2015. Gain-of-function p53 mutants co-opt chromatin pathways to drive cancer growth[J]. Nature,525(7568):206-211.

BT-549[p53（R249S）]和 MDA-MB-468[p53（R273H）]。此处提示研究者，如果以后的实验用这些细胞，需要记住 *p53* 的状态（见该文章图 1），如果文章提供了 ChIP 测序的数据，今后的研究就可以从里面分析，找到新的功能基因。

（二）GOF p53 靶向染色质调节因子（GOF p53 targets chromatin regulators）

从 ChIP 测序的数据分析结果发现，GOF p53 下游有染色质调控因子（chromatin regulators），见该文章图 2。

（三）GOF p53 调节 *MLL*，*MOZ* 和组蛋白修饰（GOF p53 regulates *MLL*，*MOZ*，and histone modifications）

前面是通过 ChIP 测序找到 GOF p53 可以直接结合的下游靶基因，然后作者通过 ChIP-qPCR 验证了 GOF p53 与 *MLL*、*MOZ* 启动子的直接结合。下面就需要研究其是否有转录调控作用。这里和常规研究相反，常规研究是先观察到有调控作用，再明确是否为直接结合。*p53* 通过 RNA 干扰敲除后，确实检测到了 *MLL*、*MOZ* mRNA 量的改变。接着在敲减 *p53* 后，作者检测了甲基化和乙酰化的改变（见该文章图 3）。且已知 *MLL*、*MOZ* 与甲基化和乙酰化相关。

（四）*MLL1* 与 GOF p53 癌症表型相关（*MLL1* is essential for cancer phenotype of GOFp53）

接着作者开始进行 GOF p53 的功能研究。文章显示，GOF p53 的敲减抑制了肿瘤细胞的增殖和存活。这个结论在其他作者的研究中已经提出过，作者在文章中进行了重复验证。

这部分重要的是，在 GOF p53 细胞中，单独敲减 *MLL* 基因，细胞与动物模型的数据显示获得的功能表型与 GOF p53 敲减一致；在 *p53* 野生型的细胞中，敲减 *MLL* 基因，功能不明显。这就是主路和旁路的区别。主路没问题时，旁路的功能是微弱的，只有当主路有问题时，旁路的功能才会明显体现。

文章中在 MEF 和 LFS 细胞中把 GOF p53 做了敲入（knock-in），在此基础上把 *MLL1* 敲减，发现功能表型与在肿瘤细胞中的功能一致（见该文章图 4）。

（五）COMPASS 抑制剂减少了 GOF p53 所致细胞增殖（COMPASS inhibitors reduce GOF p53 cell growth）

这部分内容，主要是用来说明 GOF p53 作为药物靶点的潜在价值。GOF p53 在肿瘤中的出现可以促进肿瘤细胞增殖，那么其就可以作为很好的药物靶点。但是如果是根据其来筛选药物，周期较长。Menin 这个蛋白是 COMPASS 复合物的结构蛋白，有抑制剂 MI-2-2。而 COMPASS 复合物与 MLL1 的 N 端结合，调控其功能的发挥。文章中就用 MI-2-2 抑制 GOF p53 细胞增殖，发现其在 *p53* 缺失的细胞中效果不明显，与前面做敲减结论一致。

这个地方，MI-2-2 的引入，不但提升了这篇文章的应用可能性，同时也证明了 GOF p53 是通过下游基因 *MLL1* 发挥促肿瘤作用（见该文章图 5）。

解析总结：

（1）通过这篇文章，建议转录因子相关实验做 ChIP 检测。

（2）机制研究一定要落实到细分方向。本文是组蛋白的甲基化乙酰化，属表观遗传学的内容。

（3）GOF p53 用来申请国家自然科学基金时，如果是首次提出 GOF p53 促进肿瘤，建议研究者投临床口。如果是已经发现促肿瘤,项目研究内容跟本文一样,建议研究者投生命科学口。

(4)研究内容有 3 大块:临床相关性,功能和机制。这篇文章,功能和机制很明显。临床相关性是用 TCGA 的数据来说明的,可以借鉴。不过还可以关注 GOF p53 出现的频率,虽然文章中没有提及,但需要有 5% 的突变才能进入数据分析。

三、转录调控 - 自噬 - 肿瘤代谢 - 药物靶点

本节引用文章"Transcriptional control of autophagy-lysosome function drives pancreatic cancer metabolism"[1]。

该篇文章摘要里面介绍了自噬在胰腺导管腺癌(pancreatic ductal adenocarcinoma,PDA)的发生中发挥着重要作用,但激活及调控自噬参与 PDA 发生的机制并不清楚。因此,该文章对此进行了探讨。

文中图 1,"Fig1 Coordinate induction of an autophagy-lysosome gene program in PDA by MiT/TFE proteins"研究的是临床相关性,具体解析如下:

(1)PDA 的肿瘤细胞株 8988T 与未转化的胰腺导管细胞 HPDE 相比,自噬明显增加(文中图 1a)。

(2)在肿瘤组织中,癌细胞的自噬高于癌旁正常细胞(文中图 1b)。

(3)作者开始分析自噬相关基因。一般思路是用癌和癌旁进行表达谱分析,差异基因中分析自噬相关基因。作者并没有通过芯片检测挖掘基因,用的是 TCGA 来源的数据(可以借鉴)。结果显示,癌和癌旁自噬基因确实存在差异(文中图 1c),并且选择其中几个基因做组化检测(文中图 1d、图 1e)。

(4)同时本文作者发现自噬的增高与 MIT/TFE 转录因子相关。作者在临床样品数据分析中发现 MIT/TFE 与自噬基因存在表达的相关性(文中图 1f)。其后在 8988T 细胞中将 TFE3 敲减后,结果显示其与自噬基因表达确实存在相关性(文中图 1g、图 1h)。

文中图 1 其实就是一步一步说明相关性。自噬与 PDA 相关,MIT/TFE 与 PDA 相关,MIT/TFE 与自噬相关。

文中图 2"Fig2 Constitutive nuclear import of MiT/TFE factors controls autophagy-lysosome function in PDA"具体解析如下:

(1)在 HPDE 和 HPNE(都为非转化的细胞系)中,细胞质中大量表达转录因子 TFE3、MITF 和 TFEB。当细胞饥饿时或用 mTORC1 抑制剂 Torin1 处理后,这些转录因子都可以往核内转移,但是在 PDA 细胞系中,不管是否饥饿还是抑制剂处理,MiT/TFE 都表达在核内(文中图 2a~2c)。得出的启发是:肿瘤药物靶点开发中,尽量找肿瘤与正常有区别的地方,以此作为药物靶点,开发的药物具有肿瘤特异性,副作用会小。

(2)作者进一步通过免疫沉淀—质谱联用技术探讨在 PDA 细胞中,MiT/TFE 不能被滞留在细胞质内的原因。从数据中发现,在 PDA 的细胞中 TFE3 与 IPO8 存在相互作用关系。但在 HPDE 中不存在这种相互作用关系(文中图 2d)。且 IPO8 在 PDA 的临床样本和细胞中

---

[1] Perera RM, Stoykova S, Nicolay BN, et al. 2015. Transcriptional control of autophagy-lysosome function drives pancreatic cancer metabolism[J]. Nature, 524(7565): 361-365.

表达上调,即存在临床相关性(文中图 2e)。

(3)作者进一步在 PDA 细胞系中干扰 IPO8,发现 TFE3 在核内减少,且总量也减少(文中图 2f)。而在非转化细胞(HPDE、HPNE)中,干扰 IPO8 后,不影响 TFE3 的胞质内或 Torin1 诱导的核内转移。因此提示在 PDA 中,MiT/TFE 表达在核内由 IPO8 介导。从以上数据就找到了正常细胞和 PDA 细胞中有差异的原因。

(4)作者接着探讨 MiT/TFE 与自噬间的功能相关性。即敲减 MiT/TFE 后,检测自噬,结果发现溶酶体增大。HPDE 中这个现象很少(文中图 2g,再次说明正常细胞与 PDA 细胞系的差异)。

(5)作者发现在 PDA 细胞中敲减 MiT/TFE 后,自噬溶酶体增多,且内容物不降解(文中图 2h);pH 上升(文中图 2i);自噬流减少(文中图 2k)。这里的 pH 可以反映蛋白降解能力,溶酶体里面是酸性环境,有利于蛋白的降解,如果 pH 上升,蛋白降解就会不顺畅。进行自噬研究时,研究者可以借鉴此处的自噬检测指标。

文中图 3"Fig3 MiT/TFE proteins maintain autolysosome-derived pools of amino acids"解析如下:

(1)基于前面数据作者提出,自噬对于 PDA 是提供营养物质。因此,紧接着作者在下一步就检测了代谢物,其相当于代谢组分析,结果发现了氨基酸的改变(文中图 3a~3c)。后面实验,研究者就采用了低氨基酸作为刺激条件。

(2)正常细胞在低氨基酸的条件下,细胞存活减少。过表达 MITF 后,可以促正常细胞存活(文中图 3g)。

文中图 4"Fig4 MiT/TFE proteins are required for PDA growth"解析如下:

(1)作者进一步利用 6 个细胞,干扰 2 个基因,研究 MiT/TFE 在肿瘤细胞中发挥的功能。结论是,MiT/TFE 干扰后细胞存活减少(文中图 4a),功能回复实验见 Fig4b。

(2)而后作者利用 panc1 做了皮下成瘤(文中图 4d)。此处做了 2 个有效片段,值得借鉴。进而用小鼠正常胰腺上皮细胞,过表达 MITF 后进行原位接种成瘤,是该篇文章的厉害之处。

解析总结:

(1)相关性:不管是基因与临床样本的相关性,还是基因与某现象(这里为自噬)的相关性,都需要检测。

(2)功能:如果机制够深,功能实验可以减少部分。这篇文章在细胞上仅开展了 1 个功能实验。

(3)动物实验:这篇文章的原位瘤,很难做出来。如果实验操作难度很大,可以做转基因鼠,加诱导物进行诱导,是以往经常用的方案。

(4)做药物开发时,文章中一直在强调肿瘤与正常的区别,这是药物靶向作用的地方,且和代谢相关。

(5)自噬中,除了自噬流检测外,还可以用 pH、蛋白降解这类技术。

(6)这篇文章做了大量筛选和分析工作,可以利用到相关研究中。并且可以继续提出问题进行下一步课题设计,开展实验,如调控自噬溶酶体 pH、蛋白降解活力的 MiT/TFE 下游分子。MiT/TFE 是转录因子,还可以做 ChIP 检测。其他临床相关性、动物和细胞实验、自噬检测实验等则可参照本篇文章研究方法开展。

第五节 机制研究思路

科研主流的研究思路可以总结为：创新性、完整性和深度。对于疾病研究来说，主要是临床相关性，以及功能和调控的机制。大部分的研究性文章，都可以按照这个思路来进行分析。

本节重点介绍研究思路中机制部分。课题中可以升级的方面有很多，基本上都在机制这个环节，突破口在于机制的深度。如果是做转录因子和启动子，会相对较容易，因为转录因子和启动子之间就是直接相互作用的关系。如果能够通过实验验证进一步明确，所得出的机制就是直接相互作用。

疾病相关基因，即使是遗传病，大部分疾病相关基因都会有表达量的改变。疾病的起始基因发生改变后，影响到下游效应基因级联反应，最终导致临床表现。信号通路内信号的传递就是级联反应。因此，起始致病因素往下传递信号的这个级联反应就是信号通路。这些信号通路在正常生命活动中也会发挥作用，只不过在疾病发生时，其活性发生了改变。信号通路活性强度的改变原因之一就是通路中分子的量发生改变。通常在 SCI 文章中，下游分子的 qPCR 和 Western blotting 检测，实质就是证明在关键基因改变后，下游基因也发生了改变。但是，如果要让审稿专家信服，研究中就需要出示直接互相作用的数据。所以，研究基因改变的类型是第一步，下一步则为更深入的直接互作检测。基因改变类型总结如下。

一、转录水平

基因的改变，最常见的是转录水平的改变，包括：

（1）转录因子：p53 是促凋亡分子，主要作为转录因子调控下游基因影响凋亡。

（2）增强子调控：这种调控实验难度偏大，因为增强子一般跟启动子不在一起，且有时离得很远；增强子研究，一般来说是研究增强子的突变，突变造成其活性改变。

（3）启动子：启动子的调控，除了转录因子对其调控外，还有自身的修饰变化。比如，组蛋白甲基化、乙酰化，启动子 CG 岛核苷酸的甲基化，等等，这些修饰造成启动子结构的改变，使其高级结构打开，双链打开，从而造成转录效率的改变，是表观遗传的范畴。因为表观遗传学的调控可以改变下游基因的转录，从而调控信号传导的强度，因此，表观遗传学也是一个研究热点。如果能发现一个新的修饰类型，并证明能够改变基因的转录，同样是具备创新性的好课题。

二、转录后调控

RNA 在核内转录，需要到细胞质内进行工作。所以，研究 RNA 出核的方式，是非常基础的调控研究。

RNA 出核后在细胞质内开始剪切拼接。不同的剪切拼接，就出现了同一个基因的不同转录本。如果转录本编码序列（coding sequence，CDS）区不同，那么蛋白就不同，功能就有可能不同。总体来说，RNA 剪切实验难度很大，不仅需要操作 RNA，还要对 RNA 进行比较，弄清楚拼接结果。而看到的结果，可能是降解后的结果，实验操作很难。mRNA 稳定性这个步骤主要调控 mRNA 的降解及降解速度。一般调控位点在 mRNA 的 3′ 端，需要相应的蛋白复合物一起工作。

三、翻译

翻译过程跟疾病紧密相关，不少跟翻译效率相关的蛋白，在疾病中也存在差异表达。而 microRNA 就是因为可以调控蛋白编码基因的翻译，因此发挥重要的调控作用。

四、肽链稳定性

肽链阶段也会有调控，主要是让合成的肽链降解。这个步骤跟后面的蛋白降解会有共同点。比如，泛素化、进入蛋白降解复合体，以及热休克（heat shock protein，HSP）家族的热休克蛋白。

五、折叠

蛋白如果要发挥功能，必须具备正确结构。所以肽链在生成后，还要折叠成正确的空间结构。

六、修饰

修饰有多种形式，如磷酸化、泛素化、糖基化、甲基化、小分子泛素相关修饰物蛋白（small ubiquitin-related modifier protein，SUMO）化等。一切可以跟氨基酸残基形成共价键，且可以影响蛋白某个功能的都可以对蛋白进行修饰。另外，目前的临床用药，不少药物靶点都跟蛋白修饰相关，特别是蛋白磷酸化。

根据以上基因改变类型，随后再确定研究可以开展的下游或上游机制。同时也可以把这个方向跟疾病联系在一起，这样就从基础研究转到了临床研究。

第六节　课题设计思路

一、课题设计思路基础篇

科研课题设计最初关键看创新性，重温一下研究的经典思路。

研究目的：探索出 A 分子通过 B 机制影响 C 疾病的 D 功能。

创新点：首次报道 A 分子在 C 疾病中的 D 功能。

科研的灵魂在于创新，也就是要做到其他研究者没有做到的地方。具体研究设计如下。

（一）相关性研究

这里的 C 疾病，如果是临床上可以明确诊断的疾病（如阿尔茨海默病等），那么该研究就是临床研究；如果不是临床疾病，而只是某个科学现象，那么该研究就属于基础科学研究。比如，DNA 损伤修复，虽然有很多高分相关文章，但并未涉及临床疾病。具体相关性研究如下：

（1）对于临床疾病研究：疾病组织和正常组织间，所研究的基因必须有差异。这个差异，可以是表达差异（研究最多），可以是突变，可以是修饰（表观遗传学）等。总的原则就是，必须存在差异，否则这个基因就不能称为这个疾病的相关基因。实际操作时候，样品量越多，检测方法越多，基因与疾病的相关性越紧密，所得数据就越好，文章档次也就越高。

（2）对于非临床疾病研究：在生理情况下，不同条件下基因有差异，如表达差异、突变，或修饰等(这里表达差异占绝大多数,其次是修饰,突变也占一定比例)。比如说,采用紫外诱导 DNA 损伤,看处理和非处理组间基因的差异,有时需要做梯度相关性。此处应注意,诱导条件的选择应尽量接近自然环境下可产生的条件。

（二）功能研究

研究者在第一步找到差异基因后,就需要探讨这个差异基因是这个疾病(科学现象,后面以疾病为代表)发生发展的因还是果。

讨论是因是果,需要到细胞和动物模型上看是否有功能表型,而这个功能表型与疾病的发生发展是否存在相关性。此处还需要通过检索文献,查阅课题研究中一般用的细胞及动物模型,评估可行性。

（三）机制探讨

一个课题的深度主要在于机制的深度。

对于机制研究,做法可分 3 类:

1. 下游信号通路检测　这类研究比较多,研究 A 基因改变后,下游信号通路的改变。因为 A 基因是疾病研究中新基因,A 基因的重要性取决于 B 机制。B 越强大,A 就越重要。

2. 下游分子功能相关　前面信号通路检测,只是分子表达相关,并不是功能相关。要深入,就需要再做功能相关。

（1）A 干扰后,B 下降,细胞有功能表型。随后单独干扰 B,功能表型是否与 A 干扰一致。

（2）A 干扰后,B 下降,细胞有功能表型。随后在 A 干扰的前提下,过表达 B,观察细胞表型是否回复。

3. 直接互作　即找到与 A 直接互作的 B。这类研究难度很大,如果 A 是转录因子,机会就更大。方案有 2 个:

（1）A 干扰后做表达谱芯片,获差异基因列表 X。通过生物信息学分析 A 可以调控的基因,获取基因列表 Y,列表 X 和列表 Y 取交集。交集基因,萤光素酶报告实验检测。如果没问题,再进行 ChIP 或 EMSA 确定 B。再做出 B 的功能回复实验。

（2）ChIP on ChIP。跟 ChIP 一样,需要有好用的抗体。最后要求也一样,需要做出 B 的回复实验。

总结:

（1）经典的科研中,A 分子通过 B 机制影响 C 疾病的 D 功能。创新性在于 A。一个课题要能够发表,A 需要具备 3 个性质:①创新性;②临床相关性;③功能。

（2）经典的科研内容有 3 大部分:①相关性数据;②功能数据;③机制探讨。如果把这3 部分做齐了,加上 A 具备的 3 点,基本上就是一个很好的研究。如果要提高研究水平,就需要看机制的深度,即升级课题设计思路。

二、课题设计思路升级篇

前面的课题设计思路基础篇,是为了明确科研中的几个原则,这个相当于大楼的地基,如果要进一步提升课题,就需要在基础篇上进行升级。

（一）创新性

在基础设计中,建议研究者将课题中的创新性放在基因上,相对其他途径更简单。

在升级篇内,创新性的定义不局限于基因、功能和机制上的创新,只要是首次提出且有能力证明，都可以。

（二）研究方案完整性

相关性是证明基因与研究的问题存在关系。有的时候基因的功能很明显，但在具体课题中并不研究这个基因。以药物实验为例，当加入药物后，基因没变化，或是数据中未看到相关性，那么也就不会再研究这个基因了。这就是强调基因与研究的问题必须存在相关性。

功能是证明基因在所研究的问题中确实能发挥作用，是所研究问题的因，不是果。

机制的深度决定了该课题的深度，且机制最好是直接互作。在一个研究领域，首次发现了一个新的功能基因 A（一般是在动物模型上发现）。证明后，再去探讨这个基因发挥功能的下游 B，这里的下游是直接互作下游，可能不止一个，每个下游，很可能功能领域也不一样。同样还可以往调控 A 的上游探讨，以此根据一个创新性基因，寻找新的相关基因，不断挖掘。除了通过自己实验外，通过查阅高分文章也可以获取相应信息，寻找是否有交叉研究的可能。

找到的基因 B 分两类，这两类都可以作为高水平研究的目标。

（1）在研究的功能领域首次发现 B 基因和 A 基因的关系，在这一类中，可以是直接关系，也可以是间接关系。获得与 A 间接关系的 B，相对而言更容易。

（2）在研究的功能领域，B 基因报道过。如果 B 与 A 的关系是直接的，创新性就在于这两者间的直接互作。

还可以根据已知 A，找到 B。以肿瘤为例。其他不管是疾病研究，还是基础研究，都可以参照。假设目标肿瘤为肺癌，A 基因在乳腺癌中已发表 *Nature*，A 为非 DNA 结合蛋白。现在需要以 B 基因作为课题研究的目的基因。

方案一：

1. A 基因在肺癌中是否为功能基因　在肺癌细胞中，重复乳腺癌的功能实验。如果可以，再继续往下做。

2. A 基因在肺癌中的直接相关基因　即已知一个基因，通过以下三种方法寻找直接互作基因，设为列表 AA。

（1）酵母双杂交。

（2）哺乳动物双杂交系统。

（3）免疫沉淀 - 质谱联用等。

3. 列表 AA 基因功能筛选　列表中的 AA 基因数量不止一个，传统上需要逐一进行实验尝试，目前可以选择高通量功能筛选方法提高效率。这一步获得有功能的与 A 基因存在直接互作的 B 基因。

4. B 基因与研究问题的相关性　假设为肺癌研究，即看 B 基因在肺癌中的临床相关性。这里很有可能存在 B 基因没有临床相关性的风险。

方案一变通：因为在列表 AA 出来后开展功能实验，但是有功能的 B 不一定具备临床相关性。所以，出现了变通方案。

步骤 1 和 2 与方案一中相关内容一样，获得与 A 存在直接互作的列表 AA。

步骤 3 改为相关性基因筛选：以肺癌为例，癌和癌旁寻找差异基因。获得列表 BB。

步骤 4 改为功能筛选：列表 AA 和列表 BB 进行分析，取交集，获得列表 CC。用列表 CC 去进行高通量功能筛选。这样，经过功能筛选出来的基因就具备临床相关性、功能及与 A 的直接互作关系。

变通方案看上去比原方案要保险,但其实还是有风险。列表 AA 和列表 BB 不一定存在交集,大部分取决于获得列表 BB 的方法。比如,如果是用测序技术,列表 BB 就不一定和列表 AA 存在交集。如果是用芯片技术,A 是激酶,B 是底物,其也不一定在芯片的列表 BB 中出现。因此在实验前需要严谨考虑各方面因素。

方案二:

之所以出现方案二是因为方案一中的步骤 2 很难,影响因素非常多,风险很高。利用当下大规模数据,及信息交互的优势,所以就发展出了方案二。

1. A 基因在肺癌中是否为功能基因 在肺癌细胞中,重复肺癌的功能实验。如果可以,再继续往下探讨。这项是必需步骤。

2. A 互作蛋白信息学预测 由于质谱技术的发展,免疫沉淀和质谱联用技术的大量应用,很多大规模互作蛋白的数据被公开出来。此步就可以使用这些数据进行预测工作,从而避开了研究者本人去重新检测 A 的直接互作蛋白。预测获得 A 可能直接互作蛋白列表 AA。

3. 相关性基因筛选 这里由于第二步是预测的,列表 AA 一般会比较大,不建议直接上高通量功能筛选。因此需要加上一个环节,即先筛选出有临床相关性的基因。如通过肺癌、癌和癌旁组织检测筛选差异基因,此处注意,由于列表 AA 是信息学出来的数据,因此建议研究者重新收集样品筛选疾病差异基因 BB。因为公开数据库的差异基因(TCGA 或 GEO),不同团队间的信息差异很大,可参考,但以自己的数据为核心。

4. 功能基因筛选 列表 AA 与列表 BB 取交集,进行功能筛选。

上述 4 步完成,获得与 A 基因存在直接互作,并具有临床相关性及功能的 B 基因。注意,这里没有变通方案,不能先筛选功能后做临床相关性,否则风险很高。

前面是基于 A 为非 DNA 结合蛋白。如果 A 基因为 DNA 结合蛋白,就有方案三。

方案三:

1. A 基因在肺癌中是否为功能基因 在肺癌细胞中,重复肺癌的功能实验。如果可以,再往下探讨。这步仍然是必需步骤。

2. A 基因下游基因检测 在肺癌细胞中,干预 A 基因后开展全基因组表达谱芯片检测,筛选差异基因,获得列表 AA。这个列表 AA 中,就是 A 基因的下游基因受 A 基因调控,但不知道是否为直接调控。

3. A 基因直接下游基因检测 此处有两个方法:一个是信息学预测;一个是实际实验。

(1)信息学预测:通过公开数据库有,预测 A 基因可能调控的下游基因,获得列表 BB。

(2)实际实验:ChIP on ChIP 或 ChIP 测序。不过做这个工作,需要好的 ChIP 抗体。获得列表 CC。列表 BB 和列表 CC 取交集,获得列表 DD。

4. 下游功能基因筛选 不管是通过何种方法获得的列表,都与列表 AA 取交集,交集基因进行功能实验筛选。获得列表 EE。注意,此处功能筛选成功率比其他方案要高。因为进入高通量的基因,是 A 基因的下游(A 在细胞内干扰后的下游改变基因),而 A 的功能已经明确。

5. 相关性检测 列表 EE 基因进行临床相关性检测。

通过上述 5 步,获得 A 基因的直接下游调控基因 B,B 基因具有临床相关性及功能,可以继续往下探讨。

方案三变通:即把功能筛选和相关性检测调整顺序。

步骤 3 改为相关性基因筛选:检测肺癌、癌和癌旁组织,进行全基因组表达谱分析。获得差异基因列表 HH。注意，转录因子对下游基因的调控，是转录水平调控。所以，此处要用表达谱芯片进行筛选。

步骤 4 改为功能筛选：步骤 2 的基因列表与列表 HH 取交集，进行功能筛选。这个方案中，因为列表又经过临床样品的筛选，功能筛选成功率会更高些。后续实验要求与其他步骤一样。

三、基于国家自然科学基金撰写，强化理解课题设计思路

（一）国家自然科学基金摘要写作总概要

（1）疾病研究的问题，即提出问题。

（2）目前研究热点，即为标书中课题设计机制的细分方向，如自噬、代谢、甲基化等。

（3）预实验数据，提出假设的依据。

（4）创新性描述，根据预实验数据，一句话指出创新点。

（5）提出假设，根据预实验数据及目前研究的热点、创新点，一句话提出假设。

（6）拟进行研究，研究内容的缩写，打算如何证明或验证假设。

（7）一句话表述研究意义，与第 1 点呼应。

（二）提高国家自然科学基金中标率之选题

疾病研究的历史总结如图 3-4 所示。

（1）疾病的临床表现。

（2）寻找临床表现发生的器官、组织。

（3）探索器官、组织中的最小功能单位——细胞，即寻找造成器官、组织发生问题，从而导致临床表现的细胞。

（4）继续寻找该细胞与正常细胞不同的原因，即寻找差异基因，蛋白质。

（5）然后探讨机制，即差异基因、蛋白导致该细胞与正常细胞不同，从而造成器官、组织出现问题，导致临床表现的原因。

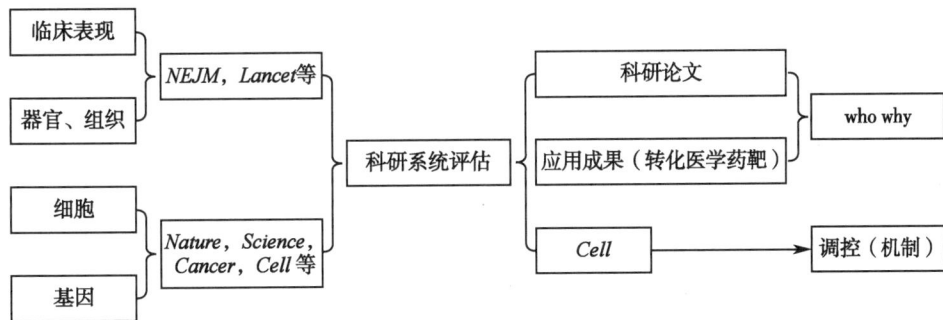

图 3-4　疾病研究的历史

而作为一个研究课题，可以总结成以下三方面工作，如图 3-5 所示。

（1）基因与疾病的关系：课题解决的是基因临床相关性。

（2）基因与功能的关系：课题设计主要解决的是基因在细胞、动物或者人体水平发挥的具体作用。

（3）基因与机制的关系：课题研究工作主要解决的是基因在细胞、动物或者人体水平发挥作用的原因。

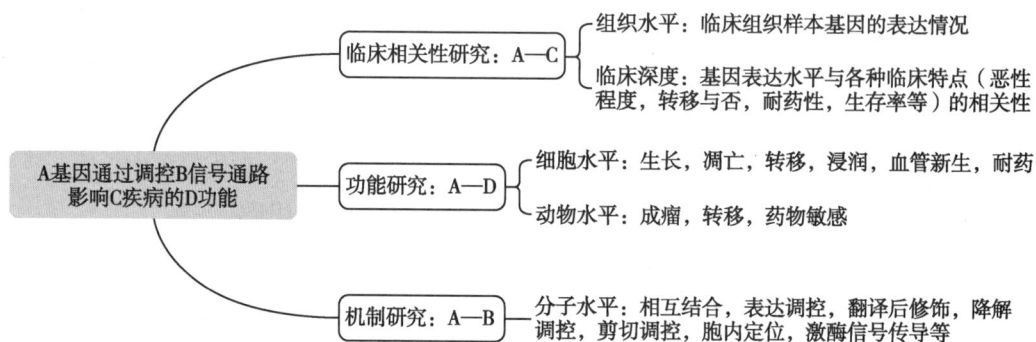

图 3-5 临床科研课题研究内容

由图 3-5 可知，都是围绕基因在做工作，这里的"基因"不同研究者也许会有不同的看法。生命活动的三大物质：核酸、蛋白（质）、脂（类）。脂，归为能量方面。核酸，关注点主要在遗传方面，目前也有较多关注其调控方面，而调控的主角为生命活动的主要承担者，蛋白质。所以，任何深入的科研工作，都不会离开蛋白质。不管是研究脂，还是核酸（如 microRNA，lncRNA）。

课题创新性可以体现在很多地方，如下：

（1）基因与疾病的关系：这类关系验证最容易。

（2）基因与功能的关系：人类基因组计划已经完成，蛋白编码基因数量也已经清楚。一个基因功能没有被报道过，要找到其功能，其实不是通过基因去找功能，而是先确定功能表型，然后找相关的基因。这个工作很多是先在模式生物上进行，然后再开展人体试验研究，如果有功能，但跟疾病没什么关系，就是基础研究工作。如果跟疾病有关系，也可以往临床基础研究去发展。很多遗传病的研究其实就是这个路径，用家系测突变，发现很多突变，然后分析，发现某个突变在某个基因上，而该基因在模式生物研究中跟某功能相关。因此，就研究该突变、基因、功能，是否促进了疾病的发生发展。这时，可以认为创新性在基因与疾病的关系，也可以是加上基因与功能的创新性。不过，如果这个基因在人体试验中已经研究过其功能，只不过没有报道过跟这个疾病的关系，此时创新性就只在基因与疾病的关系。

（3）基因与机制的关系：这类关系验证比较复杂，如果前面两个设计点都没有创新性，而要在机制有创新性，需要是直接互作关系，且这类研究是国家自然科学基金中生命科学基础研究方向的课题。

医学科学临床方向与生命科学基础方向研究在课题创新性上的区别：

（1）医学科学临床研究：创新性在基因与疾病的关系。基因与功能、基因与机制其实是配角，属于锦上添花，但在实验设计中不能少。

（2）生命科学基础研究：创新性在基因与功能，或基因与机制。基因与功能的研究，需要一定的运气，基因与机制的研究，虽然也需要运气，但主要的是靠技术实力。

以上根据国家自然科学基金把科研分为医学科学临床与生命科学基础研究，虽然从杂志的分类来说，也会有偏临床研究的杂志，但一个课题的高度是看其研究探索的深度，这主要体现在机制上。所以，即使做临床研究，也不能轻视机制的深度，只不过是要把创新放在基因与疾病的关系上。

（三）根据国家自然科学基金申请人研究基础指引课题设计

（1）以往没有发表过文章。这种情况下，一般可以根据硕士或博士课题及参与的文章设计课题。

（2）以往发表过文章，但做的工作中没有涉及基因。就可以通过分析工作内容，去寻找一个有创新性的功能基因设计课题。对于临床工作者，一般是研究某种疾病，可以根据这个疾病，去寻找跟疾病相关的有创新性的功能基因。注意，所研究的疾病不要更换，换疾病就是换方向，对于申请课题来说，是减分行为。如果要提高中标率，需要看是否有 5 分以上文章（说明自己具备研究能力），只不过是有些原因造成需要更换方向（如研究生阶段研究一种疾病，参加工作后研究另一种疾病，这种情况可以被接受）。

（3）以往发表过文章，涉及基因。此时有两种方案。

1）一种方案——基因不变，换疾病。但要在第二种疾病中没有报道过该基因，确保基因与疾病的创新性。这样做，发文章没有问题。但是，对于申请基金来说，看申请人是什么身份，如果是在科研院所或者医院里的专职科研人员，可以选择此方案。不过，对于临床医生来说就不合适。因为临床医生的科研方向具体到某种疾病，对于临床医生，研究的疾病种类不能轻易改变。

2）另一种方案——疾病不变，换基因。例如，前面发文章的是基因 A1，可以根据 A1 寻找与 A1 相关、有创新性的疾病相关功能基因 A2。把 A2 作为 A1 发挥功能的新机制。可以往 A1 上游找，如 A1 启动子上的转录因子、microRNA、lncRNA 等。也可以往下游找，找 A1 直接互作的分子。方法如下：

如果已经获得 A1 在细胞中干扰或过表达结果，且证明有功能，可以依旧在这个细胞中做干扰或过表达，然后利用全基因组表达谱芯片，检测差异基因。对于 A1 的机制，把差异基因信号通路（pathway）聚类后，找信号通路的节点分子进行 qPCR 和 Western blotting 验证。

另外也可以分析出芯片中未在研究疾病中发表过文章的基因，做高通量功能筛选，再做临床样本验证。得到一个有创新性的疾病功能基因 A2，这个 A2 即是 A1 的下游，属于延续性课题。高通量功能筛选在课题设计中发挥着重要的作用，研究者可以基于其中的数据分析开展延续性课题。

因此，选题需要结合科研背景。对于临床医生，不要轻易更换研究的疾病。如果没有研究过基因，可以根据疾病找基因。如研究过基因，可以根据基因继续深入。

第七节 课题设计配套方案

高通量筛选在科研课题设计中扮演重要角色，特别是基因相关研究。利用高通量筛选的相关研究思路及案例分析如下.

一、基因表达谱研究思路

基因表达谱检测在研究实施中发挥着巨大的作用，具体研究思路见图 3-6，图中显示的是各个研究部分可以用到的高通量检测方法。利用图 3-6 所述方法，具体每一项研究如何从样本开始推进流程，主要分为初步探测（training）—检测（testing）—验证（validation）三个步骤（图 3-7）。

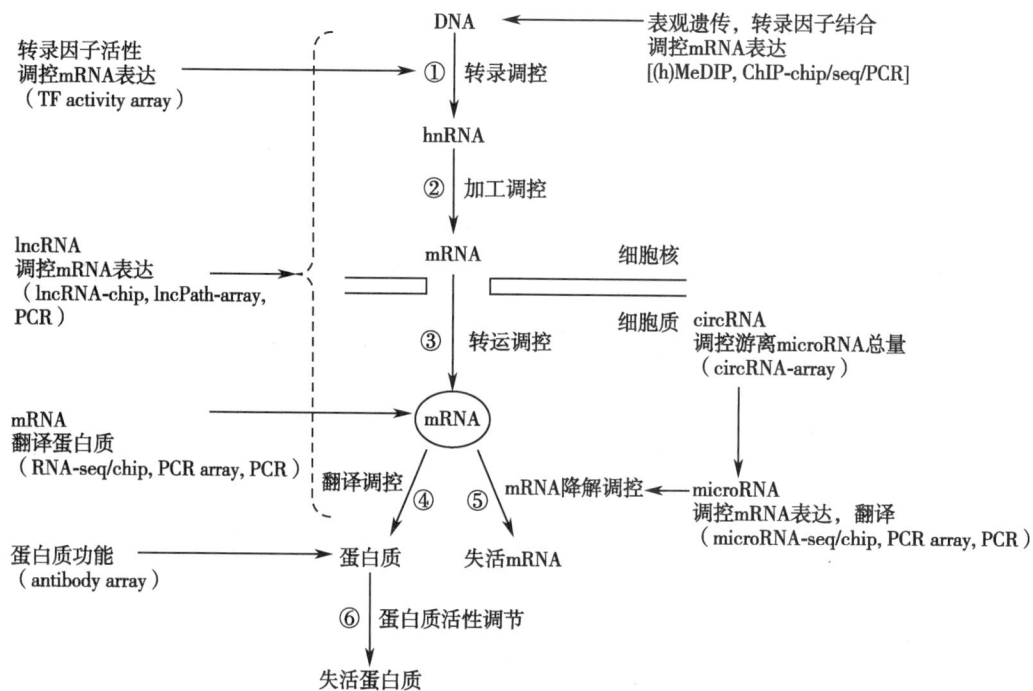

图 3-6 基因表达谱研究思路

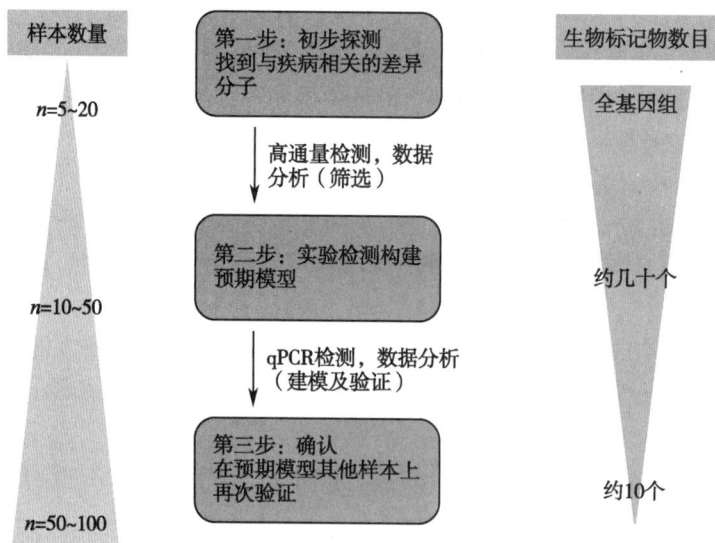

图 3-7 标志物筛选研究思路

利用上述研究流程开展研究案例及总结如下：

（1）案例分析 1，文章研究结果表明，通过对 98 例乳腺癌患者标本的表达谱芯片分析，鉴定出了约 5 000 个差异表达基因。通过 PAM（Prediction Analysis for Microarrays）分析，研究人员将患者分为预后良好的 44 例和预后不佳的 34 例。进一步筛选出 70 个能够有效区分这两组患者的基因。为了验证这些基因的可靠性，研究在 295 个乳腺癌病例样本中进行了验证，并开发了一种产品化的芯片用于临床验证（见文章图 2）。

资料来源：van't Veer L J, Dai H, van de Vijver M J, et al. 2002. Gene expression profifiling predicts clinical outcome of breast cancer［J］. Nature, 415：530-536.

（2）案例分析 2，文章在研究 Calcium 调控结肠癌的分子机制中，研究者们使用了全基因组表达谱芯片分析了对照组、疾病组和治疗组。常规分析包括差异表达基因的鉴定、GO 及通路分析。进一步的数据挖掘揭示了 FOXM1 和 NF-κB 的关键作用。通过定量 PCR 和免疫组化验证，结果表明 Calcium 影响了 MMP 家族、Wnt 信号通路、细胞周期及细胞增殖相关基因的表达，从而抑制了结肠癌的肿瘤转移（见文章图 2，图 4）。

资料来源：Wang JL, Lin YW, Chen HM, et al. Calcium prevents tumorigenesis in a mouse model of colorectal cancer. PLoS One. 2011；6(8)：e22566.

二、临床疾病关键基因筛选研究方案

（一）临床科研课题研究内容
根据课题设计思路：A 分子通过调控 B 信号通路影响 C 疾病的 D 功能，拟定标题，见图 3-8。

YWHAE 过表达活化 **Rac1** 信号诱导结肠癌细胞 **EMT 促侵袭转移**的机制研究

miR-19a 下调 **THBS1** 促进结肠癌**转移**的作用及机制研究

RFPL3 调控 **hTERT** 及在肺癌**发生发展**中的作用和机制

RERT-lncRNA 调控 **EGLN2** 在肝细胞肝癌**发生**中的作用机制研究

MALAT1 调控 **ATG9B** 基因介导细胞自噬在结直肠癌**转移**中的作用和机制

蛋白 HBXIP 调控 **Hippo-YAP** 通路促进乳腺癌**增殖**的作用及其分子机制研究

Nlk 经由 **Wnt** 通路调控 **EMT** 影响结直肠癌**肝转移**的分子机制研究

图 3-8 实验课题标题的拟定

临床科研课题研究内容包括：

（1）临床相关性研究。A—C 组织水平：临床组织样本基因的表达情况。临床深度：基因表达水平与各种临床特点（恶性程度，转移与否，耐药性，生存率等）的相关性。

（2）功能研究。A—D 细胞水平：生长，凋亡，转移，浸润，血管新生，耐药。动物水平：成瘤，转移，药物敏感。

（3）机制研究。A—B 分子水平：相互结合，表达调控，翻译后修饰，降解调控，剪切调控，胞内定位，激酶信号转导等。

（二）临床科研课题提升路径
通过机制研究提升课题深度，机制研究可以分为如下三大类。

1. 分子相关性上下游信号通路检测

A 分子改变后，下游信号通路 B 的改变。

2. 功能相关性

（1）干扰 A 后，B 下调，细胞有功能表型。单独干扰 B，功能表型是否与干扰 A 一致。

（2）干扰 A 后，B 下调，细胞有功能表型。在干扰 A 的前提下，过表达 B，细胞表型是否回复。

3. 直接互作

包括免疫共沉淀（co-Immunoprecipitation，COIP）、下拉实验（pulldown）、染色质免疫沉

淀（chromatin Immunoprecipitation，ChIP）、凝胶迁移实验或电泳迁移率实验（Electrophoretic Mobility Shift Assay，EMSA）等。

总结：

临床课题设计中始终牢记临床科研思路："A 分子通过调控 B 信号通路影响 C 疾病的 D 功能"，如图 3-9。

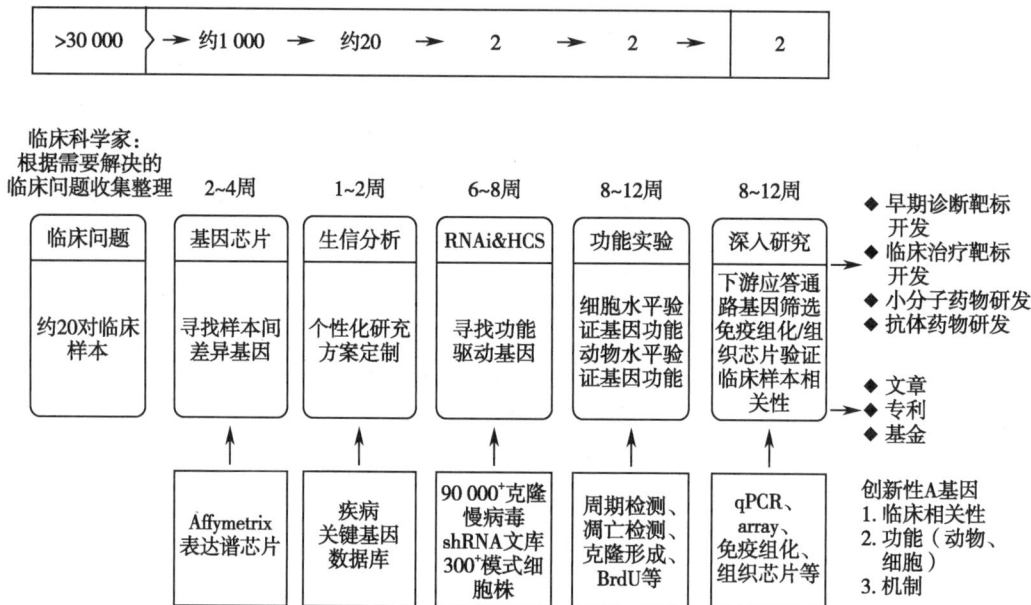

图 3-9 临床科研思路

三、microRNA 研究方案

（一）microRNA 特点

microRNA 的特点，如图 3-10 所示。

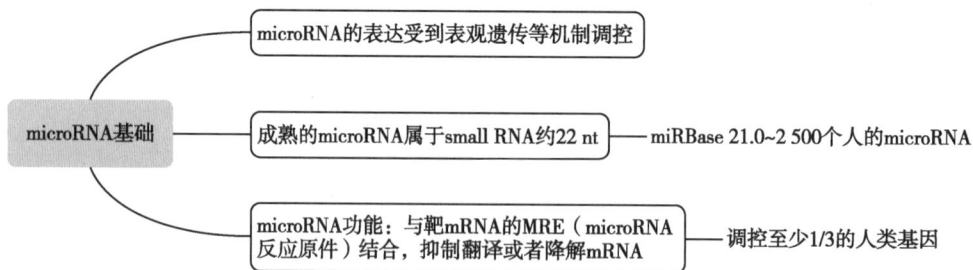

图 3-10 microRNA 特点

（二）microRNA 研究设计思路

microRNA 研究设计思路，如图 3-11 所示。

microRNA 靶基因筛选可以通过数据库完成，并通过萤光素酶（luciferase）报告实验进行验证，靶基因预测所用数据库及验证举例如图 3-12 所示。图中 a 即为通过 4 个数据库同时预测 miR-127 靶基因，b～f 为萤光素酶报告实验载体构建及验证，g～j 为表达量调控进一步验证。

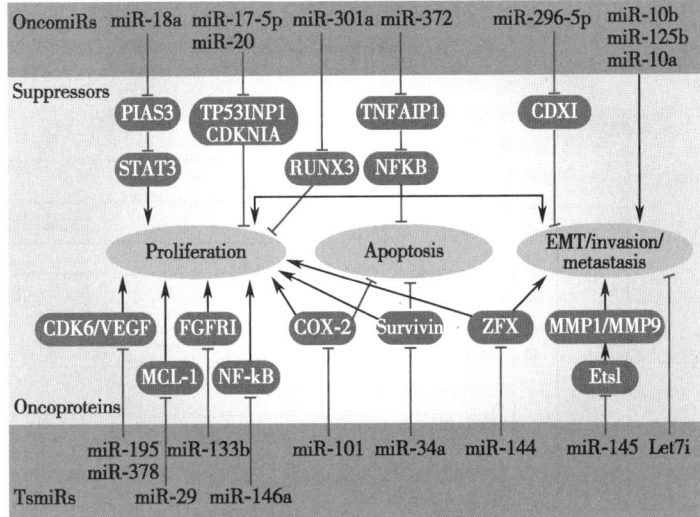

图 3-11 microRNA 功能研究经典思路：microRNA 和靶基因（mRNA）

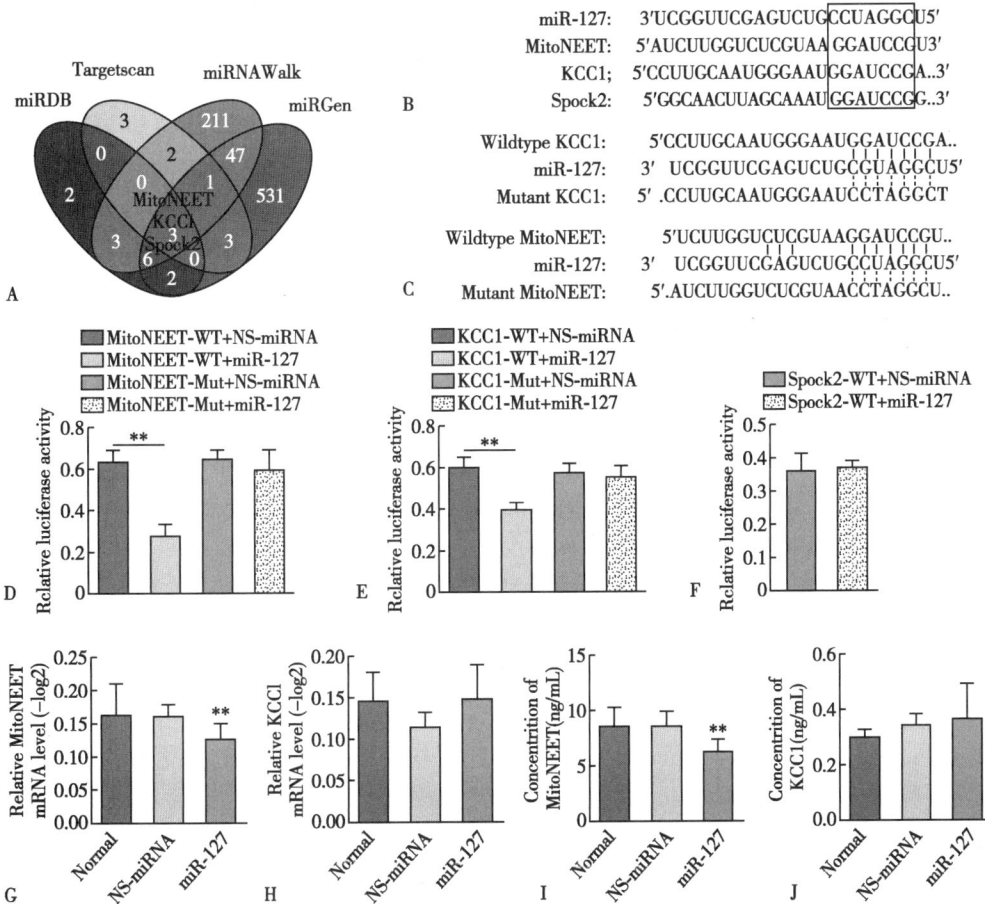

图 3-12 microRNA 靶基因预测及验证

资料来源：He Q Q, Xiong L L, Liu F, et al. 2016. MicroRNA-127 targeting of mitoNEET inhibits neurite outgrowth, induces cell apoptosis and contributes to physiological dysfunction after spinal cord transection[J]. Sci Rep, 6: 35205.

以上是 microRNA 研究利用高通量参与的基本思路。总结 microRNA 研究的思路和流程如图 3-13 所示。图中疑问解析如下：

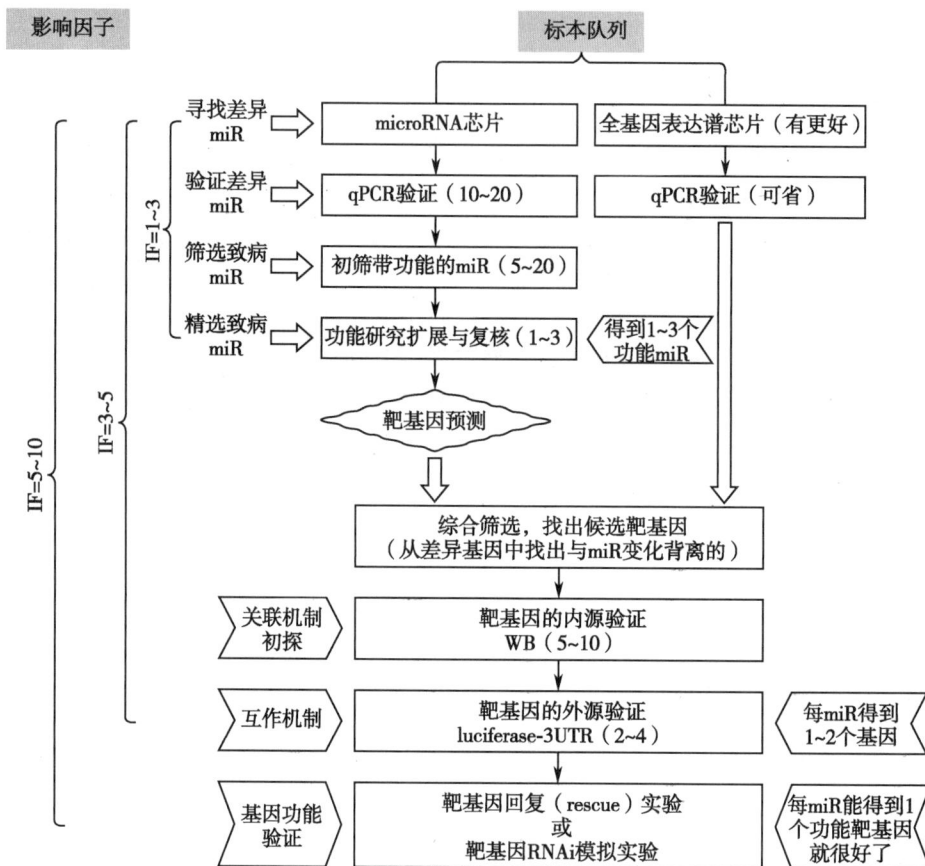

图 3-13 microRNA 研究的思路和流程

（1）括号里的数字是建议挑选的数量：因为每一步都有一个成功概率，如差异 microRNA 有功能的概率（至少是能通过实验检测到功能的概率）只有 5%～10%，所以要做 10～20 个。靶基因验证也同样，因为此处靶基因来源仅仅是预测。

（2）做全基因表达谱芯片的优势：因为利用全基因表达谱芯片测出的数据与预测的靶基因分析取交集后，能明显提高发现靶基因的概率。

（3）靶基因的内源验证和外源验证：内源验证是在模型细胞（即研究功能的细胞）内上调或下调 microRNA，检测下游基因表达量变化。以 Western blotting 检测蛋白质水平为佳，qPCR 也可以做，但其实不少 microRNA 并不引起靶基因 mRNA 水平的变化。

内源验证成功只能表明 microRNA 变化能引起这个蛋白质变化，但是不能反映是直接作用还是经过其他分子、通路的间接调控，所以还要做外源验证，即萤光素酶报告实验。因为大部分外源验证都是在 293T 细胞内开展，由于是在非模型细胞中进行实验，而且要转外源报告基因，所以叫外源验证。

（三）案例分析

microRNA 研究案例如图 3-14 所示。

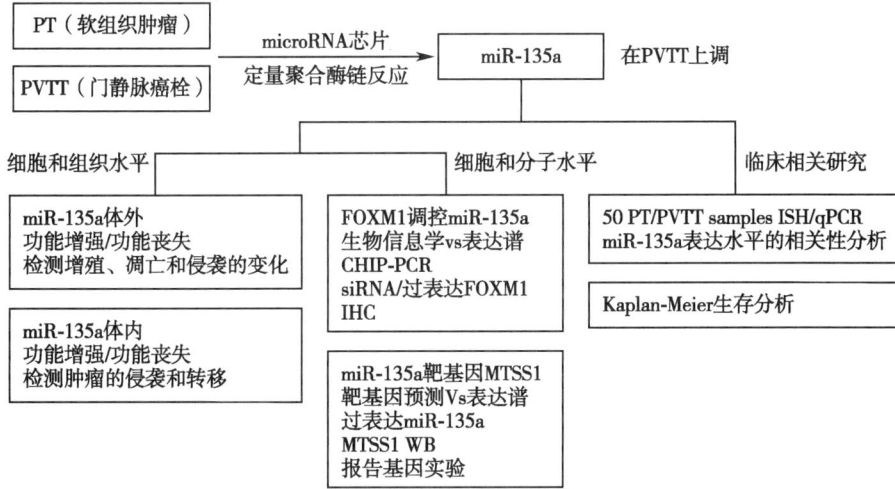

图 3-14 microRNA 芯片和 mRNA 表达谱芯片联合应用

四、环状 RNA（circRNA）研究方案

（一）circRNA 研究特点

circRNA 研究特点如图 3-15 所示。

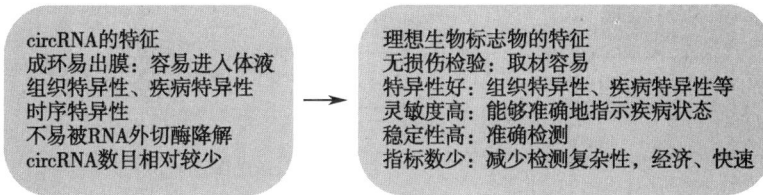

图 3-15 circRNA 是潜在的理想生物标志物（biomarker）

（二）circRNA 研究设计

circRNA 研究设计如图 3-16、图 3-17 所示。

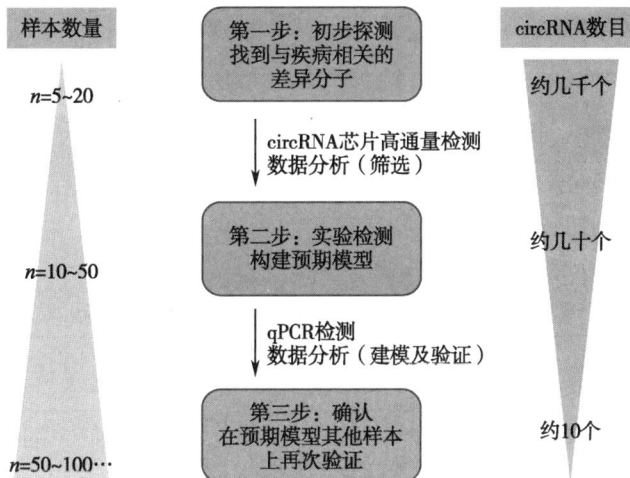

图 3-16 circRNA 生物标志物的基本研究思路

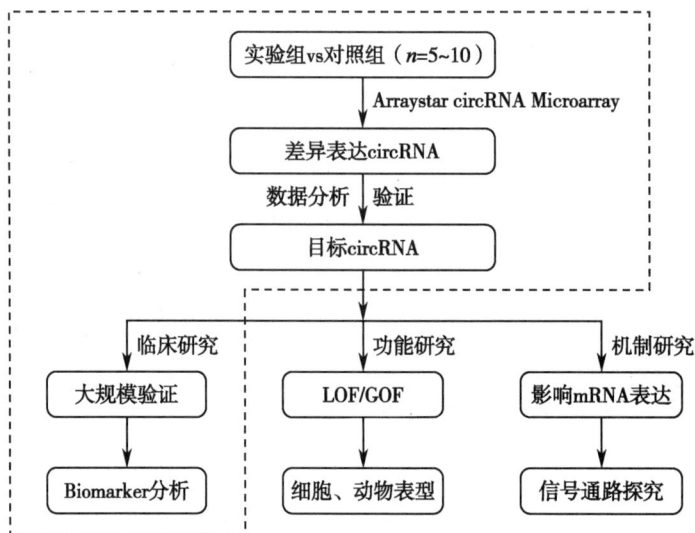

图 3-17 circRNA 研究思路

（三）circRNA 与竞争性内源 RNA（ceRNA）研究思路

circRNA 与 ceRNA 研究思路如图 3-18 所示。

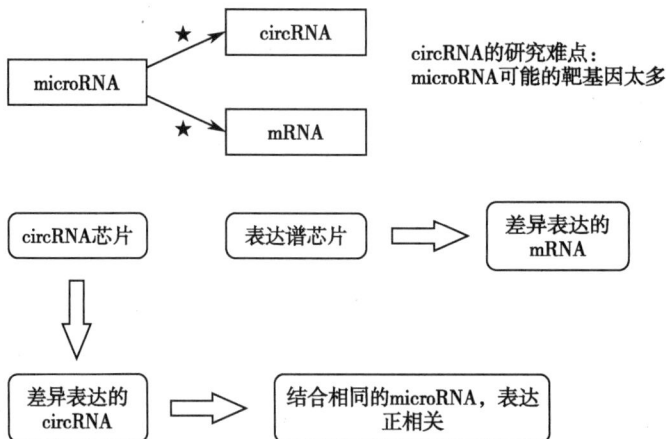

图 3-18 RNA 网络分析：基于 circRNA 吸附 microRNA 功能（ceRNA 机制）

（四）circRNA 其他机制

circRNA 其他机制如图 3-19 所示。

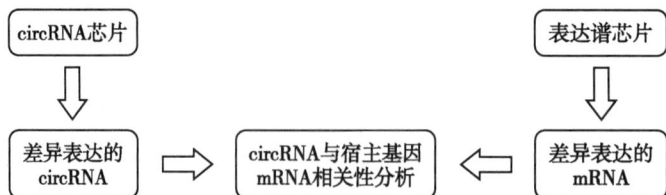

图 3-19 RNA 网络分析：基于 circRNA 其他机制

（五）circRNA 机制总结

circRNA 机制总结如图 3-20 所示。

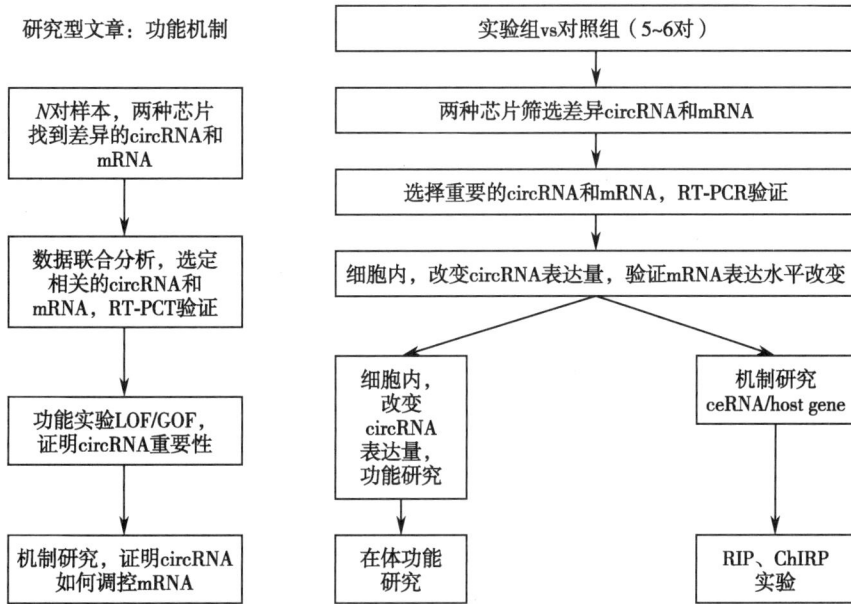

研究型文章：功能机制

| N对样本，两种芯片找到差异的circRNA和mRNA |
| 实验组vs对照组（5~6对） |

| 数据联合分析，选定相关的circRNA和mRNA，RT-PCT验证 |
| 两种芯片筛选差异circRNA和mRNA |

| 选择重要的circRNA和mRNA，RT-PCR验证 |

| 功能实验LOF/GOF，证明circRNA重要性 |
| 细胞内，改变circRNA表达量，验证mRNA表达水平改变 |

| 机制研究，证明circRNA如何调控mRNA |
| 细胞内，改变circRNA表达量，功能研究 |
| 机制研究 ceRNA/host gene |

| 在体功能研究 |
| RIP、ChIRP实验 |

图 3-20　小结：circRNA 功能机制研究思路

（六）相关技术对比

在 circRNA 初筛时也会面对是选择芯片还是 circRNA 测序（circRNA-seq）的问题，二者的区别如表 3-1。

表 3-1　芯片和 circRNA-seq 对 circRNA 表达谱检测的比较

circRNA-seq	circRNA 芯片
circRNA 测序技术的不成熟会造成最终结果不准确	特异性剪接点探针与核糖核酸酶（RNase）R 预处理双重保障，精确检测 circRNA 表达
数据分析流程烦琐，方法不成熟；不同生物学算法一致性不足 10%	数据分析流程简单，方法成熟，对 circRNA 的分析误差极小
PCR 建库对高 GC 含量区域的扩增效率低，导致后续的测序偏好性	实验流程简单成熟，在 cDNA 的合成 / 标记过程中没有序列偏好性
对于低丰度 cricRNA 灵敏度极低，多达 300M 的读取片断（reads）某些 circRNA 只出现一次	能够准确检测跨越 5 个数量级的低丰度 circRNA，几乎不受丰度影响
一次只能对一个或少数几个样本进行测序，延长了时间	可以同时应用于大量样本检测：对高数量样本的研究准确性高

资料来源：Jeck W R，Sharpless N E. 2014. Detecting and characterizing circular RNAs[J]. Nat Biotechnol, 32（5）：453-461；Salzman J，Salzman J，Chen R E, et al. 2013. Cell-type specific features of circular RNA expression[J]. PLoS Genet, 9（9）：e1003777.

（七）案例分析

案例分析 1，文章研究指出，Has_circ_002059 在胃癌的组织样本和血浆中表达显著，而 ciRS-7 在阿尔茨海默病的组织样本中具有重要作用。此外，cANRIL 在动脉粥样硬化的细胞样本中也被显著检测到（见原文）。

资料来源：Li P，Chen S，Chen H，et al. 2015. Using circular RNA as a novel type of biomarker in the screening of gastric cancer[J]. Clin Chim Acta，444：132-136；

案例分析 2，通过体内外实验研究了 circRNA 的功能（见文章图 5）。

资料来源：Memczak S，Jens M，Elefsinioti A，et al. 2013. Circular RNAs are a large class of animal RNAs with regulatory potency. Nature，495（7441）：333-338；

案例分析 3，见图 3-21。

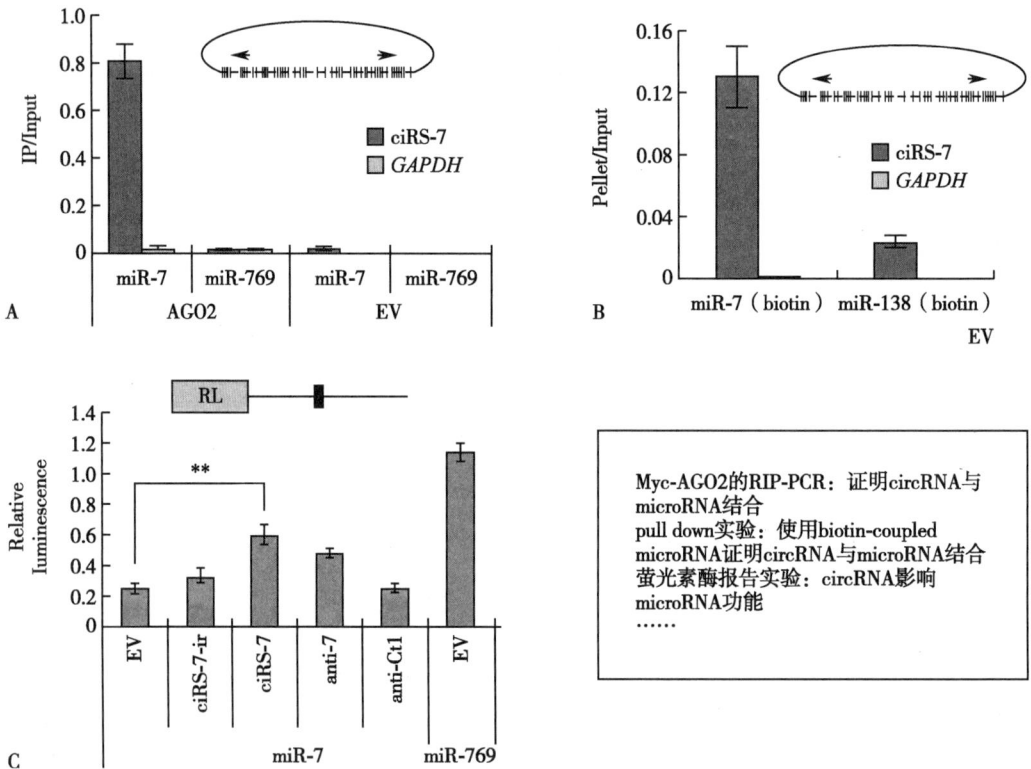

图 3-21　案例分析：circRNA 吸附 microRNA（ ceRNA ）机制研究

资料来源：Hansen T B，Jensen T I，Clausen B H，et al. 2013. Natural RNA circles function as efficient microRNA sponges[J]. Nature，495（7441）：384-388.

五、长链非编码 RNA（ lncRNA ）研究方案

（一）lncRNA 研究特点

lncRNA 研究特点如图 3-22～图 3-24 所示。

诊断　　　　　预后

是哪种类型的肿瘤

是否有可能发展为这种肿瘤

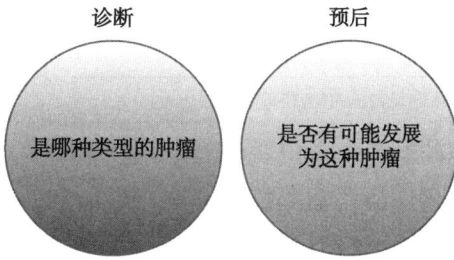

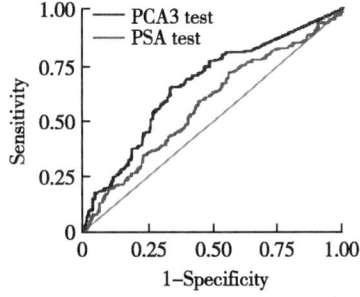

lncRNA是理想的生物标志物

√ 对疾病敏感，利于早期诊断

√ 疾病特异性，组织特异性，易确诊

√ 少数的指标，操作简单

√ 稳定性高，血清、血浆、尿液

√ 无损伤检验，安全、简便

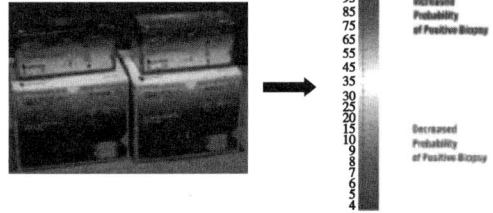

基于尿液的分子测试，可帮助确定是否需要进行重复的前列腺活检

图 3-22　lncRNA 是理想的生物标志物

临床型文章：biomarker
高IF要素：重要疾病的新型lncRNA分子，RT-PCR样本数，ROC分析

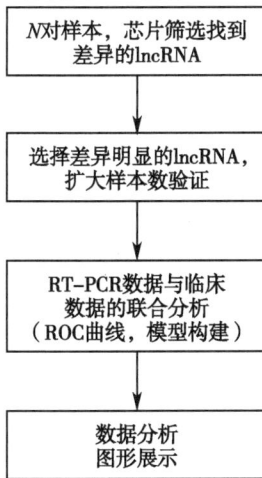

研究型文章：功能机制
高IF要素：调节重要基因（mRNA）的lncRNA，功能实验结果，机制研究

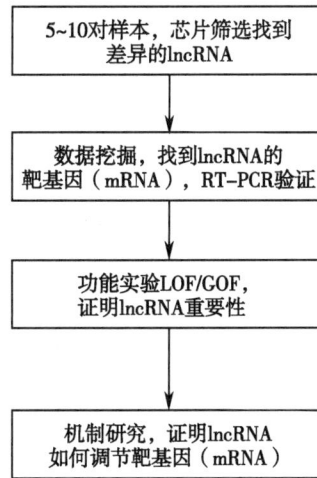

图 3-23　lncRNA 芯片在医学科研领域的应用

（二）lncRNA 研究设计

lncRNA 研究设计总方案，见图 3-25。

（1）lncRNA 研究操作流程，见图 3-26。

研究型文章：功能机制

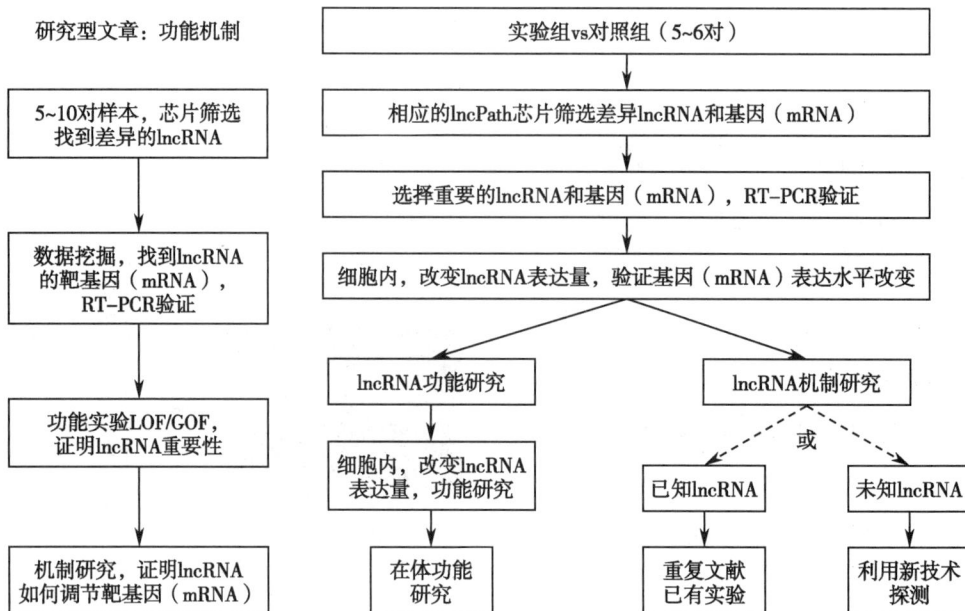

图 3-24　LncPath™ 芯片的研究应用方案

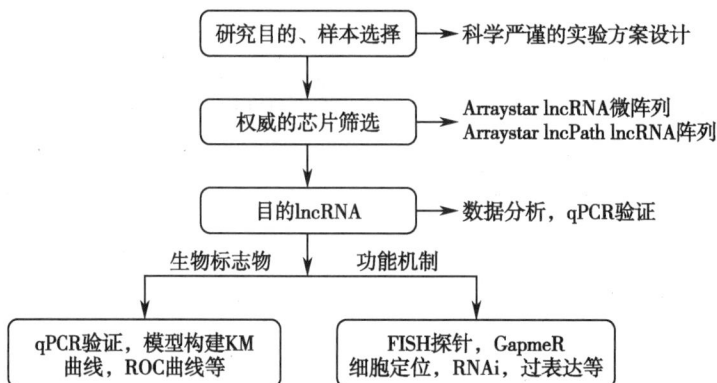

图 3-25　lncRNA 研究设计总方案

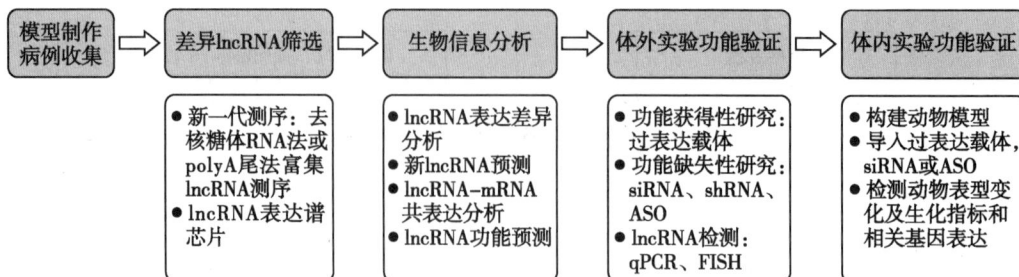

图 3-26　lncRNA 研究操作流程图

（2）lncRNA 详细版研究实验方案及策略，见图 3-27、图 3-28。

差异表达筛选 ——→ 生物信息分析 ——→ 细胞功能研究 ——→ 动物实验

| 多对疾病模型与对照样本组织：①lncRNA芯片②RNA-seq③RIP-seq④ChIP-seq⑤RNA-seq与芯片联用 | 差异表达lncRNA筛选 | 功能获得性研究：过表达载体 | 构建动物模型 |

新lncRNA预测和组织特异性lncRNA分析

功能缺失性研究：siRNA、shRNA、反义核酸

导入siRNA或lncRNA表达质粒/病毒载体

共表达网络构建

干扰lncRNA后，检测细胞增殖、凋亡、侵袭、转移与克隆形成等

免疫组化、RT-PCR、Western blotting等检测相关指标变化

反义lncRNA靶基因预测

⬆

寻找疾病诊断生物标志物

检测结合DNA、RNA、蛋白质：RNA pull down RIP-seq ChIRP-seq

⬆

寻找疾病治疗靶点

沉默lncRNA后检测靶蛋白表达变化

沉默靶蛋白后检测lncRNA表达变化

表达谱芯片检测lncRNA对下游相关基因的影响

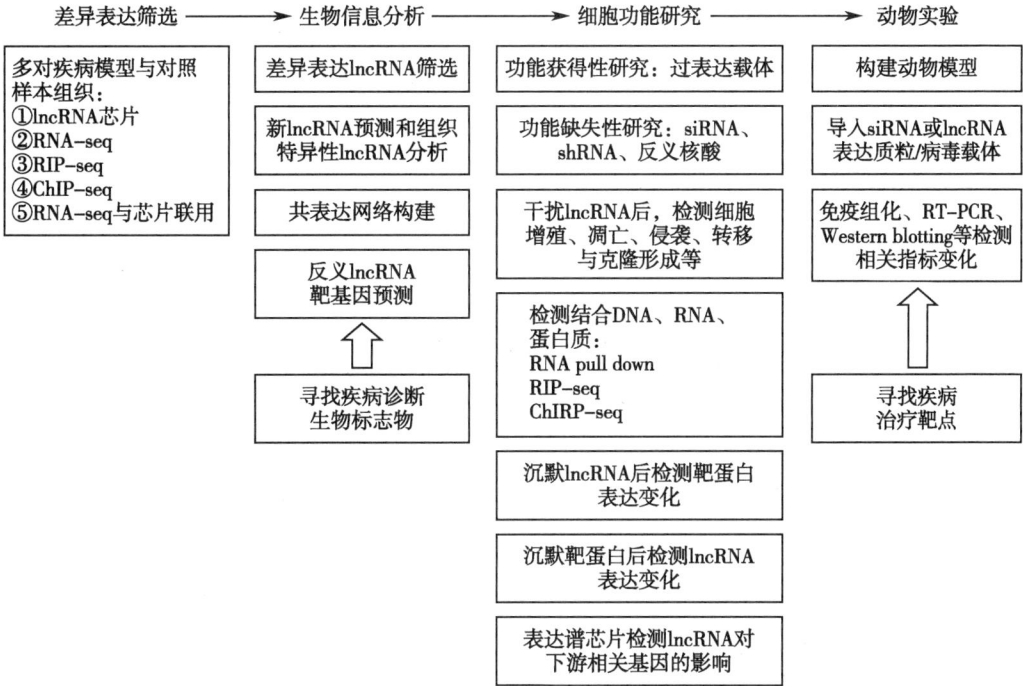

图 3-27 lncRNA 研究实验方案

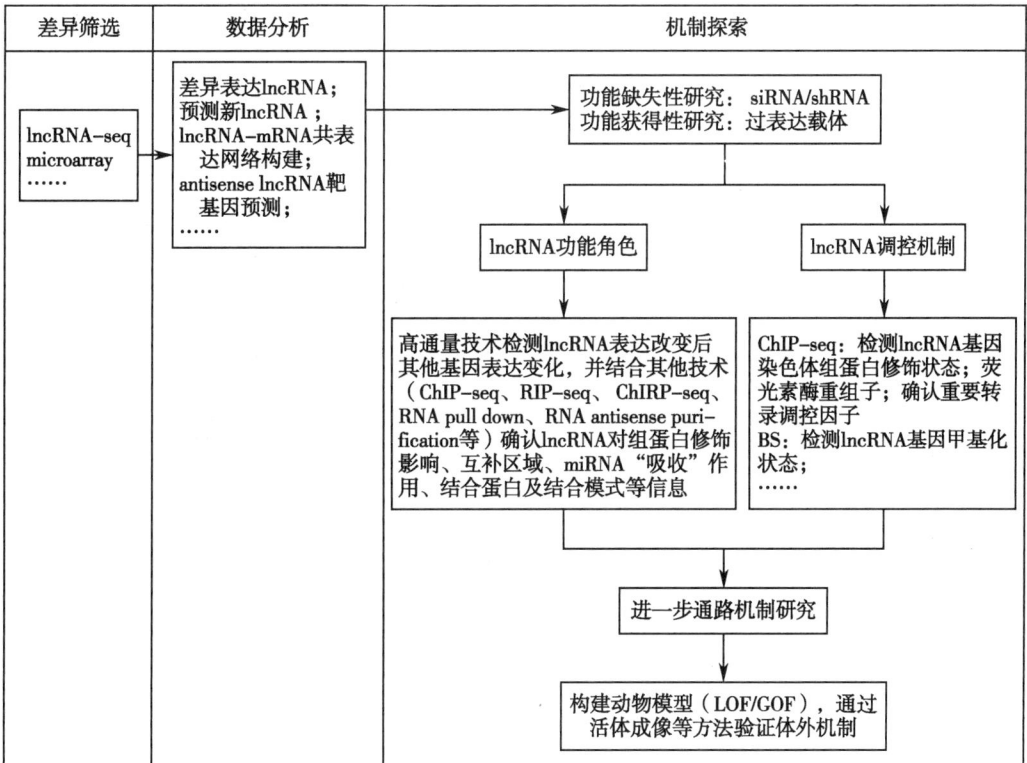

| 差异筛选 | 数据分析 | 机制探索 |

lncRNA-seq microarray ……

差异表达lncRNA；预测新lncRNA；lncRNA-mRNA共表达网络构建；antisense lncRNA靶基因预测；……

功能缺失性研究：siRNA/shRNA 功能获得性研究：过表达载体

lncRNA功能角色

lncRNA调控机制

高通量技术检测lncRNA表达改变后其他基因表达变化，并结合其他技术（ChIP-seq、RIP-seq、ChIRP-seq、RNA pull down、RNA antisense purification等）确认lncRNA对组蛋白修饰影响、互补区域、miRNA"吸收"作用、结合蛋白及结合模式等信息

ChIP-seq：检测lncRNA基因染色体组蛋白修饰状态；荧光素酶重组子；确认重要转录调控因子 BS：检测lncRNA基因甲基化状态；……

进一步通路机制研究

构建动物模型（LOF/GOF），通过活体成像等方法验证体外机制

图 3-28 lncRNA 研究策略

（3）lncRNA 在临床科研中应用研究大体思路，见图 3-29。

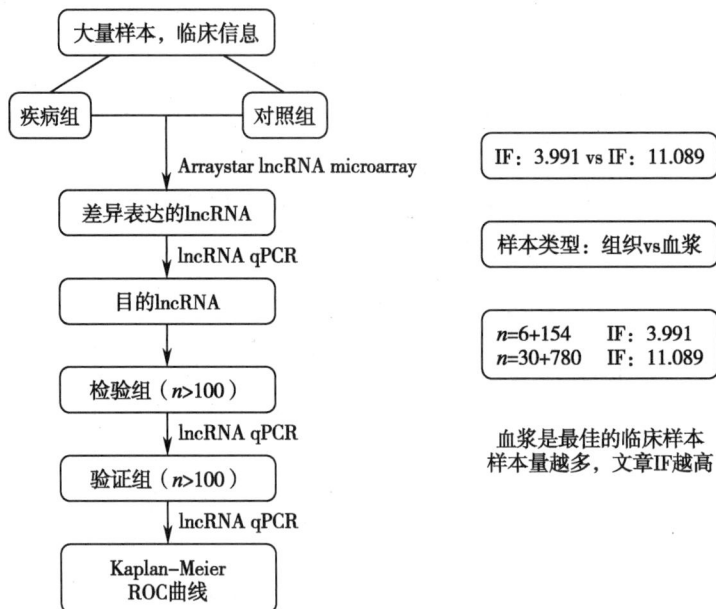

图 3-29　生物标志物研究思路

（三）lncRNA 芯片处理方法流程

lncRNA 芯片处理方法流程如图 3-30 所示。

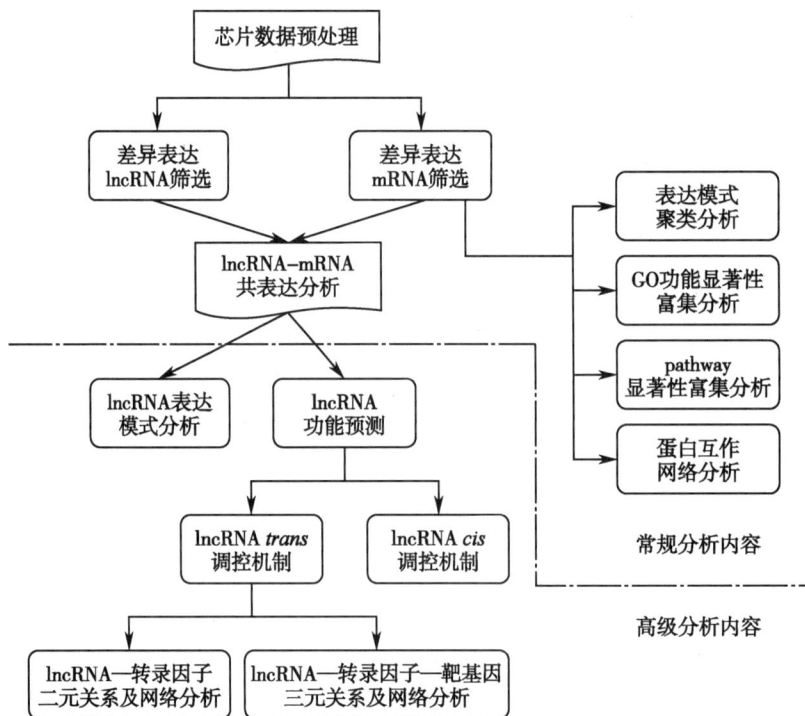

图 3-30　lncRNA 芯片处理方法流程

（四）基因表达谱芯片和RNA测序（RNA-seq）的比较

芯片有检测 microRNA、mRNA 或 lncRNA 表达的芯片，也有检测 DNA 突变的芯片，测序有以全基因组测序（whole genome sequencing, WGS）和全外显子组测序（whole exome sequencing, WES）为代表的 DNA 测序，也有以 RNA-seq 为代表的 RNA 测序。因此，实际实验中主要根据研究目的，选择是测量 RNA 还是测量 DNA，综合评估选择基因表达谱芯片或 RNA 测序。

在进行二者比较时，有几大常见误区：

（1）常见误区一：RNA 测序的准确性高，获得的信息更丰富。针对此信息，首先需要明确，检测到和准确分析基因表达量是不同概念，只有比对到基因上的读取片断（reads）达到一定数量，才能得到相对准确的分析结果。因此，RNA 测序能检测到多少可靠的信息完全取决于测序深度。不同于芯片的杂交法，RNA 测序是通过读数来检测，读数多（即测序深度深）代表着 RNA 测序的采样率高。采样率低，准确度自然就低。

发表在 *PNAS* 的这篇文章[1] 就做了一个芯片和 RNA 测序之间数据准确度差异的对比（图 3-31）。图中深色点 / 线是 RNA-seq 得到的数据，浅色点 / 浅色线是芯片得到的数据。在约 50 兆（M）reads 数据量的情况下，即当基因表达丰度较高时，两者之间的数据质量都非常好（变异系数越小，数据质量越高），但当基因表达丰度变低时，RNA 测序的数据质量就急剧下降了，而芯片仍然维持着较高水准。

文章得到的结论是：约 80% 以上的基因，RNA 测序的数据质量 / 可信度都低于芯片。市场上最流行的 6G 数据量的 RNA 测序，其实就是 40M 测序量（reads）或 20M 配对的测序量，对于研究高表达丰度的基因来说，基本够用，但是对于中、低表达丰度转录本就不够用，如图 3-31 所示。

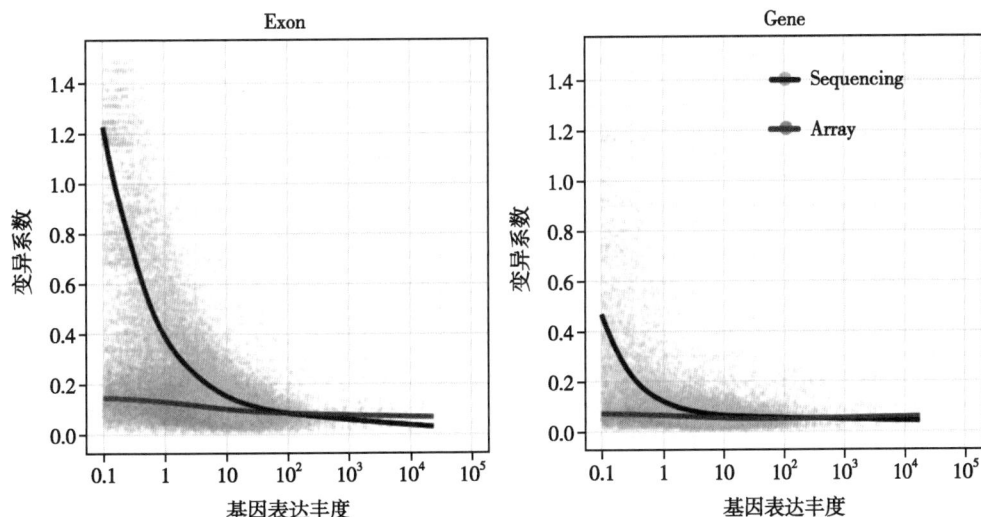

图 3-31　基于测序和芯片的数据质量随基因表达丰度变化的对比

资料来源：Xu W, Seok J, Mindrinos M N, et al. 2011. Human transcriptome array for high-throughput clinical studies[J]. Proc Natl Acad Sci U S A, 108（9）: 3707-3712.

[1] Xu W, Seok J, Mindrinos M N, et al. 2011. Human transcriptome array for high-throughput clinical studies[J]. Proc Natl Acad Sci U S A, 108（9）: 3707-3712

（2）常见误区二：RNA测序可以同时检测已知和未知基因，基因芯片只能检测已知基因。这个观点的一个潜在假设是，每次测序都能够发现一些未知分子。但对于人、大鼠、小鼠以及其他一些模式生物，基因是否已知，在很多情况下并非重点。重点在于该基因在研究领域中功能是否已知。芯片上已知基因的功能大多都还不清楚，如果只是盲目地去追求发现新分子并不可取。在探索性研究和非模式生物研究中，RNA测序才是更合适的选择。

（3）常见误区三：RNA测序现在比基因芯片更便宜。测序中收费标准之一来源于数据量（即测序深度），目前市场上最流行的RNA测序服务数据量是6G样本，即$4×10^7$ reads或$2×10^7$ paired reads，这时候确实比很多芯片更便宜。但是如果希望更准确地检测中、低丰度RNA，就需要更深度地测序保证数据可靠性，就会导致测序成本急剧上升。*Nature Biotechnology*有篇文章指出，如想要检测lncRNA、转录异构体等一般表达丰度极低的转录本，至少需要$3×10^8$ reads的测序量才能达到80%的数据准确度[1]。而以Affymetrix HTA系列的芯片为例，它的数据量相当于480M reads测序深度。不同研究对象需要的测序深度，见表3-2。

表3-2　不同研究对象需要的测序深度

研究对象	需要的测序深度
高表达转录本	$(3～9)×10^7$ reads，可检测到约20 000个高表达的基因
低表达转录本	$>1×10^8$ reads，可检测到约30 000个基因
可变剪接	$>3×10^8$ reads

（4）常见误区四：RNA测序在测表达量的同时还可以发现突变，基因芯片不能。基因芯片（这里专指测RNA的表达谱芯片）确实不能发现突变。RNA测序是通过测序检测RNA丰度，确实可以获得序列信息，但是因为测序本身有错误率，而RNA测序常做的测序深度很低，得到的突变信息其实并不一定准确。如果追求准确度，就需要极高的测序深度，成本就会进一步增加。

（五）lncRNA研究案例

（1）案例一：生物标志物筛选（组织样本），见图3-32。

（2）案例二：生物标志物筛选（血浆）（见文章图1，图2）。

资料来源：Kumarswamy R，Bauters C，Volkmann I，et al. 2014. Circulating long noncoding RNA, LIPCAR，predicts survival in patients with heart failure[J]. Circ Res, 114(10): 1569-1575.

（3）案例三：lncRNA-HEIH在肝癌中的作用机制。该文章研究表明，通过Arraystar lncRNA array对比分析肝癌和癌旁组织（n=5），研究者发现了一种在肝癌中特异性高表达的lncRNA，即lncRNA-HEIH。qPCR验证进一步确认了这一发现。共表达分析（CNC）和功能研究（包括RNAi和过表达实验）显示，lncRNA-HEIH能够调控细胞周期并促进细胞增殖。机制研究通过RIP和RNA pull-down技术揭示，lncRNA-HEIH通过结合EZH2来招募PRC2，从而抑制下游靶基因的表达（见文章图1）。[1]

资料来源：Yang F, Zhang L, Huo X S, et al. 2011. Long noncoding RNA high expression in hepatocellular carcinoma facilitates tumor growth through enhancer of zeste homolog 2 in humans[J]. Hepatology, 54(5): 1679-1689.

---

[1] Su Z，Łabaj P P，Li S，et al. 2014. A comprehensive assessment of RNA-seq accuracy，reproducibility and information content by the Sequencing Quality Control Consortium[J]. Nat Biotechnol，32(9): 903-914.

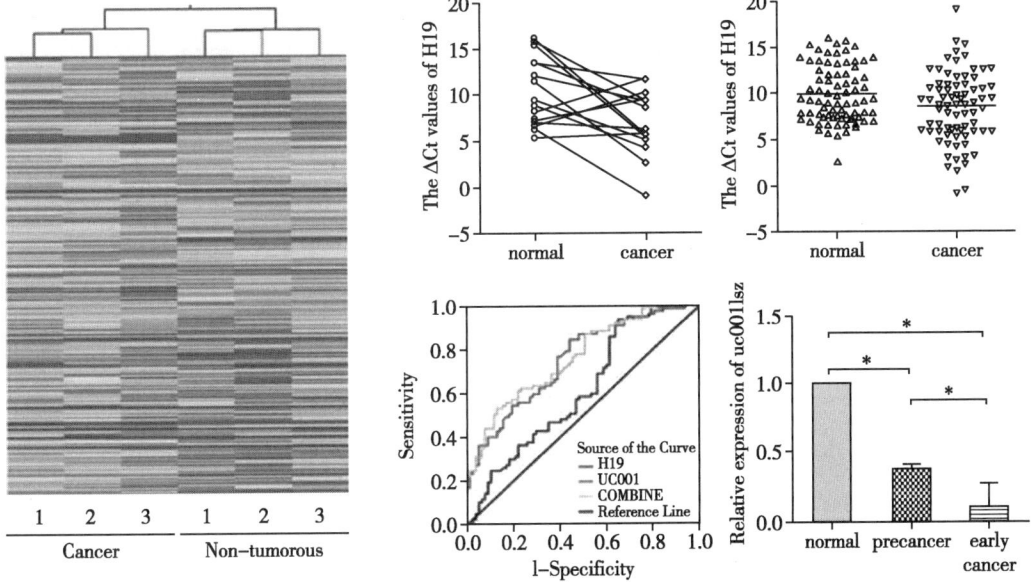

图 3-32　生物标志物筛选（组织样本）

引自 Song H，Sun W，Ye G，et al. 2013. Long non-coding RNA expression profile in human gastric cancer and its clinical significances［J］. J Transl Med，11：225.

（4）案例四：lncRNA-BCAR4 激活 Hedgehog 信号通路调控乳腺癌转移，文章显示，通过 Arraystar lncRNA Array 分析乳腺癌与癌旁组织，发现 lncRNA-BCAR4 在乳腺癌组织中的上调最为显著，并且与乳腺癌的预后密切相关。qPCR 验证了这一发现。进一步研究表明，lncRNA-BCAR4 通过调控 Hedgehog 信号通路发挥作用。机制研究采用 RNA pull-down、RIP 和 CHIRP 技术，发现 lncRNA-BCAR4 与 SNIP/PNUTS 相互作用，激活 Hedgehog 信号通路并调控其靶基因。治疗性传递针对 BCAR4 的 LNAs 有效抑制了乳腺癌转移，显示出其在未来乳腺癌临床治疗中的潜力（见文章图形摘要）。

资料来源：Xing Z，Lin A，Li C，et al. 2014. LncRNA directs cooperative epigenetic regulation downstream of chemokine signals［J］. Cell，159（5）：1110-1125.

（5）案例五：lncRNA 作为竞争性内源 RNA（ceRNA）的案例，见表 3-3。ceRNA 研究案例，见文章图 1-7。

资料来源：Yuan J H，Yang F，Wang F，et al. 2014. A long noncoding RNA activated by TGF-β promotes the invasion-metastasis cascade in hepatocellular carcinoma［J］. Cancer Cell，25（5）：666-681.

六、修饰蛋白质组学研究策略

（一）修饰蛋白质组学研究特点

人类基因组的解码开创了以基因解析为特征的个体化医学新时代。然而，基因型与疾病表型的不相关性揭示出个体化医学的本质在于疾病最相关的功能分子，即蛋白质。蛋白质翻译后修饰（post-translational modification，PTM）是蛋白质行使功能的最高级形态，是表观遗传现象的核心内容。因此,以蛋白质修饰 - 表观遗传为特征的生物医学研究是个体化医学领域的最前沿。目前,已知的蛋白质修饰类型超过了 600 种,具有非常复杂的生物学调控功能,以及广泛的生物多样性特征,并在进化上非常保守。但迄今为止,人类所能在组学水平进行系统研究的蛋白质修饰类型仅在 20 种左右。因此,蛋白质研究前景广阔,且对生物学、医学等领域的发展意义重大。

表 3-3 已验证的非编码竞争性内源 RNA

非编码 RNA	RNA	竞争性	内源性	共享微小 RNA	生物体
小型非编码 RNA	RNA	HSUR1	FOXO1	miR-27a	猴疱疹病毒
长非编码 RNA	RNA	IPS1	PHO2	miR-399	拟南芥
		HULC	PRKACB	miR-372	人类
		linc-MD1	MAML1	miR-133	家鼠和人类
			MEF2C	miR-135	
		linc-RoR	NANOG	miR-145	人类
			OCT4		
			SOX2		
		PTCSC3		miR-574-5p	人类
		H19		Let-7 family	家鼠和人类
假基因		PTENP1	PTEN	miR-17,miR-19,miR-21,miR-26 and miR-214 families	人类
		KRAS1P	KRAS	Let-7 family	
		Pbcas4	BCAS4	miR-185	家鼠和人类
环状 RNA		CDR1as/ciRS-7		miR-7	斑马鱼、家鼠、人类
		Sry		miR-138	家鼠和人类

资料来源: Tay Y, Rinn J, Pandolfi P P. 2014. The multilayered complexity of ceRNA crosstalk and competition[J]. Nature,505(7483): 344-352.

(二)修饰蛋白质组学研究设计

(1)蛋白质修饰定性分析:用于乙酰化、磷酸化、甲基化、巴豆酰化、琥珀酰化、丙酰化、丁酰化、丙二酰化、泛素化等一系列修饰类型的蛋白质修饰全谱分析,可以检测出全蛋白中发生特定修饰的几乎所有的蛋白及对应蛋白上的修饰位点。技术路线见图 3-33。

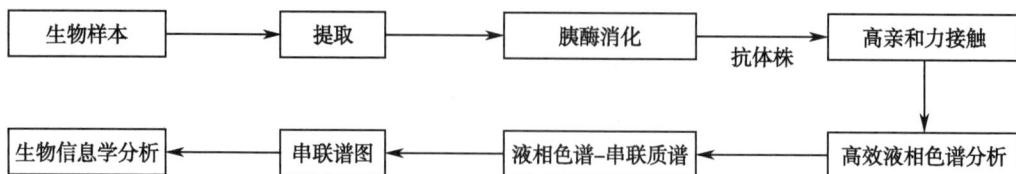

图 3-33 蛋白质修饰定性分析技术路线

(2)蛋白质修饰定量比较:同位素体内和体外标记技术和高分辨率、高效液相层析 - 串联质谱技术(HPLC-MS/MS)的整合,使蛋白质翻译后修饰组学的研究不仅能寻找修饰底物，还可以得到不同处理（或样本）的定量变化数据，为表观调控研究开辟了新方向。技术路线见图3-34。

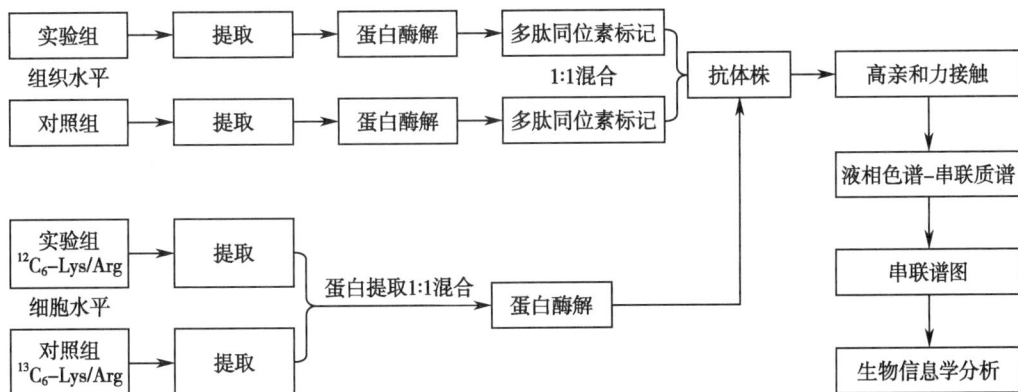

图 3-34　蛋白质修饰定量比较技术路线

（3）生物标志物和药物靶点技术原理：应用独特的基于 PTM 抗体亲和免疫富集技术，以及综合性定量蛋白质组学平台，对特定病理条件或药物应答状态下的蛋白质表达水平或蛋白质修饰水平的改变进行精确分析，将为疾病生物标志物的发现和药物作用靶点的鉴定提供直接实验依据。图 3-35 是以赖氨酸乙酰化相关的疾病，以及去乙酰化酶抑制剂（HDACi）类药物为例，说明寻找疾病生物标志物及药物靶点的一般性原理。

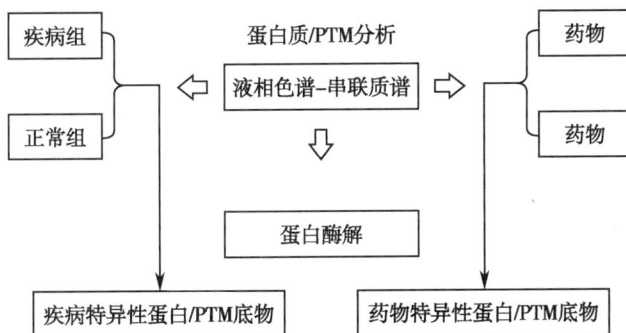

图 3-35　寻找疾病生物标志物及药物靶点的技术路线

（4）修饰酶与去修饰酶底物：寻找修饰酶与去修饰酶的底物是药物筛选、病原微生物互作等研究中不可回避的问题，以去乙酰化酶抑制剂为例说明该研究的技术路线，见图3-36。

（三）组蛋白修饰与表观遗传学研究

表观遗传学是研究不涉及 DNA 序列改变的基因表达和调控的可遗传修饰，即探索基因演绎为表型的过程和机制的一门新兴学科[1]。表观遗传学信息提供了何时、何地、以何种方式去执行 DNA 遗传信息的指令，它通过有丝分裂和减数分裂将遗传信息从上一代传递给下一代。表观遗传学的研究内容分为基因转录过程中的调控和基因转录后的调控两部分，主要包括 DNA 甲基化、组蛋白修饰、非编码 RNA 等。组蛋白修饰是表观遗传学研究的

[1] 李延莉，翟志敏. 表观遗传学在淋巴系统肿瘤研究中的新进展. 中国实验血液学杂志，2012，20（1）：219-223.

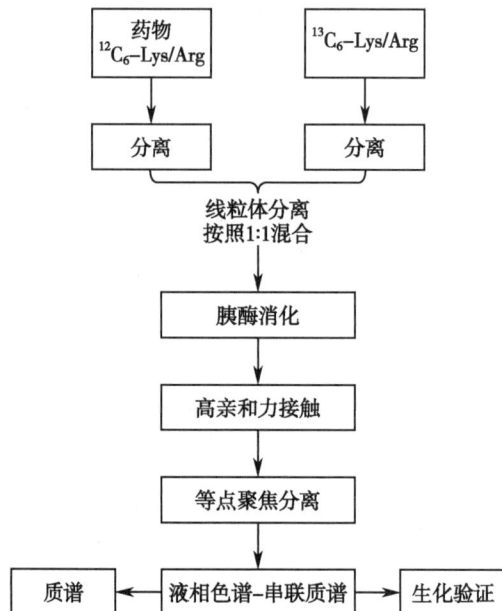

图 3-36　寻找修饰酶与去修饰酶底物的技术路线

重要方向之一。组蛋白有很多修饰形式,包括乙酰化、甲基化、磷酸化、泛素化、类泛素化、ADP 核糖基化、巴豆酰化、琥珀酰化等。由于组蛋白和 DNA 组成的核小体是染色质结构包装的基本单位,组蛋白修饰能够通过改变核小体构象最终影响整个染色体的结构和功能。组蛋白修饰在转录调节、DNA 修复、DNA 复制、可变剪切和染色质凝集过程中发挥重要作用,因此也与重大疾病和表型变化密切相关。其研究的技术路线如图 3-37 所示。

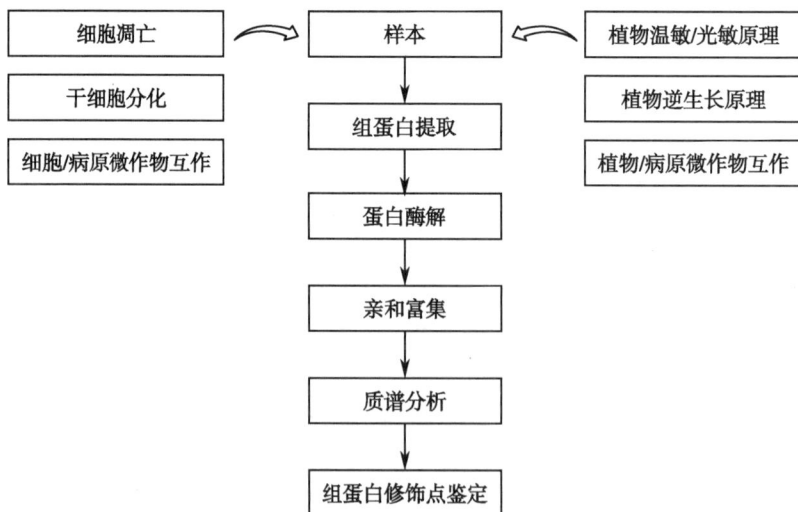

图 3-37　组蛋白修饰研究的技术路线

（四）案例分析

修饰蛋白质组学整体研究方案以乙酰化为例（图 3-38）。首先是确定乙酰化,然后定性、定量。以缺血模型为例的后期研究设计见图3-39。

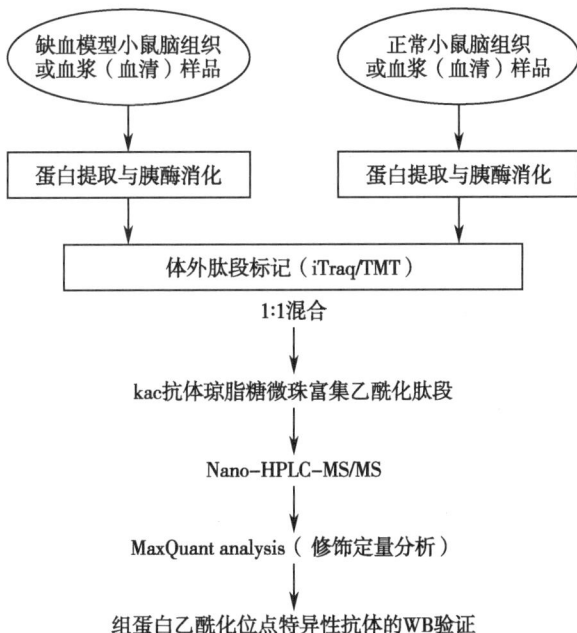

图 3-38　体外肽段标记全蛋白乙酰化修饰定量组学实验方案

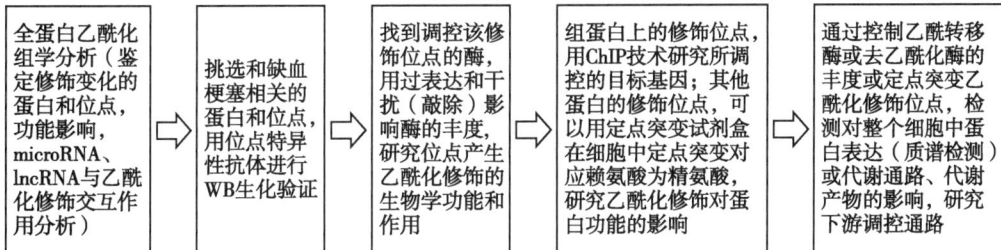

图 3-39　乙酰化课题研究设计流程图

七、外泌体研究方案

外泌体是一种能被机体内大多数细胞分泌的直径大约为 30～150nm 的具有脂质双层膜的微小膜泡[1]。目前，外泌体的研究已经涉及多个领域，如干细胞、免疫、肿瘤微环境等。越来越多的证据表明，外泌体所包含的信息可能成为发现肿瘤标志物的重要来源，为肿瘤的早期诊断提供证据。

传统外泌体研究包括三部曲：抽提（鉴定）—microRNA 芯片检测—qPCR 验证。

（1）抽提：传统的分离方式主要是通过超速离心提取外泌体，实验操作复杂，不易得到完整的外泌体，因此对实验室的硬件水平和操作人员的实验能力有较高要求。技术方面问

---

[1]　Tao SC，Yuan T，Zhang YL，et al. Exosomes derived from miR-140-5p-overexpressing human synovial mesenchymal stem cells enhance cartilage tissue regeneration and prevent osteoarthritis. Theranostics，2017，7（1）：180-195.

71

题可以咨询相关公司，以提高外泌体抽提质量和产率。

（2）检测：推荐 microRNA 芯片。因为外泌体中有很多以碎片形式存在的 mRNA，会对 microRNA 的测序造成很大的干扰，导致测序结果噪声太大，真正有价值的信息被掩盖。比如 *Cancer Cell* 的一篇文章"*Cancer exosomes perform cell-independent microRNA biogenesis and promote tumorigenesis*"[1]，本处以该篇文章为例介绍外泌体 microRNA 的研究方法，图均来源于本片文章。

首先，用电镜鉴定外泌体，这是鉴定外泌体的金标准。接着，用 microRNA 芯片检测不同时间抽提的外泌体 microRNA 表达差异（图1）。

接下来，对已经鉴定出来的某个或某些差异 microRNA，进一步通过 qPCR 来验证（图1）。

另外，作者对肿瘤细胞系进行了处理后，同样使用了 microRNA 芯片检测外泌体中 microRNA 表达的改变（图4）。

研究外泌体中 microRNA 就会涉及靶细胞的基因改变。

这篇文章利用 mRNA 芯片也研究了靶细胞中 mRNA 的改变。并且还将 microRNA 芯片和 mRNA 芯片结果进行了联合分析，筛选关键的 microRNA 和靶蛋白（图6）。此步骤值得借鉴。

八、药物研究方案设计

临床疾病研究的最终目的是发现疾病发生发展的原因，以更好地治疗疾病。这个原因就可以作为候选药物靶点。西药研究是有了候选药物靶点后，根据候选药物靶点寻找药物。而中药研究，是先有药然后去探讨机制，即发生中药发挥作用的原因，进一步寻找药物靶点。也就是先有药，后找药物靶点。

所以，中药研究最重要的是找到发挥功能的药物靶点，即疾病中的功能基因或蛋白。

因此，将中药研究分成 3 个部分：①药物；②有效性；③机制（药物靶点）。

（一）药物

这部分研究主要是探讨药物的有效性。现在研究的中药可以分为复方、减方拆方、单方、单体。

单体相当于西药，很多植物来源的化疗药，就属单体这一类。从研究的角度来说，单体优于单方，单方优于减方拆方，减方拆方优于复方。在药物这个方面的研究建议研究者可以和药物分离的专家合作，从植物药中分离出单体，并鉴定结构。再加上后面两个步骤对单体和药物靶点进行研究。例如，文章"*Six enzymes from mayapple that complete the biosynthetic pathway to the etoposide aglycone*"[2]。

这篇文章中 etoposide（依托泊苷）是临床化疗药，其前体是从 mayapple 中提取得到，mayapple 就是传统中药八角莲。文章做的是这个前体在植物体内合成出来的方法，能够在 *Science* 上发表，除了研究的是重要的药物外，更重要的是为以后可以为大规模生产这种药物前体做准备。

[1] Melo S A，Sugimoto H，O'Connell J T，et al. 2014. Cancer exosomes perform cell-independent microRNA biogenesis and promote tumorigenesis[J]. Cancer Cell，26（5）：707-721.

[2] Lau W，Sattely E S. 2015. Six enzymes from mayapple that complete the biosynthetic pathway to the etoposide aglycone[J]. Science，349（6253）：1224-1228.

（二）有效性

中药是否有效，如果从研究角度来证明，临床有效但是机制不清楚很难通过 FDA 认证，这也是现在中药面临的问题。这里的有效性主要是指动物模型和细胞模型的数据。

（1）动物模型疾病建模后，在此基础上，加入药物，评估有效性。

（2）细胞模型背景简单、易于操作，同时也易于评估。需要注意的是，细胞上的检测指标需要与疾病功能基因研究时的检测指标一致。一般建议是增殖、凋亡、存活方面的指标，也可以通过查阅文献和评估可行性综合确定检测指标。

如果动物模型和细胞模型检测出药物有功能表型，就可以继续深入研究。

（三）机制（药物靶点）

此步主要说明药物有功能表型的原因，实质就是寻找受药物调控的疾病功能基因。在疾病研究中，如果找到的疾病功能基因在正常组中表达量低，在疾病组中表达量高，即由于这个基因的高表达导致了疾病的发生发展，这样的基因作为药物靶点的成功率会更高。因此，在中药研究中，理想药物靶点的表现是正常组低、疾病组高、疾病治疗组低。3 组的表达差异呈现"山"字形。这类基因也叫"山"字形基因，分成 3 类。

（1）为已知疾病相关的信号通路基因。

（2）为已知疾病相关的重要疾病基因。本章第四节"转录调控—甲基化乙酰化—药物靶点"中的 *Nature* 文章[1]所做药靶就归为第 2 类。

建议：如果高分文章中标题带有"药物靶点"，可以总结相关药物靶点基因和自己课题筛选的"山"字形基因进行比对，并将重复的基因作为后续研究药物的药物靶点。如果为未知的疾病相关基因，此类药物靶点最好，也最具创新性。

但是不管是第 1 类、第 2 类还是第 3 类药物靶点，都需要在研究中进行药物靶点鉴定。药物靶点鉴定其实就是疾病功能基因研究的三大方面（临床相关性、功能、机制）再加上"药靶与药物的相关性"。研究药物靶点与药物的相关性，其实是与研究疾病功能基因机制时阐明 A 基因与 B 机制间的关系是一样的思路，即将 A 基因换成药物。药物靶点鉴定过程如下：

（1）分子相关性：加药后，药物靶点的改变。

（2）功能相关性：①加药后，药物靶点下降，细胞有功能表型。单独干扰药物靶点，观察功能表型是否与加药一致。②加药后，药物靶点下降，细胞有功能表型。在加药的前提下，过表达药物靶点，观察细胞表型是否回复。

（3）直接互作药物靶点是药物的起效靶点，但不一定为直接的结合靶点。需要注意的是如果药物跟药物靶点间要做到直接互作，药物需要是单体。从单体找可结合的蛋白，且该蛋白为疾病功能基因。

对于中药研究，总结一句话就是"药物 E 通过调控 A 分子影响 B 信号通路抑制 C 疾病的发生发展"。研究创新点如下：

（1）如果已知药物 E 与疾病的关系：这种情况适合科研刚起步的研究人员。因为已知药物与疾病关系，也就意味着评估有效性中的动物模型或细胞模型是已知的。后续只需要寻找药物靶点。

---

[1] Zhu J, Sammons M A, Donahue G, et al. 2015. Gain-of-function p53 mutants co-opt chromatin pathways to drive cancer growth[J]. Nature, 525(7568): 206-211.

1) 已知 A 基因与疾病的关系：这种情况下，已知药物 E 与疾病关系，且已知 A 基因与疾病关系。创新性在于药物 E 与 A 基因的关系是首次报道。创新性较小，除非药物是单体，该单体与 A 基因直接结合。

2) A 基因与疾病的关系未知：这种情况实质属于疾病功能基因的研究，在此基础上加上药物的工作，能够保障创新性。

（2）药物 E 与疾病的关系未知：这种情况需要先投入大量精力在疾病模型和有效性评估上。此时，如果 A 基因已被报道，就可以将其作为药物发挥功能的支撑。如果 A 基因也是未知，课题虽具有很强的创新性，但需要更严谨地设计课题，将 A 基因与药物和疾病的关系证明清楚。

中药有个概念"扶正祛邪"，因此，在药物方面的研究，建议在中药中寻找祛邪的药物，这类药物在肿瘤上的研究，在细胞和动物模型上均容易操作。例如，张亭栋老先生获得"求是"奖的研究中所使用的药物是三氧化二砷（砒霜），是中药中属祛邪、驱毒的类型。

九、加药实验设计方法

药物实验中加药是必需步骤，且药物杀伤研究或毒性测试时需要测半抑制浓度（IC50），因此最初药物浓度的设置对整个实验至关重要。

（一）基本概念和原则

（1）药物的浓度（终浓度）一般应在 nmol/L 至 mol 级，而母液常规是 $10 \sim 30$ mmol/L（溶解在二甲基亚砜的情况下），超过 50mmol/L 可能会不溶（具体还要看药物的特性）。终浓度超过 500mol/L 一般不是正常药物浓度，因为到人体给药时换算成血药浓度会极高，副作用高于药效。

（2）每次药物浓度梯度点以 $6 \sim 10$ 个为宜（包含 0 浓度）；过少可能绘制不出好的曲线，过多 96 孔板不宜排布，配药加药时也容易出错，96 孔板横排一排可用 10 孔，竖列一列可用6 个。

（3）浓度梯度一般为等比数列，而不是等差数列。等比倍数一般为 2、3、5 或 10，以 3 为最常用。例如表 3-4：

表 3-4　浓度梯度表

比例倍数	浓度/(nmol·L⁻¹)							
2	0	0.1	0.2	0.4	0.8	1.6	3.2	6.4
	0	1	2.5	5	10	25	50	100	250
3	0	0.3	1	3	10	30	100	300	1 000
5	0	1.6	8	40	200	1 000	5 000		
10	0	0.004	0.04	0.4	4	40	400		

而浓度梯度在 2 倍、3 倍时有时设置不是绝对的 2 倍或 3 倍，中间跳跃成了 2.5 倍或 3.3 倍，这是为了数量级单位跳动更和谐，只是配制时略微复杂一点。

（4）因为浓度以等比数列设置且药物杀伤曲线一般为"S"形（纵轴为杀伤率）或反"S"形（纵轴为存活率），在 IC50 附近是较陡的指数曲线，IC50 在计算时常常是以 log 的方式计算，再加上细胞状态的变化，所以不同次实验 IC50 波动较大，差异 2 倍甚至 5 倍都属正常范围。

（二）设计方案

（1）如果通过文献上查询药物的 IC50 是某个范围（文献中同一细胞上同一药物的 IC50 常常差异 10 倍），建议做两轮梯度实验，第一轮浓度梯度可以是大范围，第二轮逐步精细。第一轮低点要在最低参考 IC50 的 1/50 以下，高点要在最高参考 IC50 的 50 倍以上。第二轮等比数列可以缩小一级，或者在第一轮的 IC50 区间增加密度，但注意第二轮不能太细，或者区间太窄。

例如表 3-5：

表 3-5 IC50 浓度梯度示意表

实验设计	浓度/（nmol·L^{-1}）								检测
第一轮	0	0.5	50	500	5 000	50 000			0h, 48h, 72h, 96h
第二轮	0	2.5	12.5	62.5	125	250	500	1 000	5 000	0h, 72h
	0	5	25	125	250	500	1 000	2 000	10 000	

由于药物性质不同，"S"形曲线两侧平台区斜率变化率有差异，可以据此调整浓度点设置的分布，不一定要左右对称。

（2）如果未能查询到同细胞系同药物的对应文献，或者不同文献上浓度差别太大，也需要做两轮浓度测试，第一轮浓度设置的时候尽量范围放宽，低点尽量低，如设为 0.1nmol/L，高点可以设到 100～500mol/L，以 10 甚至 50 作为倍数设数列。

（三）常见错误设置

（1）第一轮或者唯一的一轮检测设置浓度不够宽，导致最高浓度杀伤率都不及 50%，或者最低浓度杀伤率已经接近或超过 50%，这样的曲线虽然能计算出 IC50，但结果极不准确。

（2）第二轮检测时围绕第一轮的 IC50 过密却不够宽，也会出现最高浓度杀伤率都不及 50%，或者最低浓度杀伤率已经接近或超过 50% 的情况，导致本次计算 IC50 不准确，实验失败。

如上文（二）（1）的例子中，第一轮梯度实验完毕后，72h 的 IC50 计算值为 242nmol/L，如果设置第二轮 72h 的检测浓度为：0nmol/L，50nmol/L，100nmol/L，200nmol/L，400nmol/L，800nmol/L，1 600nmol/L。也许实际 IC50 值在 120nmol/L，那么在 100nmol/L 时已经接近 50% 杀伤，50nmol/L 也有约 35% 杀伤了，这样会导致曲线不均衡，计算值不准确。

（3）设置太多时间点。细胞活力 MTT 检测实验常规做是 5 天 5 个时间点，但对于药物敏感试验，其目的是测试药物浓度的影响，太多时间点没有必要。一般 2～3 个时间点（含 0h）为宜，通常为 72h 或 96h，具体看细胞的倍增时间。

十、纯临床课题设计

纯临床课题设计与临床偏向基础课题设计在很多方法上相通，但纯临床课题同时也需要很多特别设计的内容。

（一）临床科研设计简介

按照国家药品监督管理局颁布的《药物临床试验质量管理规范》中临床试验的定义，临床试验是指任何在人体（患者或健康志愿者）进行的药物的系统性研究，以证实或揭示试验药物的作用、不良反应及／或试验药物的吸收、分布、代谢和排泄，目的是确定试验药物的疗效与安全性。

临床课题来源于临床，最后回到临床中去解决临床问题或是指导临床治疗。临床课题的研究思路可以从临床观察中思考或是从文献中寻找。

（1）试验设计：完整的试验设计需包括研究背景、研究目的、设计方案等。其中设计方案应包括干预措施，研究人群，试验的排除标准、纳入标准、提出标准，试验的观察指标等。可以参考孙振球主编的《医学统计学》[1]。研究者可以通过阅读优质的实验文章来完善实验设计方案。

研究背景可以通过阅读文献，了解所研究药物（或技术）的研究进展、目前的使用情况等。关于基础研究，大概了解所研究的干预措施的作用点和作用机制。在临床研究方面，重点了解其使用方法及作用结果。在此基础上提出研究方案，体现方案的可行性、安全性。另外，还可以借此说明试验的创新性。

研究目的一定要清晰明确。只有在目的明确的情况下才能确定观察指标。选题应该有重要科学意义和应用前景，对经济建设、社会发展、防病治病起重要作用，选择严重威胁人民身体健康而又缺乏有效防治手段的重大疾病防治研究[2]。

（2）方案设计：一个完整的方案设计，需要明确研究对象、干预措施、观察指标、样本量估计、统计学方法等方面，需要多结合文献查阅进行设计。

1）研究对象：可以根据研究目的及干预措施来定。在确定大概的人群后就需要明确试验对象的排除标准、纳入标准及剔除标准。纳入标准是为了保证受试对象的同质性。排除标准则是去除那些对试验结果有较大影响的因素。

2）干预措施：如果是研究药物就需要明确具体给药剂量、时间、方法、途径等。若是治疗方法则需明确实施的时间点、具体的操作步骤等。除此之外，还需考虑对照组的处理方法，这对需要实施盲法的临床试验非常重要。随机化对于前瞻性随机对照试验来说很重要。具体的方法可以参考相关统计学书籍。

3）观察指标：分为主要观察指标（primary outcome）及次要观察指标（secondary outcome）。一般主要观察指标就是研究目的，建议最好是一个终点指标，如死亡率、生产率等。其次，可以选择某并发症的发病率等作为主要观察指标。主要指标建议只选择一个，次要观察指标可以多个，具体根据研究目的的需要来设置。

方案在实施之前还需准备一个对于临床试验非常重要的文件，就是病例报告表（case report form，CRF）。研究者可以通过查阅文献或是在网上查找相关模板，然后根据本次课题的临床观察指标进一步修改制定 CRF 初稿。CRF 的最终确立还需要先做部分预实验验证 CRF 的可行性，进而对 CRF 进行修改，以确定最终的 CRF。

（3）伦理方案设计后，根据医院伦理委员要求准备具体文件，备齐材料后上交伦理委员会审理即可。如果涉及超适应证用药，则需在医院药物临床试验质量管理规范（GCP）中心先进行项目立项，这需要阅读大量的文献来支持拟进行试验的合理性和可行性。在伦理申请受批之后的工作就是对临床试验进行注册。可以选择在中国临床试验注册中心（www.chictr.org.cn）进行注册。

---

[1] 孙振球，徐勇勇. 医学统计学［M］. 4 版. 北京：人民卫生出版社，2014.
[2] 王吉耀. 1998. 临床科研设计的要点［J］. 华人消化杂志，（10）：93-94.

（4）样本的收集：在可能的情况下，临床试验会收集患者的组织或血液标本。根据后续检测项目，需要通过查阅文献或是咨询有经验人士制定样本采集和保存方法，具体见第四章。

（二）临床科研设计具体步骤

（1）选题与立题：选题可以源于招标范围、实际遇到的问题、已有课题的延伸、国内外文献的空白点、旧题发挥、学科交叉点、直觉和意外。立题基本程序：提出问题→文献检索与调研→建立假说→确立选题。

1）提出问题："问题是科研的驱动力"。临床医学是一种实用性的研究，在临床实践过程中，只有不断地发现问题进而探索实践，最终才能解决问题，所以"问题"是临床科研的敲门砖。临床诊治过程中，应结合实际情况逐步筛选适当的立题研究。王家良教授提出了选题与立题的筛选步骤，见图3-40。

2）文献评价："文献检索是科研的基石"。查阅文献以了解临床问题的研究现状以及亟待解决的问题，初步确定拟立课题的科学性、创新性和可行性。要从海量的医学刊物和数据库中快速、有效地查询相关问题的研究文献，应该明确临床问题，查寻专业数据库（如 MEDLINE、Embase、Cochrane 图书馆、Ovid、中国生物医学文献数据库 CBM、中文生物医学期刊数据库 CMCC、中国知网 CNKI 等）。按照图3-41所示策略进行检索。具体检索方法见第二章。

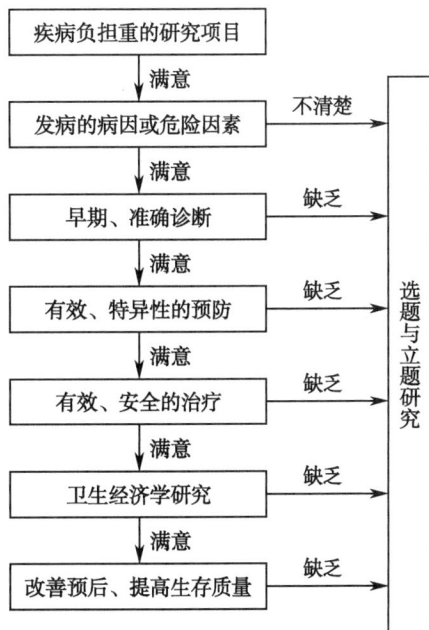

图3-40 选题与立题的筛选步骤

3）科学立项及评价：根据评价检索后的研究证据，回答拟立课题的部分问题并找出亟待解决的问题作为立题研究。评价立题研究可以了解课题的意义和价值，研究课题是否属于影响人民健康的重要问题？课题目的与科学假设要解决的问题是否确切？是否具有科学性、创新性、可行性？预期结果如何？是否符合伦理和医德？

（2）临床科研设计

1）临床科研设计的基本原则：主要有随机化原则、设立对照原则、盲法原则、组间主要基线可比性原则。

随机化主要有随机抽样和随机分组两种形式。随机抽样，即从符合纳入标准的目标人群中随机抽取一定数量作为研究对象，以反映目标人群的总体情况。随机分组是将随机抽取的样本或连续的非随机抽样的样本按随机方法进行分组，使所有研究对象有相同机会进入各组接受相应的处理。临床采用的随机方法多为简单随机法（随机数字表）和电子计算机随机分配法（Excel、SPSS 等）。设立对照可以按临床研究设计方案分为同期随机对照、前后对照、交叉对照、配对对照、非随机对照、历史对

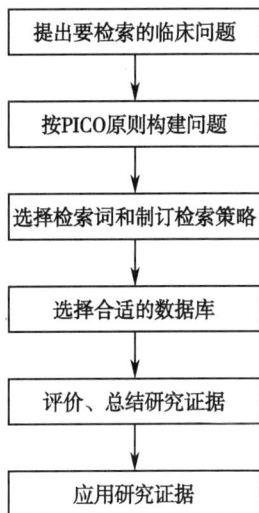

图3-41 医学文献检索策略

照；按干预措施的性质分为安慰剂对照、有效对照。

单盲法可以使研究者、观察执行者不受主观意愿左右，保障研究结果真实可靠。单盲是只有受试者处于盲态，既不知道自己归属何组也不知道自己用何药，这样便于研究者及时应对处理，特别是可预知的不良反应，但容易因研究者过多关注而产生测量性偏倚。双盲是研究执行者和受试者均处盲态。双盲要求科学严谨的管理和可行的操作方法，试验药和对照药保持外观一致、用法一致，执行中应编号以防混淆，如有严重的药物不良反应则应"破盲"。三盲是在双盲的基础上，加上实验数据处理人员和资料统计人员及评价者均处盲态的另一种盲法。

组间基线可比性要求影响实验结果的临床特点的基本情况相对一致。数百例以上的临床试验不一定基线可比，必要时可以分层分析。

2）临床科研设计的基本要素

①研究对象：根据研究目的选择对象，严格遵守纳入和排除标准，控制影响因素。注意不要混淆纳入标准和排除标准。纳入标准是指从符合诊断标准的复杂的群体中，选择相对单一临床特点的对象进行研究，这个标准是个简单清单，例如纳入患者的年龄、性别的要求，有关疾病的特殊情况、分类。排除标准是在纳入标准的范围之内将不符合实验要求的病例排除（如伴有严重并发症的患者），已经在纳入标准之外的，在排除标准中就不要加以赘述[1]。

②处理因素：区分处理因素和非处理因素。因素标准化，包括处理因素的水平和测量。

③效应指标：分为主要指标和次要指标，主要指标要与研究目的相一致。

④样本量估算：采用经验法和公式计算法，或查阅文献进行参考。

⑤研究类型的选择：在开展临床课题研究时非常重要，具体选择参见图3-42、表3-6。

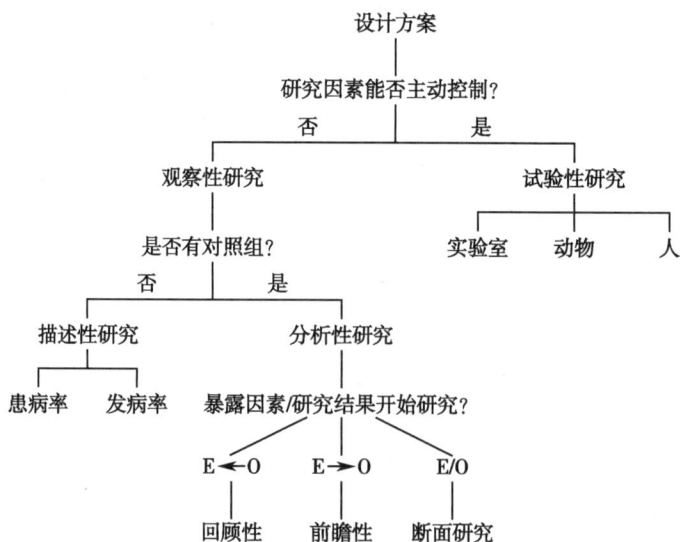

图3-42 研究类型的选择（1）
E. 暴露因素；O. 研究结果

---

1 毕京峰，段俊国，刘曾敏. 临床科研设计方案中易被忽视的错误辨析[J]. 时珍国医国药，2008，19（5）：1285-1286.

表 3-6 研究类型的选择（2）

论证方案分级	特点	方案
一级	偏倚因素及研究措施可以主动控制，同期对照实验开始无研究结果	随机对照、半随机对照、交叉对照
二级	偏倚因素及研究措施不能控制，没有对照实验开始无研究结果	队列研究、前后对照研究
三级	偏倚因素及研究措施不能控制，可有对照实验开始有结果	病例-对照研究、横断面调查
四级	偏倚因素较多，无对照	叙述性研究、专家评述

（三）临床科研计划书

临床科研计划书需要提供研究背景、理念、目的、研究人群、干预措施、方法、统计分析、伦理学考虑、传播计划、研究的行政管理等内容，为伦理学批准到试验结果传播过程中对试验科学性和伦理学严谨性的评价提供依据。计划书经常会在研究过程中修改。试验的研究者和赞助者对于已经批准的方案应该严格遵循。对于最新版本中研究方案的修改也要记录在案。重要的方案修改应该向机构评议委员会（IRB）和试验注册机构汇报，也要在试验的报告中描述[1]。临床科研计划书应该包括以下条目，见表3-7。

表 3-7 SPIRIT 2013 条目清单：临床试验方案及相关文件发表条目建议

条目	编号	描述
试验管理信息		
题目	1	题目应描述该研究的设计、人群、干预措施，如果适用，也要列出题目的缩写
试验注册	2a	试验的标识符和注册名称。如果尚未注册，写明将注册机构的名称
	2b	WHO临床试验注册数据包括的所有数据集
试验方案的版本	3	日期和版本标识符
基金	4	基金的财政、物质和其他支持的来源和种类
角色和责任	5a	方案贡献者的名称、附属机构和角色
	5b	试验赞助者名称和联系方式
	5c	如果有试验资助者和赞助者，其在研究设计、收集、管理、分析及诠释资料、报告撰写、出版等环节的角色，以及谁有最终决策权
	5d	试验协调中心、指导委员会、终点判定委员会、数据管理团队和其他监督试验的个人或团队的组成及各自的职责
引言		
背景和理念	6a	描述研究问题，说明进行试验的理由，包括对相关研究（已发表与未发表）中每个干预措施的有效性及不良反应的总结
	6b	对照组选择的解释
目的	7	特定的目的或者假说
实验设计	8	试验设计的描述，包括试验种类（如平行组、交叉、析因及单一组），分配比例及研究框架（如优劣性、等效性、非优劣性、探索性）

---

[1] 钟丽丹，郑颂华，吴泰相，等. 2014. SPIRIT 2013 声明：定义临床研究方案的标准条目[J]. 中国中西医结合杂志，（1）：115-122.

条目	编号	描述
方法		
受试者、干预措施、结局指标		
研究设计	9	研究设计的描述、资料收集的国家名单、如何获得研究地点的信息数据
合格标准	10	受试者的纳入、排除标准，如适用，行使干预措施的研究中心和个人的合格标准（如外科医生）
干预措施	11a	每组的干预措施，有足够的细节可以重复，包括怎样及何时给予干预措施
	11b	终止或修改已分配给受试者干预措施的标准（如由于危害或受试者要求或病情的改善/恶化等而改变药物的剂量）
	11c	提高干预方案依从性的策略，以及其他监督依从性的措施（如药物片剂的归还、实验室的检查等）
	11d	在试验期间允许或禁止使用的相关护理和干预措施
结局指标	12	主要、次要和其他结局指标，包括特定的测量变量（如收缩压），量化分析（如基线开始的改变、最终值、至终点事件发生的时间等），整合数据的方式（如中位数、比例）及每个结局指标的时间点。强烈推荐解释所选有效或危害结局指标与临床的相关性
受试者时间表	13	招募、干预措施（包括预备期和洗脱期）、评估和访问受试者的时间表。强烈建议使用示意图
样本量	14	预计达到研究目标而需要的受试者数量以及计算方法，包括任何临床和统计假设
招募	15	为达到足够目的样本量而采取的招募受试者策略干预措施的分配方法（针对对照试验）
分配序列产生	16a	产生序列分配的方法（如计算机产生随机数字）及分层法中任何需考虑的因素。为了减少随机序列的可预测性，任何预设的限定细则（如区组法）应以附件的形式提供，而试验招募者或干预措施分配者均不应获得这些数据
分配隐藏机制	16b	用于执行分配序列的机制（如中央电话、按顺序编码、密封不透光的信封），描述干预措施分配之前的任何为隐藏序号所采取的步骤
分配实施	16c	谁产生分配序号，谁招募受试者，谁给受试者分配干预措施
盲法	17a	分配干预措施后对谁设盲（如受试者、医护提供者、结局评估者、数据分析者）以及如何实施盲法
	17b	如果实施了盲法，在怎样的情况下可以揭盲，以及在试验过程中揭示受试者已分配的干预措施的程序数据收集、管理和分析方法
数据收集方法	18a	评估和收集结局指标、基线和其他试验数据的方案，包括任何提高数据质量的相关措施（如重复测量法、数据评估者的培训），以及研究工具（如问卷、化验室检测）可靠性和准确性的描述。如数据收集表没有在研究方案中列出，应指明可以找到其内容的信息数据
	18b	提高受试者参与性和完成随访的方案，包括退出或更改治疗方案的受试者需收集的结果数据
数据管理	19	录入、编码、保密及储存的方案，包括任何用来提高数据质量的相关措施（如双重录入、资料值的范围检查）。如数据管理的具体程序没有在研究方案中列出，应指明可以找到其内容的信息数据

条目	编号	描述
统计方法	20a	分析主要和次要结局指标的统计方法。如统计分析方案没有具体程序，应指明可以找到其内容的信息数据
	20b	任何附加分析的方法（如亚组分析和校正分析）
	20c	统计分析未依从研究方案的人群定义（如按照随机化分析）和其他统计方法用来处理丢失数据（如多重插补）
监控方法		
资料监控	21a	数据监控委员会的组成，简介其角色和汇报架构；表述其是否独立于赞助者和存在利益冲突，如具体的章程没有在研究方案中列出，应指明可以找到其内容的信息数据。反之，如不设数据监控委员会亦需解释其原因
	21b	描述中期分析和／或停止分析的指引，包括谁（可以）将取得这些中期分析的结果及中止试验的最终决定权
危害	22	有关干预措施或试验过程中出现任何不良事件和其他非预期反应的收集、评估、报告和处理方案
审核	23	审核试验实施的频率和措施，以及这种审核是否会独立于研究者和赞助者
伦理与传播		
研究伦理的批准	24	寻求研究伦理委员会／机构审查委员会（REC/IRB）批准的计划
研究方案的修改	25	向相关人员（如研究者、REC/IRB、试验受试者、试验注册机构、期刊、协调者）沟通重要研究方案修改（如纳入标准，结局指标，数据分析等）的计划
知情同意	26a	谁将从潜在的受试者或监护人获得知情同意以及如何取得（参见第32项）
	26b	如需收集和使用受试者的数据和生物标本作其他附属机构研究，应加入额外同意条文
保密	27	为了保密，在试验前、进行中及完成后如何收集、分享和保留潜在和已纳入的受试者的个人资料
利益申报	28	整个试验的主要负责人和各个研究点的主要负责人存在的财政和其他利益冲突
数据采集	29	谁可以取得试验最终数据库的说明；以及限制研究者取得试验最终资料的合同协议的披露
附属及试验后	30	如果有的话，应加入附属及试验后的护理，以及对于参与试验而引起的危害进行赔偿的相应条款
传播政策	31a	试验者及赞助者将试验结果向受试者、医疗专业人员、公众和其他相关团体传递的计划（如通过发表、在结果数据库中报道或其他数据库分享的安排），包括任何发表限制
	31b	合格的著作权指引（使用任何专业作者的描述）及是否使用专业撰写人
	31c	如果适用，确保公众取得整个研究方案，以及受试者层面的数据集和统计编码的计划
附录		
知情同意材料	32	提供给受试者和监护人的同意书模板和其他相关文件
生物学标本	33	如临床试验或未来的附属试验需采集生物学标本进行基因或分子测试，其收集、实验室分析和储存的方案

（四）病例报告表的制订

病例报告表（CRF）是按试验方案所规定设计的一种文件，用以记录每一名受试者在试验过程中的数据，方便记录和计算机整理、分析，是今后申办者和临床研究人员唯一能够有权保留的试验数据资料。如果 CRF 设计不合理、填写混乱，各种数据无法统计就会影响资料完整准确和试验质量[1]。设计 CRF 应该遵循以下原则：

（1）完全遵循临床试验方案。如果方案做出修改，且其修改的内容影响到资料的记录，CRF 也要做相应的修改。

（2）全面完整，简明扼要。区分不必要的指标和必要指标需要根据方案的要求、疾病的特点、药物的特性和临床上的实际情况认真考虑，既不漏项也应避免设置过多的重复。

（3）易于理解，方便填写。格式和顺序编排要合理，符合医疗业务习惯和临床试验流程，便于研究人员填写。

（4）便于数据录入和统计分析。要尽量采用客观化、量化的问题，如"肌颤：无□，+ □，++ □，+++ □"。

（5）CRF 的几大部分内容，包括：首页；筛选期 / 基线情况；用药观察部分；疗效的测量及评价部分；合并用药表；不良事件；严重不良事件（SAE）；完成及提前终止试验表；签字确认页。

CRF 设计与前后的方案设计和数据库设计密切相关，同时必须有数据管理 / 生物统计学者的参与和配合，充分考虑 CRF 的数据录入、统计分析的需要。设计良好的 CRF 可提高研究人员填写 CRF 的质量，获得正确、有效的数据；提高统计分析的效率，减少错误的发生，关系到整个临床试验的成败。

经验体会：

（1）临床试验从一开始的想法，到后面的方案设计，再到实施，整个过程中会遇到很多困难。当遇到问题时要注意及时调整试验，可以通过请教有经验的专家，或是阅读文献寻求解决方案。

（2）在方案的设计及实施过程中，沟通非常重要。临床试验不像动物实验，研究者需要经常与人沟通，如需要同患者及其家属沟通以征求同意或了解病情的进展，需要同外科医生及护理人员沟通以了解疾病的情况，有时候还需要外科医生或护理人员帮忙。

（3）在进行药物研究时，先简单分组，设置对照组，参照文献的剂量证明药物的重要作用，并且做药物研究设计时一定要考虑到安全性、剂量、不良反应，有明确的细化指标及定义。

第八节　完善课题设计——查漏补缺

初步课题设计完成后，可以通过幻灯片制作及演讲进一步查漏补缺，帮助完善最终的设计方案，因此，清晰的幻灯片和演讲对课题设计的完善十分重要。

一、幻灯片制作

（一）内容要求

幻灯片内容大体包括：研究背景及临床意义，研究内容及实施方案，关键问题研究，研

---

[1] 万霞，杨红，刘建平. 2007. 临床试验中病例报告表的设计[J]. 中医杂志，（10）：885-887.

究策略及技术路线,研究可行性分析,实验准备和预算,实验预期结果版图设计,致谢。当然,幻灯片的制作除特殊需求外并无固定要求,常规制作建议:

(1)研究背景及临床意义:此部分根据文献总结所掌握的理论知识,按照一定逻辑关系用流程图展现。切忌大版文字,1~3张幻灯片,形式见图3-43。

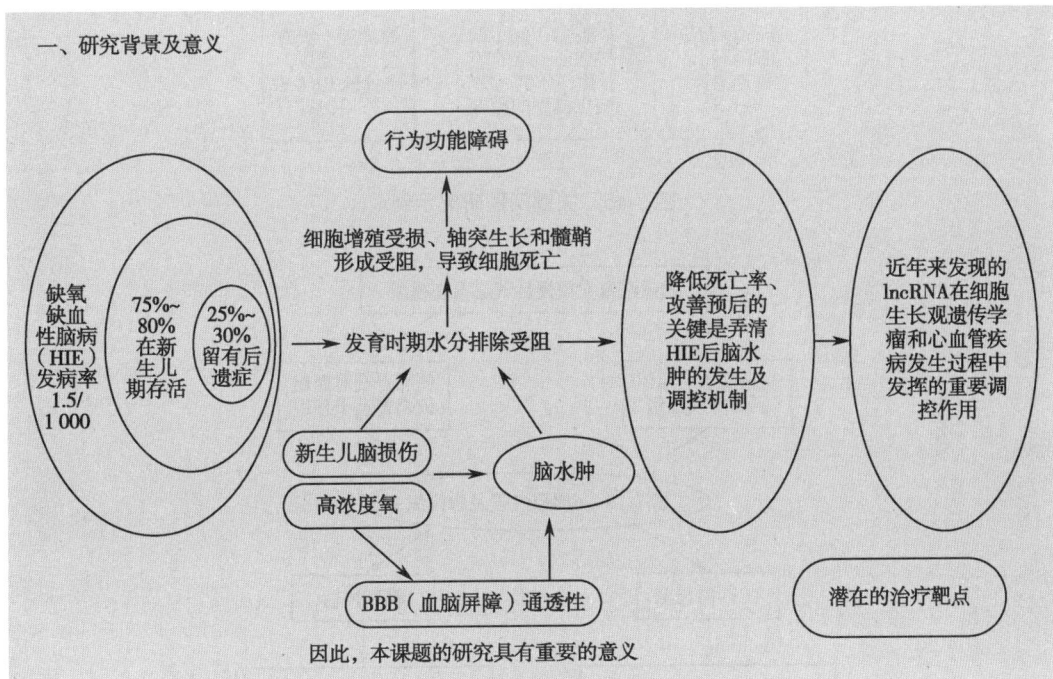

图3-43 研究背景及临床意义示例

(2)研究内容及实施方案1张幻灯片,见图3-44。

(3)关键问题研究1张幻灯片,见图3-45。

(4)研究策略及技术路线1张幻灯片。

例一:简约版,见图3-46。

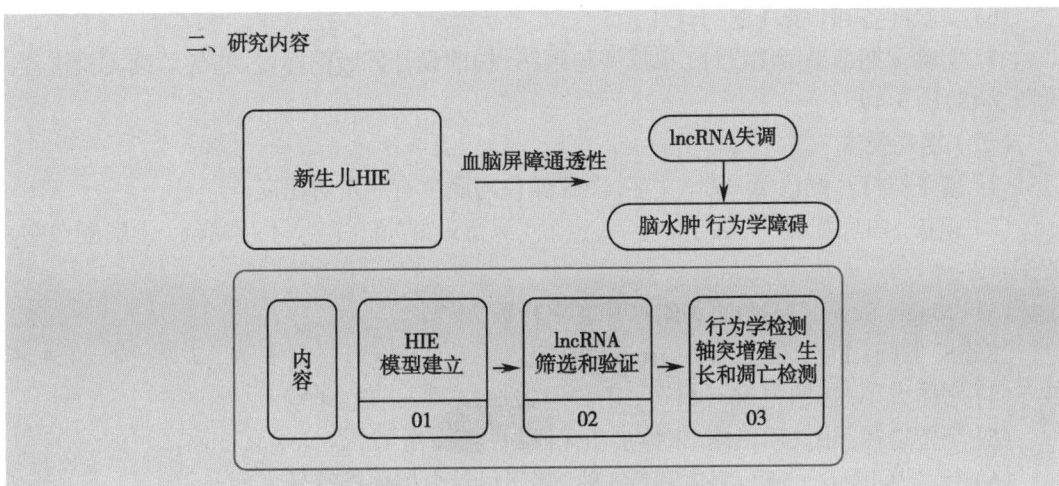

图3-44 研究内容及实施方案示例

三、关键问题研究

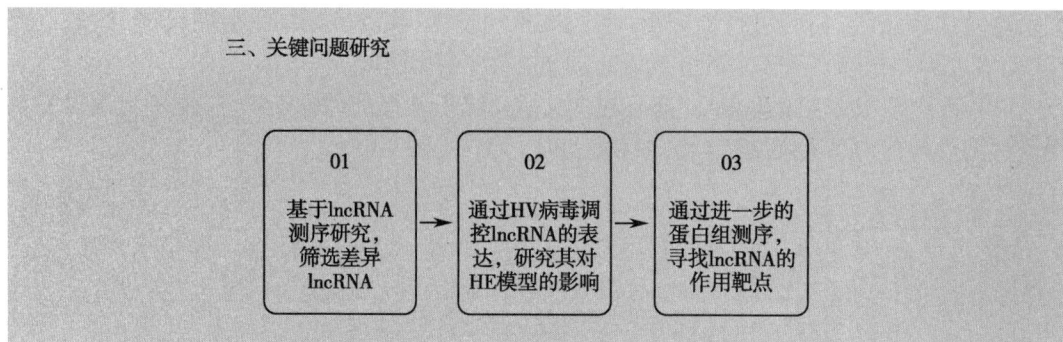

图 3-45　关键问题研究示例

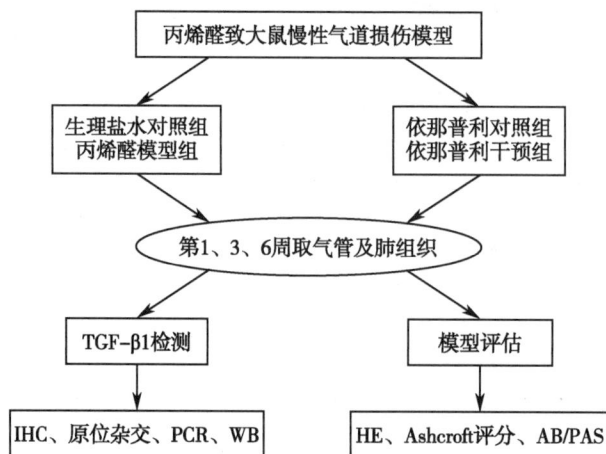

图 3-46　研究策略及技术路线示例（1）

例二：稍详细版，见图 3-47。

（5）研究可行性分析：主要从实验指导者、实验人员配备及相关经费和设备方面展现 1 张幻灯片。

（6）实验准备和预算 1 张幻灯片。

（7）实验预期结果版图设计：根据课题思路，提前设计好版图样式，指导后续实验进程，见图 3-48、图 3-49。

（二）格式要求

（1）整张幻灯片配色要一致，文字、图片颜色与底色有一定对比度。

（2）模板：白底配黑字、红字、蓝字；蓝底（深蓝最好）配白字，不用暗红；黑底配白字、蓝字。

（3）"Magic Seven"原则：1 张幻灯片文字行数 7±2。

"KISS"原则：1 张幻灯片能在 1min 内看完。

（4）字体大小：标题为 36～44 号；正文为 22～34 号，一般 24 号。

（5）字体选择：中文用黑体、宋体加粗无倾斜；英文用 Times New Roman。

（6）行、段间距 6～7 磅，字体颜色 3 种，字间尽量少用标点符号。

（7）文不如表，表不如图。

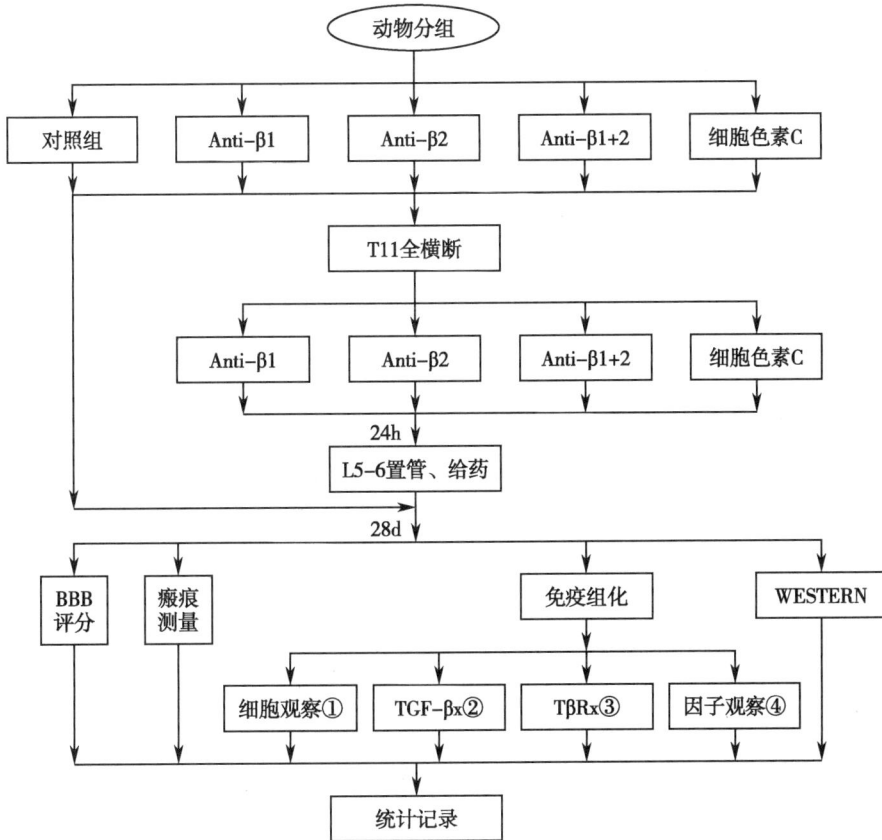

图 3-47 研究策略及技术路线示例（2）

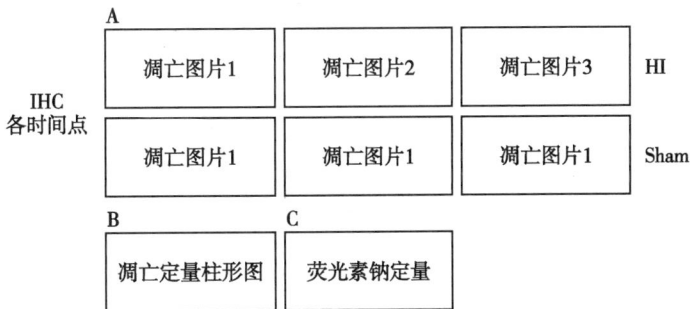

图 3-48 预期结果版面设计（1）

（8）自做模板要求：1 张幻灯片背景应简单，颜色较暗时文字用亮色调（白，黄）。

（9）动画：忌用爆炸类刺激动画，常用放大、伸展、百叶窗。

（10）总的原则：字体 3 种，色系 3 种，动画效果 3 种。

（11）幻灯片"秘籍真言"：尽量用 1 种字体；有逻辑性；无错别字；可选择 3 种字体颜色；数据能用图展现，就尽量不用表，能用表展现，就尽量不用字；可以安装幻灯片美化大师软件辅助制作。

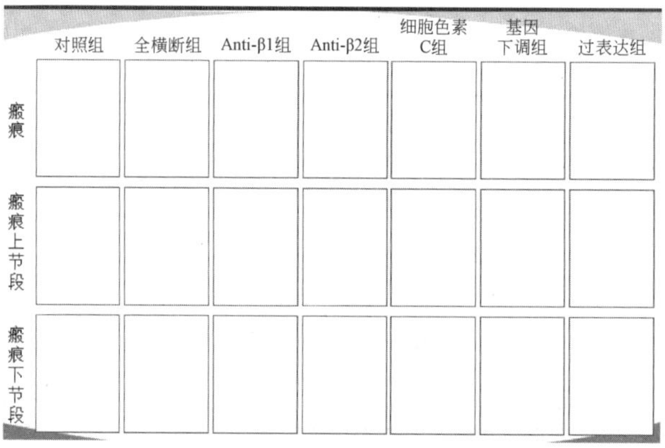

图 3-49　预期结果版面设计（2）

二、演讲

幻灯片演讲需要具备两点要求，第一点是熟悉演讲内容，遵循演讲注意事项，第二点就是充满激情与信心。

正式演讲注意事项：

（1）熟悉讲稿，按规定时间完成，切记不能念幻灯片，不能超时或过短。

（2）强调关键词，弱化非关键词，注意语调、语速的变化，并注意在重要内容的前后停顿。

（3）面部表情：准确、灵敏。姿势：站立，头直立，两脚分开、站稳，精神饱满，自然。手势：使情感形象化、具体化，绽放激情。

（4）服饰：整洁大方、庄重朴素，避免过于华美、随便。

（5）禁止：东摇西晃，矫揉造作，惊慌不安，两脚交叉站立，手臂交叉又分开，放背后，不时解开衣服纽扣，演讲的时候一直盯着一个地方。

（6）整个过程注意逻辑，稳重，坚定，简单明了。

第九节　课题设计经验分享

一、老基因特殊研究思路

经典研究思路评估点为：

（1）创新性：建议把创新性放基因上。

（2）课题设计的完整性：分三方面——基因临床相关性、基因在体内外的功能、基因发挥功能的机制。

科研的灵魂是创新。如果某基因的临床相关性已经报道，但没有对其做功能实验，此时目标课题可做功能实验，创新性达到何种程度要看具体情况。如果这个基因的功能在之前的研究中都没报道过，那么进行功能实验研究依旧具有创新性。但如果是在肺癌中临床相关性已经报道，功能未报道，但在结直肠癌中报道了功能，在肺癌中的功能实验创新性也就很小了。如果有个基因，已有文章报道新血管生成研究，但未做疾病相关研究，此情况下目标课题如果能证明基因与疾病发生发展的关系，仍然具备创新性。因此，除了上述经典的研究思路外，"老"基因也可以按照特殊研究思路开展，文章范例如下：

该文章标题为"*Self-renewal as a therapeutic target in human colorectal cancer*"[1]。

这篇文章研究的基因是 *BMI-1*（引用形式与原文一致），做的肿瘤是结直肠癌。之前 *BMI-1* 在结直肠癌中已经确定为一个癌基因，是一个"老"基因。所以，研究该基因的临床相关性已不具有创新性。*BMI-1* 与循环免疫复合物（CIC）（文中是 cancer-initiating cells，即肿瘤干细胞）的关系，也有少量报道。但 BMI-1 在结直肠癌的 CIC 中是否发挥作用，之前未见报道（这方面具备创新性）。这篇文章不但把 *BMI-1* 作为结直肠癌 CIC 的药物靶点，并且还做了药物筛选，实验技术上也有特殊之处。具备了这些要素，最终使得该项研究成果能够在 *Nature Medicine* 发表。

文章具体思路如下（具体图解请参看原文）：

"Figure 1，BMI-1 knockdown impairs human colorectal cancer cell growth."

虽然已经报道 *BMI-1* 是癌基因，但是建议研究者一定要再次实验重复已经得出的结论，确保课题的完整性。最重要的是，证明实验体系所得的结论跟其他研究者是一致的。这样在体系中获得的新结论，其他研究者的认可度就会高。这篇文章的重复实验，与之前的研究不同。

Figure 1 的图 a、图 b 中做了敲减检测。除了第 1 个是细胞株外，其他 5 个都是临床样本的细胞，这就是本篇文章在实验设计方面的亮点——用临床样本做实验。在药物的领域中，用临床样本的细胞来做实验比用细胞株好。

图 c 中值得注意的是，实心的都是阴性对照，但几乎未变。实验组的对照就是除敲减片段不同外，其他都一致的阴性对照组，实验中很难做到该组检测观察指标不发生变化，实际数据主要是比较实验组和阴性对照组，而不管对照组是否发生了改变。当然，对照组的改变越小越好。此处是通过计数绿色荧光蛋白（GFP）荧光细胞数证明 BMI-1 敲减后肿瘤细胞的增殖受到了抑制。

图 d、图 e 中做的是动物实验。除做了细胞株外，还做了样本临床肿瘤细胞样本 1、2、4、5、6、7、8、9。前面敲减效率做了样本 1、2、3、10、11，细胞上做了样本 1、2、3。由于通过肿瘤样本培养细胞做实验非常难，所以此处样本并不完全一致是可以被接受的。

"Figure 2，Attenuated proliferation and increased apoptosis upon BMI-1-KD."

Figure 1 中做的功能实验是生长曲线。Figure 2 中做了 3 个实验，掺入 BrdU、Ki-67 和 caspase，是在细胞水平证明 BMI-1 存在功能。Figure 2 是重复了其他研究者的实验。

"Figure 3，BMI-1 knockdown reduces the frequency of self-renewing colorectal CICs."Figure 3 显示了 BMI-1 与 CIC 的关系。实验数据很明确，BMI-1 敲减后，CIC 降低。图 b 中给出了 CIC 计算的方式，是将稀释细胞接种于实验动物，以动物上长肿瘤的频率来计算，而不是通过分离细胞来计算。

图 c 显示了统计结果，BMI-1 敲减后 CIC 减少。图 e 是在图 b 的基础上进行了二次分离和接种。

---

[1] Kreso A，van Galen P，Pedley NM，et al. 2014. Self-renewal as a therapeutic target in human colorectal cancer[J]. Nat Med，20: 29-36.

Figure 1、Figure 2、Figure 3 证明了 BMI-1 与 CIC 相关，是个药物靶点。后面的实验是筛选药物。

"Figure 4，BMI-1 inhibitor reduces BMI-1 levels and is not overtly toxic."

BMI-1 inhibitor 是一个小分子化合物 PTC-209。注意，此处的药物筛选方式比较特别，是采用非翻译区（UTR）的方式，而不是启动子或直接的药物靶点和药物结合的方式。所以，PTC-209 对 BMI-1 的抑制是通过转录后调控，并不是直接的结合。

图 a 展示了 PTC-209 的结构。

图 b 显示在 HEK 293 细胞中检测了 PTC-209 对 BMI-1 的抑制，以及对细胞的毒性。其荧光结果提示 PTC-209 对 HEK293 细胞没有毒性，但可以很好地抑制 BMI-1。

图 c 显示在 HCT116 细胞中经过 PTC-209 处理后，下游基因的 Western blotting 反映了 BMI-1 蛋白减少。

图 d 是在 HT1080 细胞中检测了 PTC-209 对 BMI-1 的抑制及细胞毒性，用的是 ELISA 检测。

图 e 显示 PTC-209 对淋巴瘤细胞 U937，纤维肉瘤细胞 HT1080 有抑制作用，而对人外周血单核细胞 hPBMC 和人造血干细胞 hHSC 作用很小。作者用该实验说明如果 PTC-209 上临床，其副作用会很小。

总结前面 4 版图内容：BMI-1 敲减后，可以抑制肿瘤细胞的增殖。PTC-209 可以抑制细胞内源 BMI-1 的蛋白量，从而达到抑制肿瘤细胞增殖的效果。下一步即是机制中的回复实验，证明 PTC-209 对肿瘤细胞的抑制是通过调控 BMI-1 实现的。在 PTC-209 刺激的情况下，BMI-1 表达下降，故下一步做 BMI-1 的过表达，观察细胞行为是否回复。图 j～图 l 是在 PTC-209 刺激后，再进行 BMI-1 的过表达，发现细胞存活变多。

图 f～图 i 是做了 3 个样本，一个结直肠腺癌细胞株在 BMI-1 敲减和不敲减情况下，药物对肿瘤细胞的杀伤作用。BMI-1 敲减后，PTC-209 对肿瘤细胞的杀伤作用降低。但此处数据显示，加入药物，敲减 BMI-1 跟过表达一样，细胞存活增加了。文章中没有说清楚，PTC-209 对细胞的抑制是否需要 BMI-1 参与。

"Figure 5，BMI-1 inhibitor permanently reduces colorectal CICs."

此图显示：研究结果发现 PTC-209 可以抑制 CIC。

"Figure 6，Therapeutic targeting of the BMI-1-related self-renewal machinery."

此图展示利用动物实验探讨 PTC-209 临床使用的可能性。

总结：

（1）文章写作技巧：文章做的药物是 PTC-209，认为其可以抑制结直肠癌。药物靶点是 BMI-1，抑制机制是 PTC-209 通过抑制 BMI-1 从而抑制 CIC，进一步达到抑制肿瘤的目的。但因为没有对于 PTC-209 的细致分析，所以文章就按照基础研究的方式，先讨论 BMI-1 对 CIC 的作用，然后再引出药物，避开缺陷。

（2）老基因创新点：文章中，BMI-1 与肿瘤的关系没有创新性，作为癌基因属于老基因，但作为结直肠癌的 CIC 相关基因，BMI-1 是新基因，具有创新性。

二、西蓝花提取物萝卜硫素防癌——中药研究思路

为进一步巩固药物研究思路，分享两篇文章，主角都是西蓝花提取物萝卜硫素

（sulforaphane，SFN）。这两篇文章，虽然都是研究 SFN 杀伤肿瘤细胞，但课题的设计不同，可给中药研究提供思路。

第一篇，"*Sulforaphane inhibits thyroid cancer cell growth and invasiveness through the reactive oxygen species-dependent pathway*"[1]。从标题中可以看出，文章研究的药物为 SFN，疾病为甲状腺癌，检测指标为增殖和侵袭，基因为活性氧（ROS）依赖的信号通路分子。文章研究思路解析如下，所用图均引自原文：

"Figure 1：Proliferation-inhibitory of thyroid cancer cell lines and primary thyroid cancer cells by SFN"（图 3-50）。

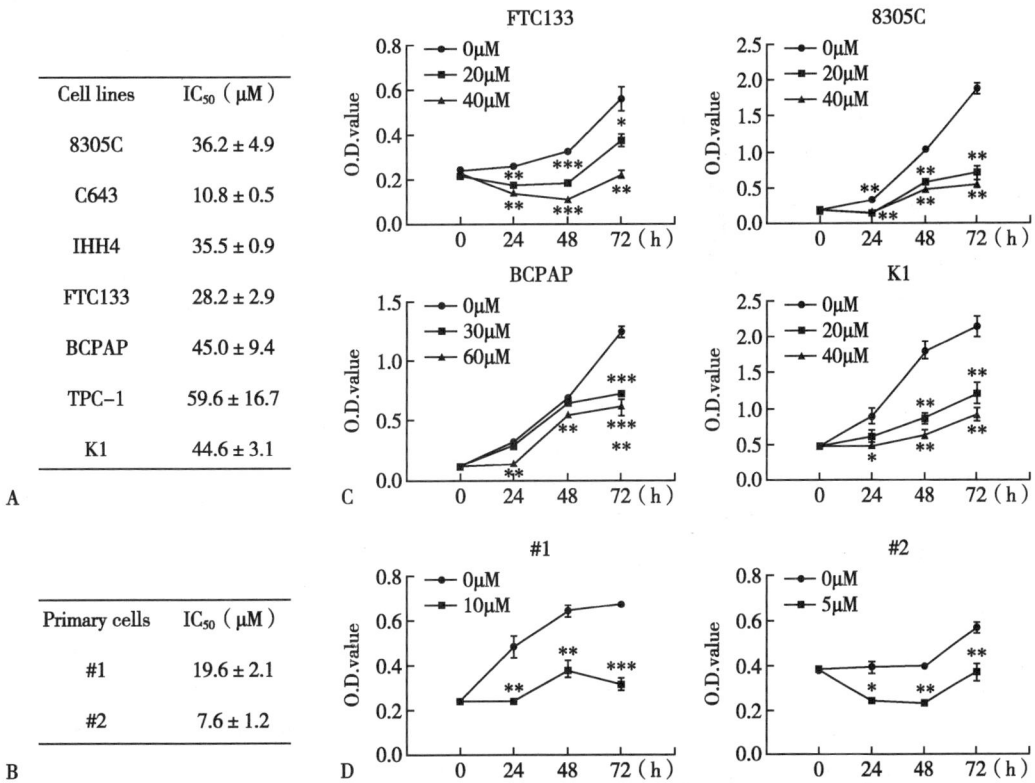

图 3-50　采用 MTT 检测 SFN 在甲状腺癌细胞株及原代细胞中的半抑制浓度

A 图是用甲状腺癌的细胞株做了 SFN 的 IC50 测定。B 图是用的原代肿瘤细胞检测 SFN 的 IC50。C 图做的是 MTT 检测不同浓度的 SFN 抑制增殖的实验。不同细胞中所用的 SFN 浓度不一定相同，但都能够看出 SFN 可以抑制甲状腺癌细胞的增殖。

"Figure 2：Induction of cell cycle arrest and apoptosis by SFN in thyroid cancer cells"（图 3-51）。

A 图显示流式检测周期。B 图显示采用 qPCR 检测几个细胞周期的标记分子。从数据可以看出，虽然 P 值有统计学差异，但大部分差异都不大。C 图显示流式检测细胞凋亡的数

---

[1]　Wang L，Tian Z，Yang Q，et al. 2015. Sulforaphane inhibits thyroid cancer cell growth and invasiveness through the reactive oxygen species-dependent pathway［J］. Oncotarget，6：25917-25931.

据。D 图显示检测几个细胞凋亡标记分子的数据。

结论为 SFN 可以影响甲状腺癌细胞的周期，促进甲状腺细胞的凋亡。周期实验中，流式检测做了 4 个细胞，周期的标记分子检测也做了 4 个。凋亡的流式检测中也是做了 4 细胞，但凋亡标记分子检测却只做了 2 个。

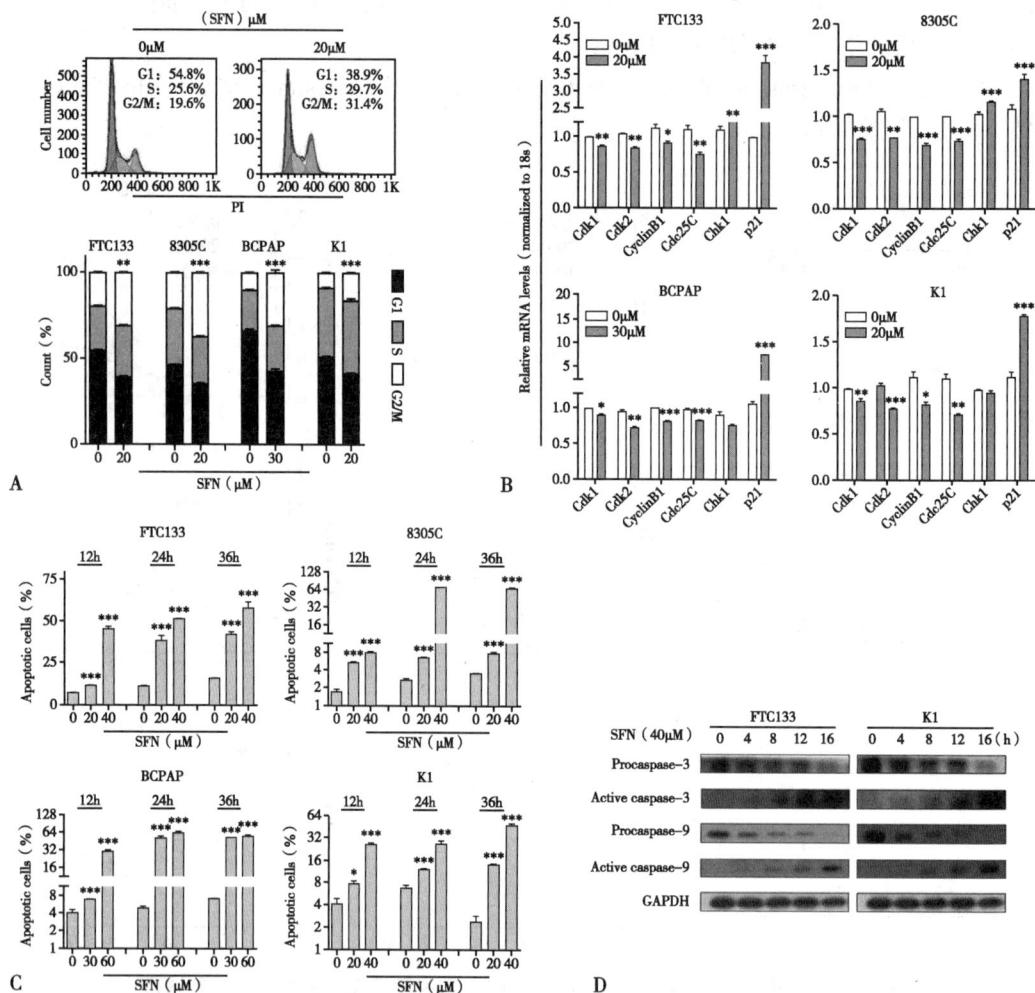

图 3-51　采用流式检测 SFN 对甲状腺癌细胞的周期和凋亡的影响

"Figure 3: Induction of ROS production and the loss of mitochondrial membrane potential（MMP）by SFN in thyroid cancer cells"（图 3-52）。

在其他肿瘤的研究中已经报道 SFN 可以产生 ROS，且影响线粒体的功能。因此这里在甲状腺癌细胞中检测了 SFN 对 ROS 和线粒体膜电位（MMP）的影响。

A 图为检测 ROS，用了 ROS 清除的试剂 NAC 来证明 SFN 抑制增殖是通过 ROS。

B 图在加入 NAC 的情况下做了 MTT 检测增殖改变。实验共分为 4 组，其中对照（control）组和 SFN 组其实是重复了图 3-50 中的 MTT 检测，是为了保证实验设计的逻辑性，但不能因为是重复就省略。另外，在 A 图统计中可看出，NAC 组和 NAC+SFN 联合组相比对照组是有差异的，但这两组在 MTT 增殖实验中与对照组没有差异。

C 图和 D 图展示的是 MMP 检测结果。其实 D 图 4 组中的对照组和 SFN 组与 C 图的也是重复的。不过，C 图做了梯度，说明的问题有所区别。

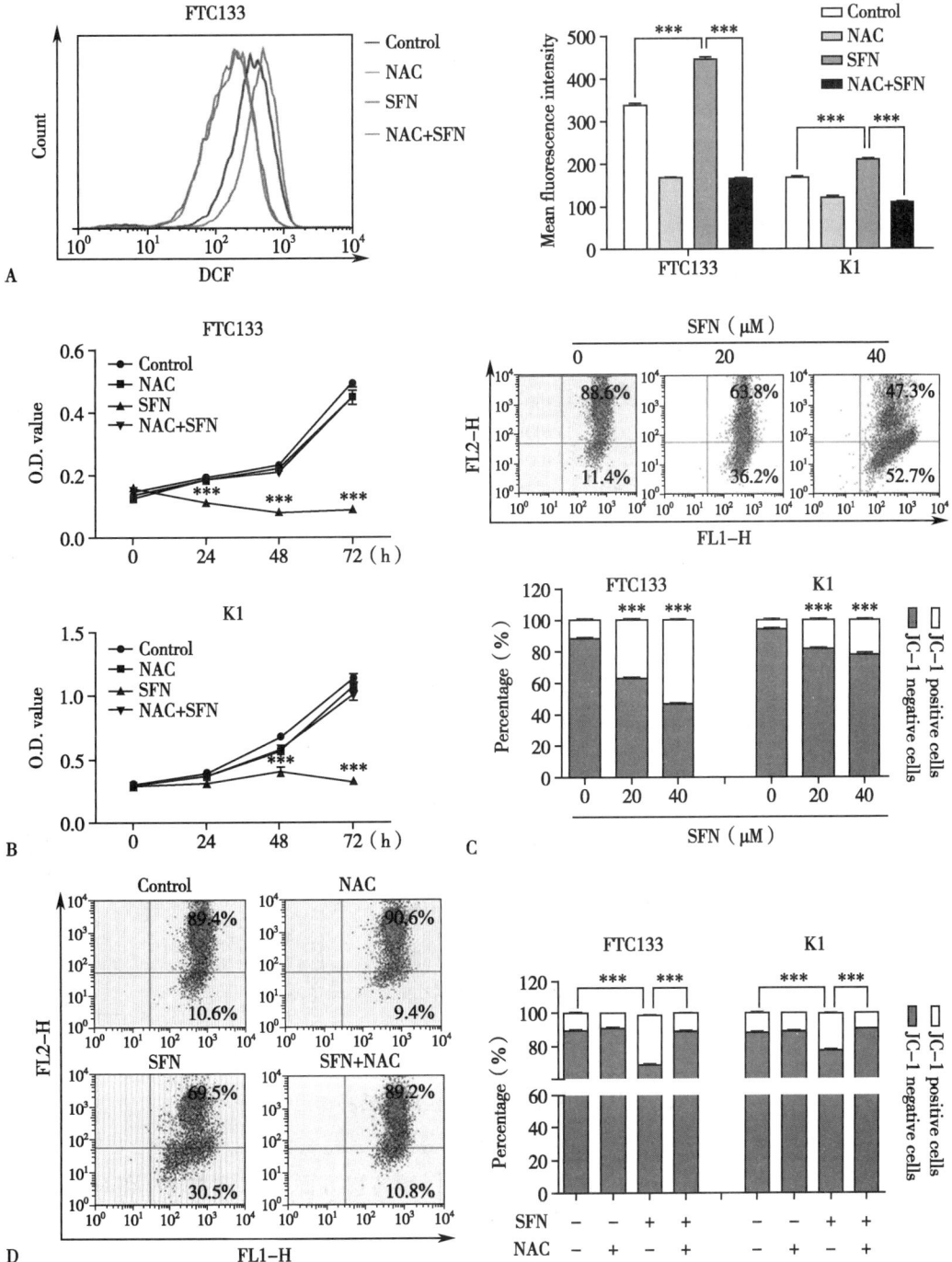

图 3-52　SFN 作用后活性氧及线粒体膜电位的检测

"Figure 4: Inhibition of thyroid cancer cell migration and invasion by SFN"（图 3-53）。

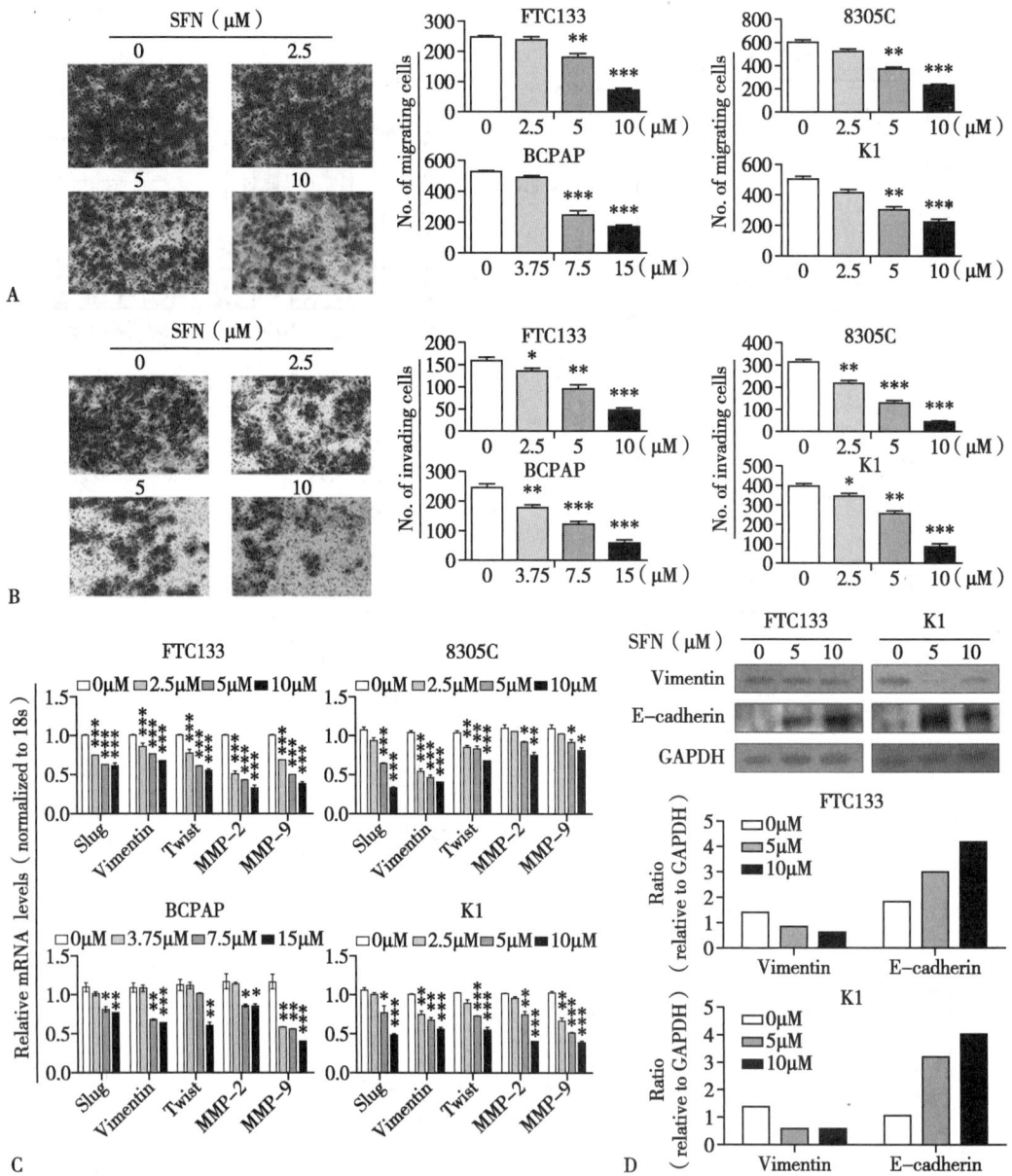

图 3-53 SFN 对甲状腺癌细胞侵袭及转移作用的检测

前面检测的是增殖凋亡方面，此处检测的是侵袭转移方面。A 图展现侵袭（transwell）实验。B 图展示细胞外基质（ECM）的侵袭实验。C 图显示采用 qPCR 做了和侵袭转移相关的 5 个标记分子。D 图显示采用 Western blotting 做了 2 个标记分子。此处注意：因为 qPCR 能做出来的，Western blotting 不一定能得出很漂亮的图。很可能就是本文 qPCR 做了 5 个且都有改变，但 Western blotting 却只做了 2 个的原因了。

"Figure 5：The effect of elimination of ROS by NAC on migration，invasion and E-cadherin expression"（图 3-54）。

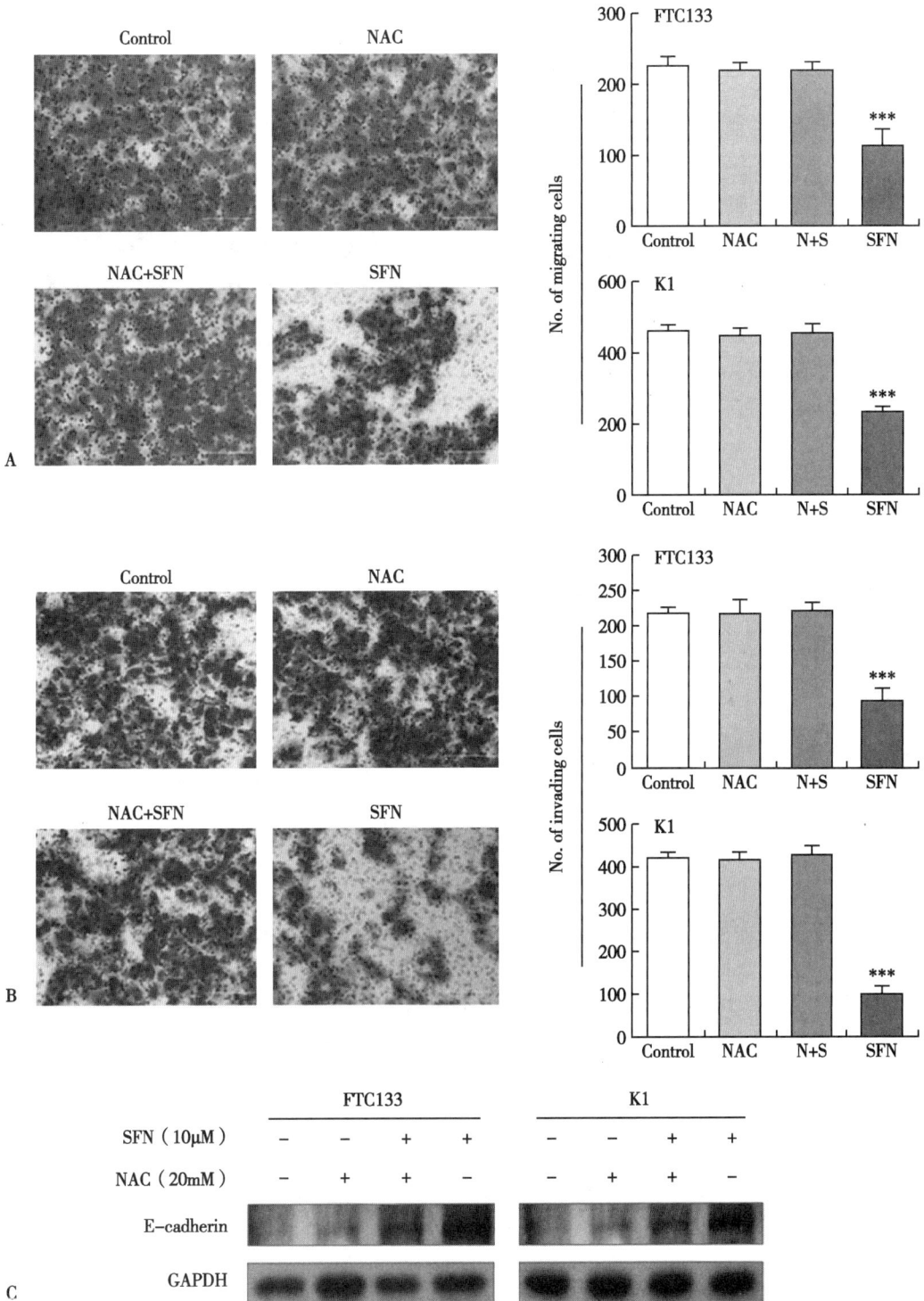

图 3-54　活性氧清除后对甲状腺癌细胞转移、侵袭及上皮细胞钙黏蛋白影响的检测

同样，作者进一步研究确定 SFN 是通过 ROS 影响甲状腺癌细胞的侵袭转移能力。

"Figure 6: Effect of SFN on the activities of major signaling pathways in thyroid cancer cells"（图 3-55）。

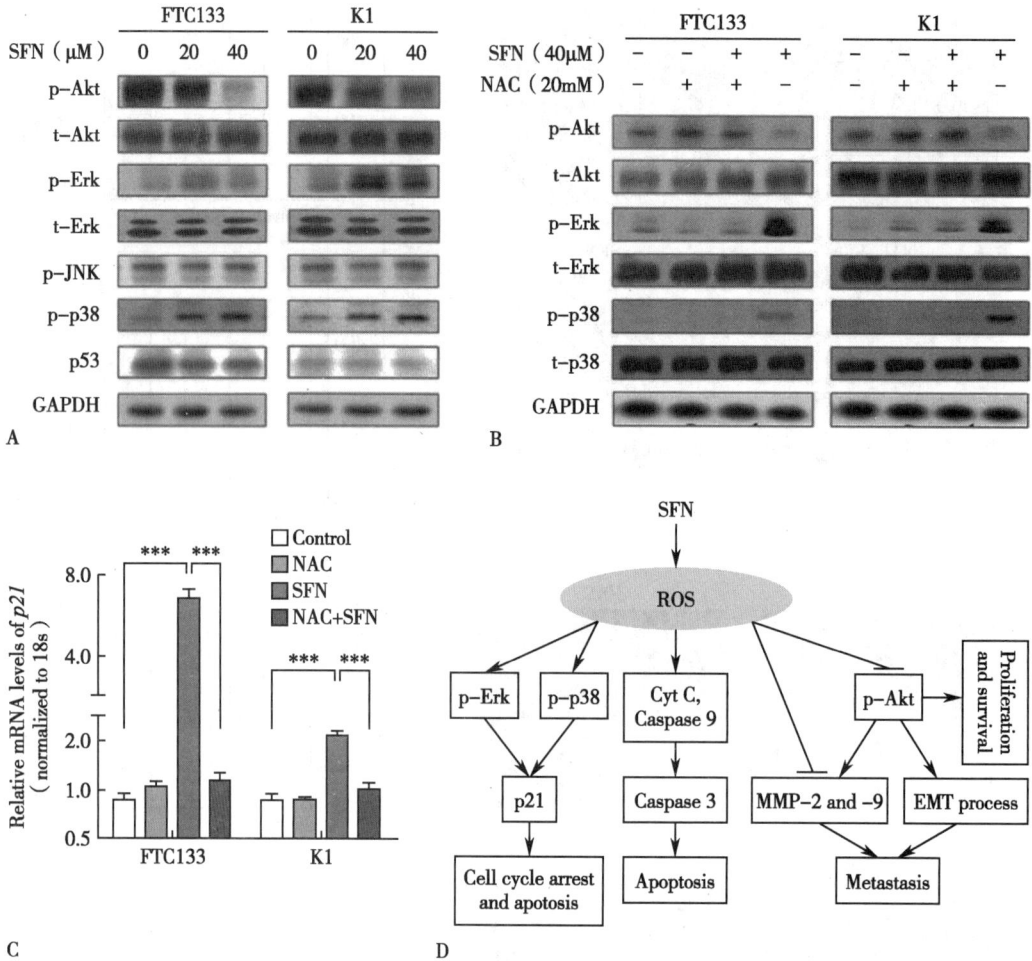

图 3-55　SFN 作用于甲状腺癌细胞后，主要信号通路活性的检测

从图中可以看出实验探索的为 ROS 的下游机制。因为 SFN 是通过 ROS 抑制甲状腺癌细胞的增殖转移和促进凋亡，其实这里的 ROS 可以看作非典型的功能基因或起效药物靶点。图 3-57 就是这个功能基因的下游机制信号通路分子的检测，图 D 很好地说明了这个意思。

"Figure 7: Inhibition of xenograft tumor growth by SFN"（图 3-56）。

文章最后做了动物实验，SFN 确实可以抑制裸鼠体内甲状腺癌瘤体的生长，裸鼠体重还没有变，证明无毒。不过需要注意，这里做实验用的 SFN 的量要远高于西蓝花里面的量。所以如果已经有了肿瘤，单吃西蓝花却不一定能够抑制肿瘤。它的解决办法也就是中药研究的基本思路——即研究天然植物里杀伤肿瘤的有效成分，然后将其提取出来，这样就更容易达到治疗所需的量。

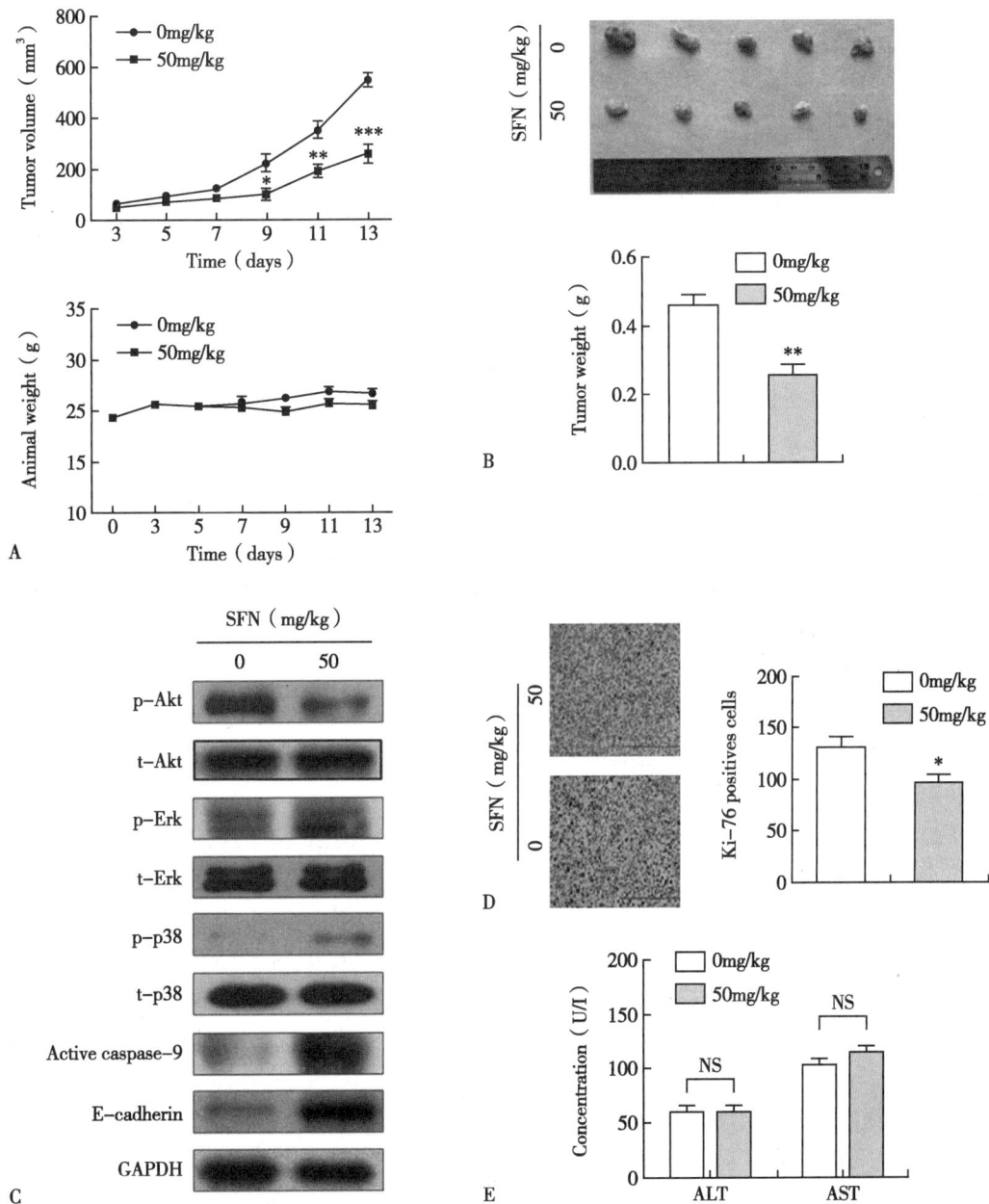

图 3-56 SFN 在裸鼠身上抑癌效果的检测

这篇文章的动物实验有个小缺陷,因为假设中是 SFN 通过 ROS 来杀伤肿瘤,但在动物研究中并没有做与 ROS 相关的实验,严格来说应该把 NAC 处理加上。而这种做法,其实可以认为是 ROS 本身对肿瘤的影响。如果 ROS 是疾病的功能基因,动物实验可以做 ROS 干预后的裸鼠成瘤实验,以说明 ROS 的改变确实可以影响肿瘤,从而避开药物在动物身上难以获得理想结果的不足。

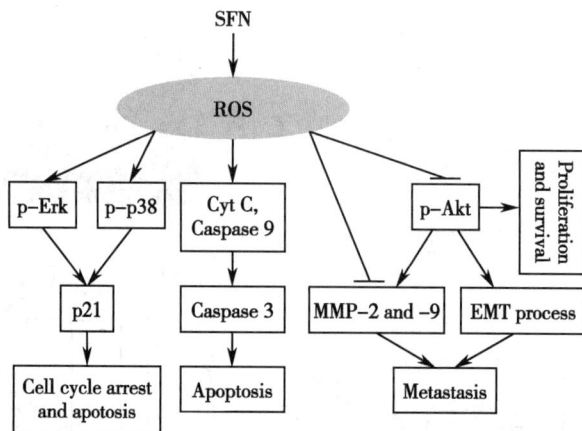

图 3-57 SFN 对活性氧及其下游分子的检测

本研究思路总结:

标题解析: *Sulforaphane inhibits thyroid cancer cell growth and invasiveness through the reactive oxygen species-dependent pathway*。药物是 SFN,疾病为甲状腺癌,检测指标为增殖和侵袭,基因为 ROS 依赖的信号通路分子。

思路解析总结:

(1) 药物细胞功能检测:在甲状腺癌细胞中检测药物 SFN 的 IC50,提出 SFN 可以杀伤甲状腺癌细胞。然后再补充细胞周期及凋亡检测实验,再次确证 SFN 可以杀伤甲状腺癌细胞。

(2) 药物发挥功能的机制探讨,寻找药物靶点:甲状腺癌细胞中加入 SFN 后发现 ROS 增多(药物与靶点的分子相关性检测),进一步验证 SFN 对甲状腺癌细胞的杀伤作用是否为上调 ROS,ROS 增多对细胞的杀伤作用是已知的,相当于"老基因",所以文章没有单独上调 ROS 来检测细胞功能,而是在 SFN 存在的情况下,加入 ROS 的清除剂 NAC。SFN 加入后 ROS 增多,再加入 NAC 清除 ROS,观察细胞表型是否回复,这个就是药物与靶点功能相关性检测中的功能回复实验。这里的 ROS 如果是个基因,就要用到 RNA 干扰或 Cas9 技术。

(3) 动物实验及药物靶点下游检测:前面两步的结论是重点,确保了课题的成功,第三部分用于提升课题,做了药物的动物实验和 ROS 的下游检测,见图 3-58。

这篇文章的"药物靶点"ROS 到底是不是基因,要留个疑问。但这篇文章的思路是药物研究的经典思路,可以参照研究步骤。

下一篇文章中 SFN 杀伤肿瘤不是通过 ROS,而是通过疾病功能基因。主要研究的是药物与药物靶点关系。

文章标题为"*Sulforaphane counteracts aggressiveness of pancreatic cancer driven by dysregulated Cx43-mediated gap junctionalinter cellular communication*"[1]。

文章研究的药物 SFN,疾病为胰腺癌,检测指标根据标题为"aggressiveness",具体为细

---

[1] Forster T,Rausch V,Zhang Y,et al. 2014. Sulforaphane counteracts aggressiveness of pancreatic cancer driven by dysregulated Cx43-mediated gap junctional intercellular communication[J]. Oncotarget. 5: 1621-1634.

胞间通信连接（GJIC），由 GJIC 导致的肿瘤细胞出现干细胞特性（干性），从而出现耐药，基因为 *Cx43*。文章思路如下，所用图引自原文。

文章中第一幅图提出 GJIC 跟肿瘤细胞的干性相关，实验原因是 GJIC 这个检测指标是这篇文章探讨药物是否有效、药物靶点基因是否正确的主要检测指标，耐药实验是 GJIC 的后续功能。对于 GJIC，也可以研究自噬、上皮细胞间质转型（EMT）等检测指标（见文章图 1）。

结论是低恶性的 BxPc-3 细胞 GJIC 通透性好。高恶性的 BxPc-3 GEM（耐药细胞）和 AsPC-1 细胞，GJIC 通透性差。图 B 为直观数据，图 C 为统计数据。

该图实验结果显示在恶性程度不同的这 3 株细胞 BxPc-3、BxPc-3 GEM 和 AsPC-1 细胞中，Cx43 在低恶性的 BxPc-3 细胞中高表达，而高恶性的 BxPc-3 GEM 和 AsPC-1 细胞中低表达。这里做的是功能基因与功能指标的分子相关性研究，并没有做功能验证。就如同某个基因与某肿瘤的相关性，在癌和癌旁中检测该基因的表达差异，只是表明该差异基因与肿瘤相关，但还需要做功能检测其是否促进或抑制肿瘤发生发展（见文章图 2）。

作者并没有提及如何找到 Cx43，本处也没有讲 Cx43 与药物 SFN 的关系。做中药的研究，实际上是先有药，后找到药物靶点。所以，在写文章的时候，可以学习这篇文章的思路，先写药物靶点的内容再讲药。

该图是在细胞水平说明 Cx43 与肿瘤细胞的干性相关，进一步在临床样本上做检测，以说明 Cx43 的临床相关性。胰腺导管腺癌的癌组织和癌旁组织进行的免疫组化检测表明，磷酸化的 Cx43 在癌组织中低表达（见文章图 3）。

肿瘤的恶性体现在，除了恶性增殖和耐药外，还有转移能力。在临床样本中检测了 Cx43 和上皮细胞钙黏蛋白（E-cadherin）的共表达情况。Cx43 在肿瘤中低表达时，E-cadherin 也低表达，见文章图 4（图中缺 A 标注）。

文章图 2～图 4 都是说明 Cx43 与肿瘤恶性存在相关性，但是否发挥功能是未知的。文章图 5 做了功能实验，干扰 Cx43 后，GJIC 通透性变差（图 B），耐药能力上升（图 C），克隆形成能力上升（图 D）。最后检测了多个信号通路分子的改变情况（图 E），相当于 Cx43 的下游机制检测。其中 E 图是利用抗体芯片进行检测。此处也可以利用 PathScan 检测，其对检测一个基因下游的经典信号分子，是很好的技术手段。

前面 5 幅图都没有提及药物。SFN（这篇文章简写成了 SF）加入细胞后 Cx43 上调表达（图 A），这里检测的是药物与药物靶点的分子相关性，同时发现 GJIC 增强（图 B、图 C）。图 D 显示的是发现 SFN 上调 Cx43 表达的能力可以被一些激酶的抑制剂所抑制，说明 SFN 上调 Cx43 中间需要经过这些激酶所在的信号通路。此处可以将 SFN 加入细胞中，利用表达谱芯片，检测 SFN 到 Cx43 其他更多的信号通路分子（见文章图 6）。

文章图 7 展示采用患者的组织，并从组织中分离肿瘤原代细胞后进行裸鼠成瘤，且进行了成球实验（图 B）。

在成球培养后获得的肿瘤干细胞中加入 SFN 后，发现 Cx43 上升、干性指标下降、凋亡指标上升（图 C）。这篇文章没有做 SFN 的细胞功能检测。

思路总结如下：

（1）先说明某表型与肿瘤恶性相关：GJIC 与肿瘤干细胞干性 CSC 相关。这里的 GJIC 可以做自噬、EMT、增殖、凋亡、耐药等检测。

（2）寻找相关基因：找到 Cx43 与 GJIC 相关。

（3）验证差异基因的功能：干扰 Cx43 后检测 GJIC 的改变以及对后续功能指标进行检测，证明 Cx43 的功能。

（4）验证药物与功能基因的关系：发现 SFN 可以上调 Cx43，从而增强 GJIC。

（5）药物功能实验：SFN 可以上调 Cx43，降低肿瘤干细胞干性，促进细胞凋亡。

在这篇文章的思路中，药物部分占比较少。对于在药物已经研究比较多的情况下寻找新的创新点来说，是个很好的参考，即寻找药物下游新的功能基因，药物与功能基因的关系是新的。

综合这两篇 SFN 研究的文章，此处提供一个药物研究的方案供研究者参考：

（1）药物功能检测：做药物研究时，药物必须有功能。如果是杀伤细胞的功能，研究方案跟第一篇文章一样，在细胞上做 IC50 检测，根据 IC50 确定该药物使用的浓度范围，进行浓度梯度的细胞功能检测。

（2）寻找药物下游基因：这个其实跟寻找疾病差异基因一样，用加药与不加药的细胞进行全基因组表达谱芯片筛选，找到加药后改变的基因。对于肿瘤研究而言，可以找加药后表达下降的基因（相当于找癌基因）。

（3）药物下游差异基因功能鉴定：差异基因不一定有功能，推荐的方案是做差异基因的高通量功能筛选，确保找到可以发挥功能的药物下游基因。

（4）功能基因验证：明确药物下游基因后，再进行该基因的细胞及动物模型的实验和下游机制检测，确证其功能，就如第二篇文章前五幅图。

此方案的关键在于第三步的功能筛选，在筛选到药物下游的功能基因后，药物方面的工作参照第一篇文章，基因方面的工作参照第二篇文章。

三、机制研究分享

此处举例分享一篇 *Nature* 文章，题为："*Interleukin receptor activates AMYD88-ARNO-ARF6 cascade to disrupt vascular stability*[1]"，其思路非常清晰，是很好的机制研究范文。

（一）文章背景

天然免疫发生时会产生细胞因子，这些细胞因子除了激活免疫细胞和募集免疫细胞外，还可以影响血管的通透性。

文章中研究的细胞因子是 IL-1，这个细胞因子激活免疫细胞和募集免疫细胞是通过已知的一条信号通路，即"IL-1，MYD88，NF-kB"。

文章提出问题："IL-1，MYD88，NF-kB"这条信号通路，对于血管的通透性是否也起到作用。

（二）实验方案

实验检测的功能是血管通透性。

（1）细胞表型检测：采用的是很经典的血管通透性实验，具体实验方法参考本文章全文。

（2）分子表型检测：做的是血管内皮 - 钙黏蛋白（VE-cadherin）检测，VE-cadherin 是血管内皮细胞间连接分子，这个分子的内吞会增加血管的通透性。

---

1 Zhu W，London N R，Gibson C C，et al. 2012. Interleukin receptor activates a MYD88-ARNO-ARF6 cascade to disrupt vascular stability[J]. Nature，492（7428）：252-255.

注意：做功能检测时，除了做细胞表型检测外，最好加上分子表型检测，以从两个水平来说明功能的改变。

（三）实验步骤

（1）说明 IL-1 影响血管通透性不是通过"白细胞介素 1（interleukin-1，IL-1），髓样分化因子 88（myeloid differentiation factor 88，MYD88），κ 基因结合核因子（nuclear factor-κ-gene binding，NF-κB）"这条在免疫中经典的信号通路。

在 IL-1 存在的情况下，加了很多"IL-1，MYD88，NF-κB"信号通路上的抑制剂，结果发现都不能抑制 IL-1 对血管通透性的调控。

注意：如果实验结果发现抑制剂是可以影响的，那么后续就必须做抑制剂靶分子的干扰。因为干扰是定点的（两条有效片段避免脱靶问题），抑制剂不能排除脱靶。

这一步研究者做了很多工作，在这条信号通路上，反复说明其没有参与 IL-1 对血管通透性的调控，值得后续的研究者学习。

（2）既然不是这条经典通路，作者进一步探讨了其他通路，这也是本篇文章的创新点所在。

作者对 ADP 核糖基化因子 6（ADP-ribosylation factor 6，ARF6）进行了功能机制相关的研究。ARF6 可以调控黏附相关蛋白的定位（之前已有报道），但它与 IL-1β 对血管通透性的调控是否有关系，则未见报道。

1）在人真皮微血管内皮细胞（HMVEC-D）中加入 IL-1，检测到 ARF6 的改变（ARF6 与 IL-1 血管通透性调控相关性研究数据属于非疾病研究中，基因与研究问题的相关性工作）。

2）在 HMVEC-D 中不加 IL-1，过表达 ARF6 组成激活型，发现了剂量相关性的血管通透性改变（功能实验，检测包括细胞表型和分子表型）。

3）关键实验部分，在 HMVEC-D 中加入 IL-1，同时干扰 ARF6，发现 IL-1 引起的通透性改变消失或者减弱——这是分子功能相关实验，是很重要的回复实验。

（3）机制：文章进一步发现了 ARF 核苷酸结合位点开启子（ARF nucleotide binding site opener，ARNO）。干扰 ARNO 的表型与干扰 ARF6 的表型一致。

最后是 ARNO 与 MYD88 的直接互作数据，论述了 ARNO 与 MYD88 的关系，从 IL-1 到 IL-1R 到 MYD88 已经报道，该研究往前推进了一步，到了 ARNO。动物实验进一步验证，可以详细查阅原文。

四、国家自然科学基金写作经验分享

课题评估

国家自然科学基金评阅主要包括以下几个方面。

（一）整体评估

（1）创新性：创新性是科研的灵魂。

（2）完整性：一个完整课题要有 4 个要素——疾病，基因，功能，机制。

这个阶段很快，但实际情况是不少申请者的项目在这里通不过。所以，这个事情在申请前一年的 7 月份就必须着手做。

经常出现的问题：

（1）选择的基因不具备创新性。

（2）功能太杂：功能需要聚焦，不能太杂。在功能上如何确定研究方向，参看本章第一节。

（3）机制不清晰：机制是最难的地方。项目中研究基因的机制，一定要有依据，不能硬套，生物信息学分析是个很好的办法。

（4）在疾病评估方面，所研究的疾病在国内外研究中必须是存在治疗缺陷，并且这个治疗缺陷值得国家自然科学基金资助去研究。还要注意除了值得资助外，还不能超出国家自然科学基金资助能力范围，资助经费和研究设计内容要匹配。

（二）立项依据评估

如果课题的创新性具备，要素组成也有，下一步就是开始进行具体工作。先看立项依据，这是课题思路的地方，非常重要。下面几点的排序不分先后，原则为上下逻辑。

（1）疾病描述：需要包括疾病的国内外研究现状、存在的问题。另外，此处一定要用数据来说明问题，不要说"发病率高"这样简单的文字描述，要给出具体数据，且每个论据都需要给出来源（科研的严谨性，其中之一就是引用数据的准确性和来源的可靠性）。另外，也不要写成综述。

（2）本项目组前期工作：前期工作，优先是跟本项目相关的工作，引出要做的基因。预实验数据一定是提示假设可能成立。

（3）基因介绍：基因介绍原则上是跟本项目相关且对本项目有用的该基因国内外研究现状。另外需注意，描述要准确。例如，"某基因在很多肿瘤中报道跟转移相关，但在膀胱癌中未见报道。"这种描述属于移植研究，创新性很小。解决方法是：说明该基因首次报道肿瘤的相关时间，报道了什么？有何缺陷？最近的肿瘤报道时候，报道了什么，有什么缺陷。在膀胱癌中是否存在相同功能，未见报道。

（4）机制介绍：机制如何确定是根据基因决定，需要明确提供相应机制用到这个基因上的依据。只要有依据，机制做目的基因的上游或是下游都可以，同时将机制的热点方向纳入考虑。需要注意的是，不推荐研究者设计交互作用及反馈环路之类的机制，因为这类工作基本属于专职科研类人员做的范畴，如果作为项目申请，很难把实验设计清楚，特别是临床单位研究者在申请项目时应尽量避开。

（5）其他细节：此处的其他细节，需要与研究内容联系起来，即本项目计划用到的细胞、实验技术、检测指标和方法，如果有特别的地方，需要在立项依据里进行介绍。介绍不是单独写，而是写在疾病国内外研究现状中，或者写在基因国内外研究现状中。

（6）根据国内外研究现状和前期数据，提出假设。

立项依据这部分工作，开始写作时可以将拟写内容一条一条的罗列出来，然后思考写这一条的理由，与本项目有何关系，每条之间是什么逻辑关系。这个工作就是在做课题的设计，需要多花时间查大量文献。计划需要有一个月的准备时间，甚至更多，根据申请人的具体情况而定。

当每一条都讨论清楚，上下逻辑通顺后，再考虑每一条的连接句。主要是表达研究思路、研究意义。这部分工作根据申请人对文字的把握和操控，计划一个月时间。在这个过程中根据情况调整前面的逻辑顺序。

（三）研究内容评估

研究内容评估参照本章第六节。为避免写作中出现雷同，需要注意以下几点：

（1）共 3 部分：顺序可以改变，也可以把 3 部分改成 4 部分、5 部分，都可以。但基本的 3 部分内容不能缺（相关性，功能研究，机制研究）。

（2）前期工作已经完成的预实验，在研究内容中也要写。同时，在立项依据部分，一定要指出预实验有什么不足。预实验不足的地方，就是研究内容中需要计划做的事情。

（3）细胞模型、动物模型、检测指标等一定要正确，且申请人具备能力开展。研究内容评估计划 1 个月时间。建议研究者多查阅文献，或者查试剂盒说明书。本书第四章会介绍相关实验技术。

五、国家自然科学基金中标要素

国家自然科学基金要中标有 3 个因素：科学性问题、非科学性问题、偶然性。

（一）科学性问题

科学性问题是做科研最重要的。包括如下：

（1）创新性：以临床课题为例，创新性基本上放在基因上。不中标的标书，创新性不足的原因其实有两个。一是基因真的比较"老"，创新性不行。二是，标书写复杂了，基因其实具备创新性，但标书描述误导专家，以为创新性放在其他地方，比如机制上。这个实际上属于非科学性问题。

（2）完整性：参照本章第六节课题设计思路基础篇与升级篇内容。值得注意的是，标书中实验设计一定不能出错。通过查阅高分文献和请教领域专家，确定模型和检测指标，确保不出错。研究内容可以不用详细，但研究方案需要尽可能详细，需要具体指出申请人打算通过什么实验，得出结论，或验证假设。

（3）机制：机制的深度，决定了课题的深度，也是提高基金水平的方法之一。在国家自然科学基金资助项目中，从 2011 年开始涉及下游信号通路，凋亡通路等。2014 年主要关注点为自噬，但是仅仅涉及信号通路，深度不够，需要根据信号通路或下游信号分子，落脚在机制的细分方向，如凋亡、EMT、甲基化、泛素化、乙酰化、自噬、代谢、mRNA 剪切调控等。在不同细分方向上，课题设计有所不同。对于目前还不是很清晰的研究，可以稍微设计简单点。但对于相对清晰的研究，课题设计就需要更深层次。比如研究凋亡，如果提出 A 基因抑制凋亡，就需要落脚在抑制什么凋亡通路，具体在哪个点上。

这些细分方向不绝对，有时会联用。比如，A 基因通过调控泛素化某基因，促进自噬，导致什么表型。原则就是回答"为什么"。为什么 A 基因可以在疾病中发挥这个功能。论述越充分，越可信。是否充分，是相对该细分领域现有的研究深度而言。

从课题设计本身来说，临床部和生命科学部的最大的区别在于，一方面是是否跟临床疾病相关，另一方面是现有细分方向上是否提出"新的东西"。

（二）非科学性问题

关于国家自然科学基金的非科学性问题有如下几个方面：

一是前期工作分两部分，一部分是体现科研能力，其实就是先前发表的文章。另一部分是本项目直接相关的预实验数据。

（1）体现科研能力：用文章来说明。注意描述中要让专家认可申请人完成本项目的能力。

（2）直接相关的预实验数据。

二是细分机制描述在立项依据里面，申请书中肯定要对细分机制的背景进行介绍。这里面需要把握个度，不能太少，让专家感觉不清楚，也不能太多。非科学性问题，立项依据切忌写成综述。多了，会误导专家，以为研究重点是在细分机制上，机制背景介绍太多，就会掩盖了真正的研究点。而机制上，临床口的不太容易提出好的创新点，那么专家可能会认为，创新性不够，或者研究内容设计深度不够。

三是立项依据构架原则是思路清晰，不误导专家。此处建议找其他领域的人看一下申请书，然后复述这个课题的中心思想和研究思路。如果复述出来的内容和写作预期想要达到的效果一致，就说明该标书基本合格了。

四是要考虑专家的思维方式。不同人对于科研问题的看法是多角度的，这里就会出现申请人和专家角度的碰撞。所以在撰写标书的时候尽量站在专家的角度思考。这就需要加强各方面能力，提高的方法就是多看看中过的标书，多借鉴好的标书来撰写基金，多思考专家所提意见，在撰写中做到思路清晰。

（三）偶然性

"尽人事，听天命"，做任何事情都有偶然性。比如，一个专家接到 10 份标书，拟通过 7 份，10 份标书质量都好，目标申请人这份排第 8，就无法通过。但如果还有 3 份标书质量非常差，目标申请人的标书质量排第 7，就能侥幸通过。虽说有这种可能，但还是不要有侥幸心理，一定要尽自己最大的努力做好课题设计，并撰写好标书。

最后，现在国家自然科学基金的返回评审意见都比较专业，说问题一针见血，有些专家提的建议正是原设计缺陷的地方，可以好好看看评审意见，并改进。

第四章

实验开展及数据分析

第一节 实 验 准 备

一、常规准备

在正式实验开展前，建议研究者先进行预实验，一方面是为了熟练实验操作和流程，另一方面是对正式实验方案进行评估以及查漏补缺。实验开展步骤如下：

（1）查阅信息，制定方案，包括：实验名称，人员安排、时间、地点，所需设备器材和试剂（标注上相应的厂家和货号），主要实验步骤，取材安排，结果表格设计，预期完成时间，数据分析方法和结果模拟图，实验注意事项等。结果表格用于实验过程中的数据记录，部分举例如表4-1。

表4-1　实验分组：动物模型制备及样本使用

分组	样本量	处理	后续检测
假手术组	2（1只HE染色，1只芯片检测）	切开不结扎，不缺氧	6h（4只，3只HE/IHC染色，1只芯片检测），24h（4只HE，IHC染色）取材
缺血缺氧组	7	缺血缺氧（hypoxia and ischemia（HI）1.5h	同上

实验结果记录整理表格，见表4-2。

表4-2　实验结果记录整理表格

编号	备注，性别（雄）	手术前体重（g）（休息后缺氧前）	HI后体重（g）（即刻+处死前）	HI-0hZ-L	HI-2hZ-L	HI-4hZ-L	HI-6hZ-L	HI-12hZ-L	HI-24hZ-L	手术开始时间—结束时间（温湿度上的时间）
1	HI-12-1	14.5 14.1	14.3 15.4	2 2 3	2 3 3	—	—	2 2 3	—	1：57—2：02
2	HI-12-2	13.6 13.4	13.2 14.9	3 3 3	2 3 3	—	—	2 2 2	—	2：12完
3	HI-12-3	13.9 14.0	13.4 14.3	3 2 3	2 3 3	—	—	3 3 2	—	2：12完

注：一处为略去的实验结果，HI：缺血缺氧

（2）实验前分组设计：实验中一定要设置对照组。以干扰 RNA 转染为例，相关实验设计分组为：正常组，转染试剂组，转染试剂＋随机乱码组，转染试剂＋RNA 干扰组。实验前仔细阅读产品说明书。

（3）落实样品外送检测：如果实验涉及样本送往公司做相关检测，研究者可以通过网上查询或者咨询其他实验者选择公司，最好联系比对 3 家以上。完善价格预算表、技术优势对比表、技术支撑平台、样本要求等，部分举例如图 4-1，供参考。

第一种：混样后的（3合1）						LNC芯片10个以上4200元/个，少于10个4500元/个，xx公司的更贵，LNC芯片至少5000元			
Sham		HI-6h		HI-12h		HI-24h	蛋白芯片(xx公司)　(2800元/个)	LNC芯片 (4200元/个)	皮质海马LNC芯片，其他蛋白芯片
1	1	1		1		1	11200	16800	16800
1		1		1		1	11200	16800	16800
1		1		1		1	11200	16800	11200
1		1		1		1	11200	16800	11200
1		1		1		1	11200	16800	11200
							56000	84000	67200

第二种：只做水肿明显时刻（HI-24h），LNC芯片保证生物系重复，蛋白芯片混样						
	Sham	HI-24h	海马LNC芯片，其他蛋白芯片	测序（9800元/个）		
Cortex		3	3	25200	58800	该方案最合适
Hippocampus	3	3	25200	58800	
Heart	1	1	5600	5600	
Lung	1	1	5600	5600	
Blood	1	1	5600	5600	

图 4-1　不同公司产品的对比

二、其他

（1）留取备用样品：实验标本不要一次性全部使用，以便及时找寻实验中遇到的问题。收集实验样本图片时，建议研究者将原始图片储存多种格式，如 TIFF、GIF、JPEG、DICOM、BMP、PGM 或 FITS。

（2）采集每一步证据：通过照相机或摄像机记录保存实验步骤、现象、结果等，及时做好实验原始记录。

（3）实验条件统一性：实验条件一旦确定，不能轻易更改，如新生鼠缺血缺氧模型的温度、恢复时间、缺氧浓度等。

（4）实验结果整理：每一阶段实验完成后，可以借鉴查阅文献总结的结果模式图，分析本实验的数据并作图。

部分图形示例如图 4-2、图 4-3。如果是通过芯片筛查等找出与疾病相关的分子，可以按差异表达倍数进行筛选，总结出已报道、已知功能及未详细报道的相关分子等，见图 4-4。

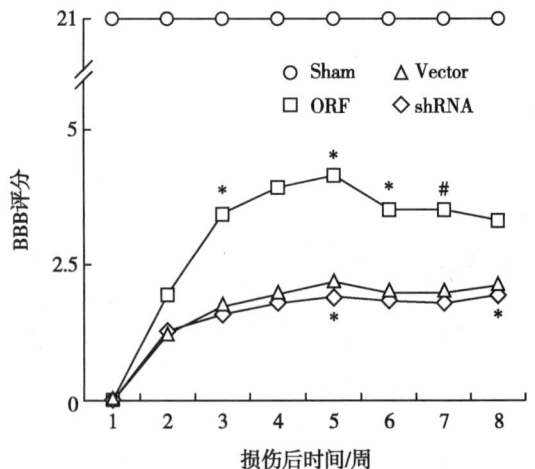

图 4-2　行为学评分图（ *，# 代表同时间点对应组比 $P<0.05$ ）

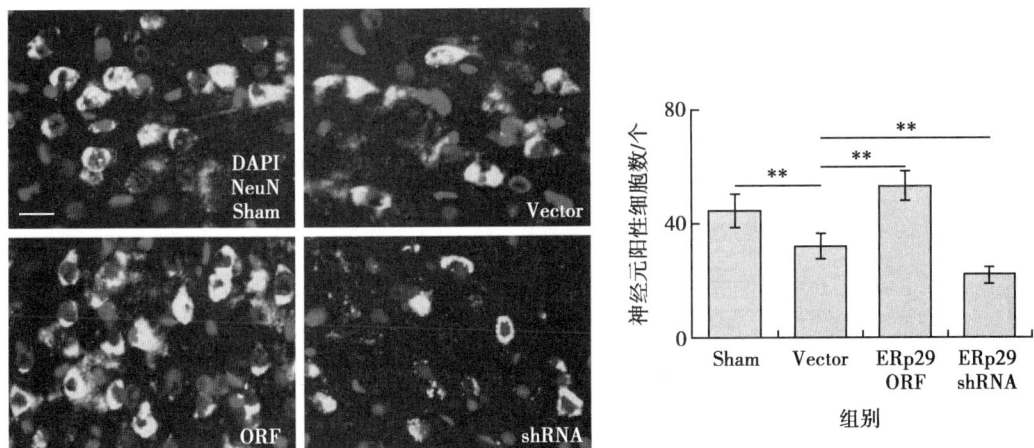

图 4-3 免疫荧光定性定量图(**,代表组间比较 $P<0.05$)

（5）每阶段实验结束后，应及时完成相关实验结果的中英文文字描述。

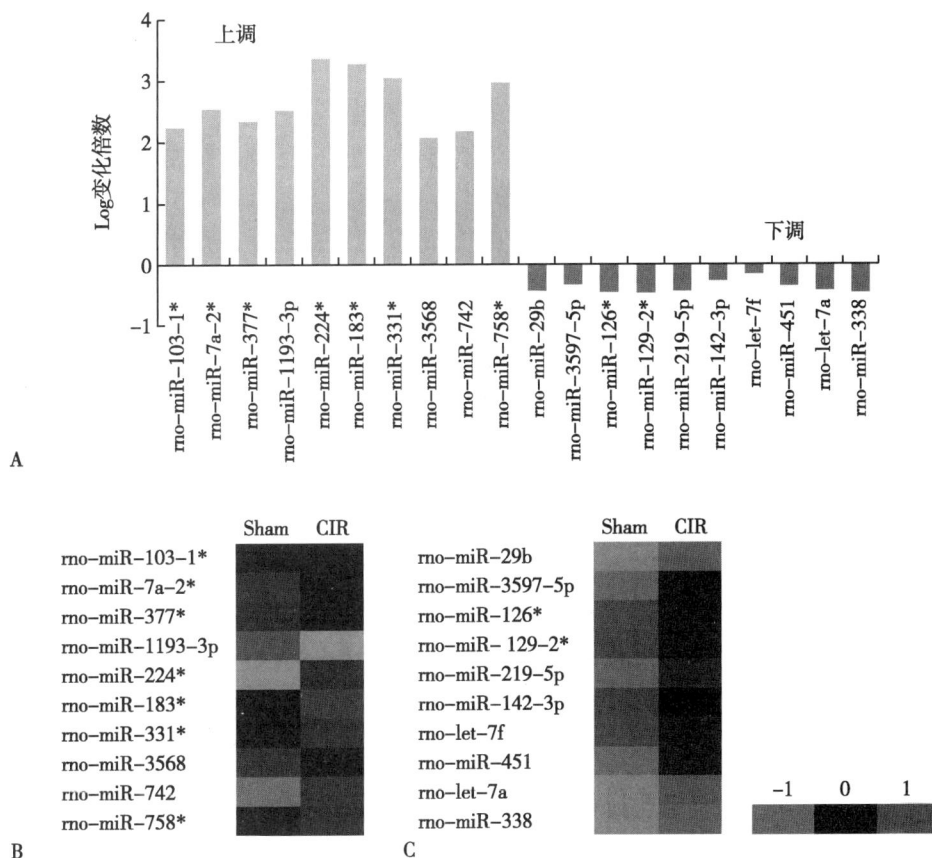

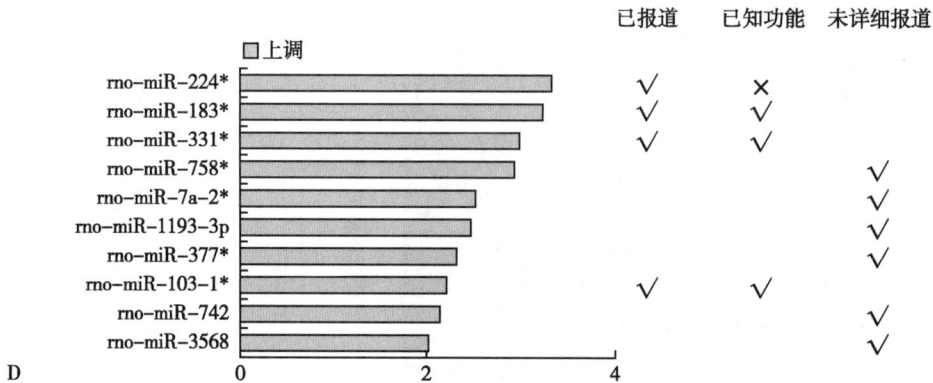

图 4-4 芯片热图分析

第二节 实 验 技 术

一、样本取材

(一)一般检测取材

1. 总原则

(1)根据实验设计,做好实验准备,建议研究者提前一天准备 1 只动物进行预取材,以检查是否有疏忽的细节(具体步骤参照《组织细胞化学理论与技术》[1]《神经疾病动物模型制备理论与技术》[2])。

(2)组织病理学观察取材(HE 染色,免疫组化):用预冷的生理盐水及 4% 多聚甲醛心内灌注固定后,切取适当组织器官放入 4% 多聚甲醛中。根据实验需要修剪组织块,并进行石蜡包埋或葡萄糖脱水(冰冻切片)等后续处理。为保证固定效果,1 周更换 1 次固定液(具体步骤参照上述《组织细胞化学理论与技术》《神经疾病动物模型制备理论与技术》)。

(3)非灌注固定组织取材(进行 qPCR、Western blotting、电镜等):取材过程尽量在冰上操作,动作应迅速,且取材部位须准确。取材后将组织放入提前标记的去核糖核酸酶管中进行匀浆,或是放入液氮中速冻;或直接放入 −80℃冰箱长期保存。DEPC(焦碳酸二乙酯)水可以用来清洗组织上残留的血液。

2. 心、脑、肺取材

(1)心:将动物麻醉后,取仰卧位,于胸腹部备皮,腹主动脉放血,打开胸腔,暴露心脏,将升主动脉,肺动、静脉,上、下腔静脉剪断,摘除心脏。在生理盐水或 DEPC 水中冲洗掉残留血液。

(2)肺:从肺根部将左右两侧肺摘除,大鼠左肺 2 叶,右肺 3 叶。根据实验要求对不同的肺叶进行相应的处理。

(3)脑组织[皮质、海马(体视显微镜)、垂体]:将动物麻醉后,心脏放血或腹主动脉放血,背侧头颈部备皮,沿正中线剪开头部皮肤,充分暴露颅骨,在颈部做一横向切口,使用咬

---

[1] 王廷华,李力燕,Kee L S. 组织细胞化学理论与技术[M]. 第 3 版. 北京:科学出版社,2013.

[2] 王廷华,李力燕,李利华. 神经疾病动物模型制备理论与技术[M]. 第 3 版. 北京:科学出版社,2015.

骨钳沿该切口向上将颅骨咬掉,动作轻微,不能损伤脑组织。小心将脑膜摘除,从侧面取出脑;垂体位于垂体窝中,需去除垂体表面的被膜;皮质、海马取材要将脑组织置于冰上,在解剖显微镜下剥除两侧大脑半球皮质后,即可观察到两个呈海马样的透明结构。注意:皮质、海马取材动作要迅速,且需要小心仔细剥除表面血管被膜。

(二)特殊检测样本取材

科研实验中,常见的样本有体外培养的贴壁细胞或悬浮细胞、临床组织样本、动物组织样本、原代细胞、全血等,另外还有血清、血浆、血细胞、石蜡切片、石蜡包埋(FFPE)组织、关节积液、软骨组织、各种体液等特殊样本。

根据研究的分子类型,可以将实验样本分为 DNA、RNA、蛋白这 3 种类型。准备样本的时候可以据此来确定合适的方法。

对于组织样本或临床样本,由于组织样本离体后多种 RNA 酶和蛋白酶会开始起作用,导致 RNA 和蛋白很容易发生降解,所以最主要的原则是速冻,即取好样本后马上放入液氮或干冰中冷冻,需在 15min 内完成速冻。速冻的时间越短,样本越新鲜,所得结果的准确性、可靠性越好。注意:液氮的温度是 $-197℃$,干冰的温度是 $-78℃$,超低温冰箱的温度是 $-86\sim-70℃$。温度越低,样本保存时间越久,样本中分子的完整性越佳。

1. 用于 DNA 提取的实验样本采集及保存方法

(1)适用实验范围及所需样本量

1)适用实验范围,见表 4-3。

表 4-3 DNA 样本的适用实验范围

类别	实验项目
microarray(微阵列)	lncRNA Promoter Microarray(lncRNA 启动子微阵列芯片)
	Refseq Promoter Microarray(Refseq 启动子微阵列芯片)
	DNA Methylation Microarray(DNA 甲基化微阵列芯片)
sequencing(测序)	MeDIP Sequencing(甲基化 DNA 免疫共沉淀测序)
	hMeDIP Sequencing(羟甲基化 DNA 免疫共沉淀测序)
	ChIP Sequencing(染色质免疫共沉淀测序)
qPCR	MeDIP Real-time PCR(甲基化 DNA 免疫共沉淀 - 实时定量 PCR)
	hMeDIP Real-time PCR(羟甲基化 DNA 免疫共沉淀 - 实时定量 PCR)
	ChIP Real-time PCR(染色质免疫共沉淀 - 实时定量 PCR)

2)样本量要求,见表 4-4。

表 4-4 DNA 样本采集所需样本量

样本	样本量
细胞	10^7 个
组织	$50\sim100$mg

注意:ChIP 实验所用细胞样本经收集直接冻存后运输至公司再进行交联,会极大降低后续实验中 ChIP 抗体的富集效率。故建议研究人员先交联,再收集细胞冻存后运送至公司进行 ChIP 相关实验检测(ChIP-PCR,ChIP-chip,ChIP-seq)。

(2)悬浮细胞样本采集:

1）将细胞和培养基移入离心管（15mL）。

2）在培养基中按 27μL/1mL 培养基加入 37% 的甲醛（终浓度 1%），轻微混匀后，室温放置 10min。

3）按 50μL/1mL 培养基加入 2.5mol/L 的甘氨酸（glycine）（终浓度 0.125M），轻微混匀后置于冰上，终止交联。

4）1 500g 离心 5min，吸去上清液，用等体积预冷的 1×PBS（磷酸盐缓冲液）洗涤细胞 2 次。

5）1 500g 离心 5min 收集细胞，-80℃冻存。

（3）贴壁细胞样本采集：

1）直接在培养基中按 27μL/1mL 培养基加入 37% 的甲醛（终浓度 1%），轻微混匀后，室温放置 10min。

2）按 50μL/1mL 培养基加入 2.5mol/L 的甘氨酸（终浓度 0.125mol/L），轻微混匀后置于冰上，终止交联。

3）吸去培养基，用等体积预冷的 1×PBS 洗涤细胞 2 次。

4）最后 1 次 PBS 清洗时，用细胞刮将细胞和 PBS 收集到离心管（15mL）。

5）1 500g 离心 5min 收集细胞，-80℃冻存。

（4）组织样本采集

1）采集新鲜组织（注意：生物体死亡后 10min 内取材并保存）。

2）组织块以 PBS 或生理盐水清洗干净，切为小块。

3）放入液氮或 -70℃冰箱中保存。

（5）血液类样本：详见本节血液类样本采集保存方法。

对于 ChIP-chip（测序）实验，如果待检测蛋白质并非与 DNA 直接结合，可以与相关生物公司的技术支持人员联系，讨论交联剂的使用方法。

2. 用于 RNA 提取的实验样本采集及保存方法

（1）适用实验范围及所需样本量。

1）适用实验范围，见表4-5。

表4-5 RNA 样本的适用实验范围

类别	实验项目
microarray（微阵列）	microRNA Microarray（microRNA 微阵列芯片）
	lncRNA Microarray（lncRNA 微阵列芯片）
	T-UCR Microarray（超保守转录 DNA 微阵列芯片）
	Gene Expression Microarray（基因表达微阵列芯片）
	circRNA Microarray（circRN 微阵列芯片）
sequencing（测序）	microRNA Sequencing（microRNA 测序）
	RNA Sequencing（RNA 测序）
PCR Array & PCR	microRNA Real-time PCR Array（micRNA 实时定量 PCR 阵列）
	mRNA Real-time PCR Array（mRNA 实时定量 PCR 阵列）
	microRNA Real-time PCR（microRNA 实时定量 PCR）
	mRNA Real-time PCR（mRNA 实时定量 PCR）
	lncRNA Real-time PCR（lncRNA 实时定量 PCR）
	circRNA Real-time PCR（circRNA 实时定量 PCR）

2）样本量要求，见表4-6。

表4-6 RNA实验样本采集所需样本量

样本	样本量
动物组织样本	50～100mg
哺乳动物培养细胞样本（悬浮细胞）	$1×10^7$个
哺乳动物培养细胞样本（贴壁细胞）	$15cm^2$
植物组织样本	0.1～1g，根据植物不同部位的组织决定组织需要量，尽可能量多些，但不必超过1g

（2）动物组织样本采集

1）新鲜组织样本采集

①使用一种能分离RNA、DNA、蛋白质的试剂（Trizol）：取新鲜组织（注意：生物体死亡后1min内取材料并保存好），组织块以PBS或生理盐水清洗干净，每50～100mg组织加1mL Trizol试剂匀浆裂解组织样本，最好在冰上操作。

匀浆的裂解液4℃短期保存（1个月），−20℃或−70℃长期保存。

②使用RNA later（一种组织保存试剂）。取新鲜组织（注意：生物体死亡后尽快在10min内取材），组织块用PBS或生理盐水清洗干净，所用组织必须切至厚度在0.5cm以下（长宽不限），然后放入装有5倍体积RNA later的离心管（或冻存管）中。

4℃孵育过夜，此时样本管需要横置以便组织块充分接触到RNA later，然后转入−20℃中保存。样本在−20℃不会冻结，但是溶液中可能有一些晶体出现，这并不影响后续的RNA抽提。

2）冻存组织

生物体死亡后尽快（最好在10min内）切取新鲜组织，用PBS或生理盐水清洗干净，切为小块。

立刻放入液氮中冷冻2～3h，然后转入−70℃冰箱保存或者一直保存在液氮中。冻存组织可放入干冰中直接运输，或者加Trizol试剂4℃下匀浆：冻存的组织块加液氮研磨后再加Trizol试剂或直接加Trizol试剂以电动匀浆器匀浆。

（3）哺乳动物细胞培养样本：使用Trizol试剂（不建议使用RNA later）。

1）悬浮细胞

①悬浮细胞培养液倒入离心管中，离心沉淀细胞，弃去上清液。

②细胞沉淀（$1×10^7$个细胞）中加入1mL Trizol试剂。

③反复吹打几次后，目视可见细胞层溶解完全。

④−70℃保存。

2）贴壁细胞

①从培养容器中吸出并弃去培养液。

②向培养瓶中加入Trizol试剂，Trizol试剂用量与细胞贴壁面积有关，约$15cm^2$细胞贴壁面积加入1mL Trizol试剂。

③反复吹打几次后，目视可见细胞层溶解完全，收集裂解的细胞。

④ -70℃保存。

（4）植物组织样本

1）准确取得所需新鲜组织后，如有必要可用 PBS 清洗干净，将所用组织切碎，装入冻存管中或者用锡箔包裹好。

2）立即投入液氮中保存。

（5）血液类样本：详见本节血液类样本采集保存方法。

3. 用于蛋白提取的实验样本采集及保存方法

（1）适用范围及所需样本量

1）适用范围，见表 4-7。

表 4-7 蛋白样本的适用实验范围

类别	实验项目
microarray（微阵列）	protein microarray（蛋白质微阵列芯片）
other（其他）	Western blotting（蛋白印迹）

2）所需样本量，见表 4-8。

表 4-8 蛋白实验样本采集所需样本量

样本	样本量
血清和血浆	100～200μL
细胞	10^7 个
组织	50～100mg

（2）血清和血浆采集

1）采集新鲜血液，分离血清或血浆。

2）放入 -20℃或 -70℃冰箱保存。

（3）悬浮细胞

1）收集约 $1×10^7$ 个细胞，低速离心收集，弃去培养液。

2）加入 2～5mL PBS 悬浮细胞，转入小离心管中，低速离心沉淀细胞，弃去 PBS。

3）放入 -70℃冰箱保存。

（4）贴壁细胞

1）收集约 $1×10^7$ 个贴壁细胞，胰酶消化。

2）加入 PBS 悬浮细胞，低速离心收集，弃上层液体。

3）加入 2～5mL PBS 悬浮细胞，转入小离心管中，低速离心沉淀细胞，弃上层 PBS。

4）放入 -70℃冰箱保存。

（5）组织

1）采集新鲜组织（注意：生物体死亡后 10min 内取材并保存），组织块用 PBS 或生理盐水清洗干净，切为小块；

2）放入液氮或 -70℃冰箱中保存。

（6）尿液：收集不添加稳定剂的尿液样本，高速离心样本（如 1 000r/min 离心 5min 或

5 000r/min 离心 10min），取上清液分装，利用干冰或甲醇浴使样本迅速冻结，储存于 −80℃
备用。

（7）细胞上清液（条件培养基）：血清中含有部分细胞因子，所以最好制备无血清或低血
清条件培养基。在第 0 天，于 100mm 培养皿中加入完全培养基，然后接种 1×10^6 个细胞；于
培养第 3 天弃掉培养基并加入 6～8mL 低血清培养基（如含有 0.2% 牛血清的培养基）；第 5
天，收集低血清的培养基于 15mL 的离心管中，2 000r/min、4℃离心 10min，收集上清液，分
装于 1.5mL EP 管中，储存于 −80℃中，可以保存 1 年以上。不同细胞可根据生长状况确定
培养时间。

细胞上清液归一化方法：对于细胞上清液的检测，接种同样数量的细胞、加入同样体积
的培养基进行培养刺激。如果细胞生长未受到影响，收集上清液时细胞数目不变，细胞上
清液可稀释同样的倍数来检测；如果细胞数目有变化，样品之间必须进行归一化后才能进
行后续检测，样品归一化方法有两种：

1）收集细胞上清液后，对细胞进行计数，根据计数的结果来调整细胞上清液的上样比
值，使不同样品根据细胞数量归一化后上样检测。

2）收集细胞上清液后，可将细胞裂解，然后进行蛋白浓度定量，根据得到的蛋白浓度来
调整细胞上清液的上样比值，使不同样品根据蛋白浓度归一化后上样检测。

4. 血液类样本采集及保存方法

（1）适用范围及样本量

1）适用范围

①全血 / 血细胞（适用于所有芯片和测序），见表 4-9。

表 4-9　全血 / 血细胞样本的实验适用范围

类别	实验项目
microarray（微阵列芯片）	microRNA microarray（microRNA 微阵列芯片） lncRNA microarray（lncRNA 微阵列芯片） circRNA microarray（环状 RNA 微阵列芯片） T-UCR microarray（超保守转录 RNA 微阵列芯片） lncRNA promoter microarray（lncRNA 启动子微阵列芯片） gene expression microarray（基因表达微阵列芯片） DNA methylation microarray（DNA 甲基化序列）
sequencing（测序）	microRNA sequencing（microRNA 测序） RNA sequencing（RNA 测序） MeDIP sequencing（甲基化免疫共沉淀测序） hMeDIP sequencing（羟甲基化免疫共沉淀测序）
PCR Array&PCR	microRNA real-time PCR Array（micRNA 实时定量 PCR 阵列） mRNA real-time PCR Array（mRNA 实时定量 PCR 阵列） microRNA real-time PCR（microRNA 实时定量 PCR） mRNA real-time PCR（mRNA 实时定量 PCR） MeDIP real-time PCR（甲基化 DNA 免疫共沉淀实时定量 PCR） ChIP real-time PCR（染色质免疫共沉淀实时定量 PCR）

②血清 / 血浆（适用于非编码 RNA 和蛋白检测），见表 4-10。

表 4-10　血清 / 血浆实验样本适用范围

类别	实验项目
microarray（微阵列芯片）	microRNA microarray（microRNA 微阵列芯片）
	lncRNA microarray（lncRNA 微阵列芯片）
	circRNA microarray（环状 RNA 微阵列芯片）
	protein array（蛋白质微阵列芯片）
PCR array&PCR	microRNA real-time PCR array（microRNA 实时定量 PCR 阵列）
	microRNA real-time PCR（microRNA 实时定量 PCR）
	lncRNA real-time PCR（lncRNA 实时定量 PCR）
	circRNA real-time PCR（环状 RNA 实时定量 PCR）

2）所需样本量，见表 4-11。

表 4-11　血清 / 血浆实验样本采集所需样本量

样本	样本量
全血	1～2mL（即每份样本 2～4 管）
血浆	1～2mL（即每份样本 2～4 管）
血清	1～2mL（即每份样本 2～4 管）

（2）全血采集

1）采集全血，将采集好的全血转移至单独的冻存管，按照 400～500μL/ 管分装好。

2）短期保存可放入 −20℃或 −70℃冰箱，长期保存需放入液氮。

（3）血浆采集

1）使用抗凝管采集全血，并尽快进行血浆分离：1 000g 离心 10min，分离血浆和细胞组分。

2）将采集好的血浆转移至单独的冻存管，按照 400～500μL/ 管分装好。

3）短期保存可放入 −20℃或 −70℃冰箱，长期保存需放入液氮。

（4）血清采集

使用凝血管采集全血，一般采血后 2h 内分离血清，具体步骤如下：

1）采血后轻轻颠倒采血管混合 4～5 次，直立置于室温待血液完全凝固（一般约 1h），1 000g 离心 10min，分离血清。

2）将采集好的血清转移至单独的冻存管，按照 100～200μL/ 管分装好。

3）短期保存，可放入 −20℃或 −70℃冰箱，长期保存需放入液氮。

（5）从全血中提取白细胞

1）抗凝血收集：取无菌的 15mL 离心管 1 支，首先用抗凝剂（柠檬酸钠或 EDTA）充分吹打管壁，使离心管壁完全接触到抗凝剂，而后在管底留下少许抗凝剂（200μL 左右）收集 5mL 全血后迅速用移液器混匀或用手指拨动离心管底部混匀，防止部分全血凝固。也可直接用医院里的抗凝管（不用肝素）收集。

2）全血白细胞分离（以 3mL 抗凝血为例）

①向 1 支 15mL 离心管中加入 3mL 抗凝血，而后加入 9mL 红细胞裂解液。盖紧管盖，温和颠倒混匀数下。切忌剧烈振荡。

②将离心管置于室温放置 5～10min。

③将离心管以 2 500g 离心 5min。

④弃上清液,尽可能吸净上清液,勿吸到管底白色斑块细胞。弃上清液后在管底出现可见的白色斑块即为富集的白细胞。如果裂解不完全(白色斑块里还有红色细胞),可加入 1mL PBS 缓冲液重悬,重复步骤①。

⑤充分裂解后,可用 1mL PBS 缓冲液清洗 1 次,2 500g 离心 5min。

⑥弃上清,可获得血液样品中全部白细胞的 80% 以上。

5. 注意事项:

(1)血浆收集应使用抗凝管,抗凝剂可以用柠檬酸钠或 EDTA(乙二胺四乙酸)等,但一定不要使用肝素,因为肝素会对某些实验产生较大影响。

(2)冻存管或 EP 离心管都可以用于保存血浆,冻存管最佳(血浆不易泄漏)。分离血浆时要提前对冻存管和样本进行编号,比如实验组 T1、T2、T3;对照组 C1、C2、C3,并对应整理收集患者临床资料。

(3)采集全血后应尽快分离血浆,避免发生溶血。如果溶血,则无法进行后续检测。

(4)尽量多收集全血,并保留备份。

(5)在样本保存及转移的过程中,应避免反复冻融样本。

(6)一般建议研究者用新鲜的血液标本进行实验。如果标本已经保存较长时间,需咨询相关实验人员,以确定样本是否适合继续实验。

(7)常用采血管说明:

1)黑色:柠檬酸钠;血沉检测。

2)浅蓝色:柠檬酸钠;血凝试验(如 PT、APTT)。

3)深蓝色:肝素钠或 EDTA-Na2;血液微量元素分析。

4)紫色:EDTA-K2;血常规(血液细胞分析)。

5)绿色:肝素锂;大部分生化分析、血氨检测。

6)灰色:血糖降解抑制剂和 EDTA-Na2;血糖分析。

7)棕色:肝素钠或 EDTA-K2;血铅检测。

8)浅黄色酸性柠檬酸葡萄糖(ACD)管:葡萄糖、抗凝剂;血库试验。

9)浅黄色聚茴香脑磺酸钠(SPS)管:聚茴香脑磺酸钠液(SPS 液)、氯化钠溶液;血液培养、微生物培养。

二、PCR 实验技术

(一)PCR 技术基本知识

1. PCR 技术 PCR 技术是一种模仿体内进行特定 DNA 体外合成的技术,其特点是将含有 DNA 模板、特异性引物、dNTPs 原料、耐热 DNA 聚合酶及镁离子的反应体系进行反复的高温、模板 DNA 变性、低温引物与模板 DNA 退火以及中温 DNA 链延伸,反复进行 DNA 的半保留复制,且每次复制的产物连同其模板均作为下一次复制的模板,使得特异的靶 DNA 以指数方式扩增,从而在很短的时间内获得大量的目标 DNA 片段。其基本原理如图 4-5 所示。其中,P1、P2 为引物;圆点为 DNA 聚合酶;经过 n 次热循环,模板 DNA 理论上可以扩增 2^n 倍。

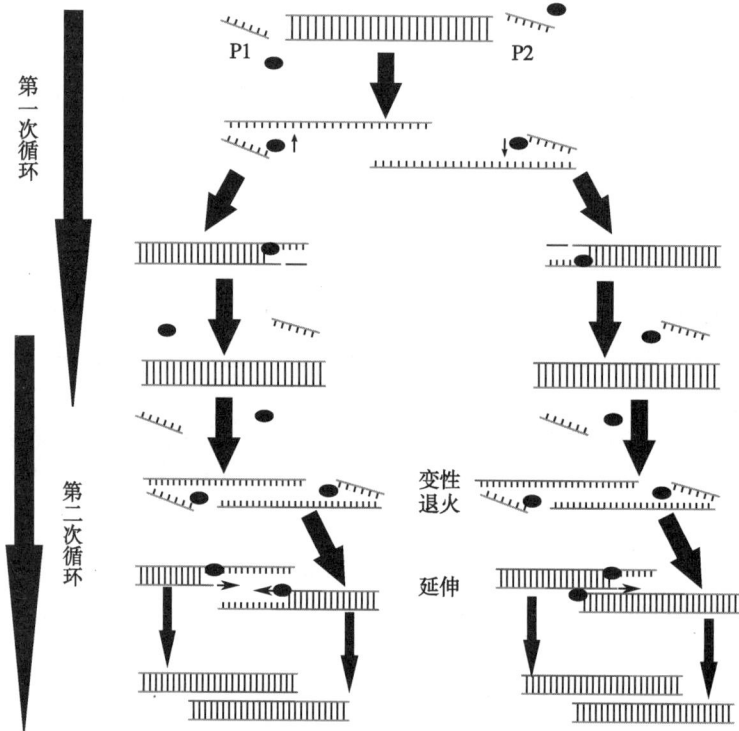

图4-5　PCR技术基本原理图

2. TaqMan 探针技术　所谓 TaqMan 探针,其化学本质与引物一样,都是根据待测靶序列设计合成的一段 DNA 单链片段,只不过其 5′ 端和 3′ 端分别标记一个报告荧光基团(reporter,R)和一个荧光淬灭基团(quencher,Q),且其识别与结合靶 DNA 的位置位于 PCR 的两条引物之间。当探针结构完整时,5′ 端荧光基团 R 受到激发,由于其距离 Q 较近,发生荧光共振能量转移,将能量转移给邻近的 Q,因此检测不到该探针 5′ 端荧光基团 R 发出的荧光;但在 PCR 扩增反应过程中,反应体系中的 PCR 模板变性后低温退火时,引物与探针都可以与模板结合,然后在引物的介导下,Taq DNA 聚合酶在引物的 3′ 端沿模板合成 DNA,并延伸至探针结合处,此时 Taq DNA 聚合酶发挥依赖于聚合的 5′ → 3′ 外切酶活性 (此活性是依赖于 DNA 合成的双链特异性的,游离的单链探针不受影响),开始从探针 5′ 端切割探针 DNA 链,使 R 与 3′ 端荧光淬灭基团 Q 在空间上相分离,接受激发光激发后,不再被 Q 所屏蔽,能够发出自己的荧光信号而被检测到(图4-6)。

3. 荧光定量 PCR 技术　荧光定量 PCR 技术是一种将 PCR 扩增和扩增结果的检测有机地结合在一起的分子生物学技术。PCR 反应体系中加入能够反映 PCR 反应进程的荧光报告基团,随着 PCR 反应的进行,荧光信号的强度也按特定的规律随 PCR 产物不断累积而增强。同时,每经过一个热循环,定量 PCR 仪收集一次荧光信号,通过实时监测反应体系荧光强度的变化来实时监测 PCR 扩增过程,最终得到荧光强度可随 PCR 循环数而变化。

理论上,PCR 的扩增呈指数增长,在反应体系和条件完全一致的情况下,样本 DNA 含量与扩增产物的对数成正比,其荧光量与扩增产物量亦成正比,因此通过荧光量的检测就可以测定样本核酸量。最后,根据该曲线的特征及标准曲线实现起始模板数进行精确定量。

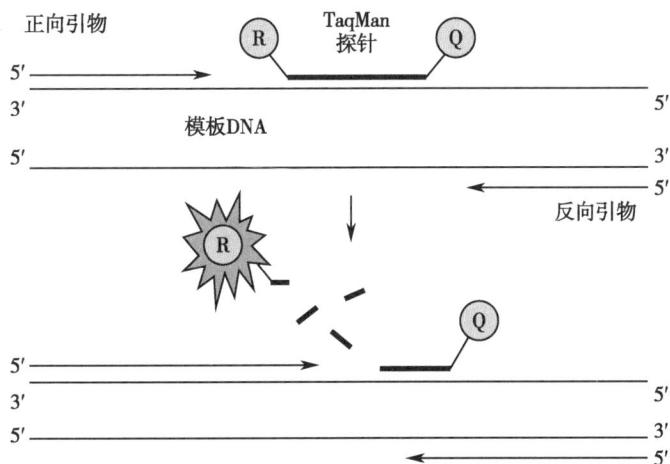

图 4-6　TaqMan 技术原理图

目前,荧光定量 PCR 中加入的荧光基团包括非特异性的嵌入荧光染料及特异性荧光探针两大类型。前者是利用嵌入荧光染料如核苷酸胶体染料(SYBR Green)进行检测,只是简单地反映 PCR 反应体系中总的核酸量,是一种非特异性的检测方法。后者如 TaqMan 探针、分子信标探针(molecule beacon)、小勾结合(minor groove binder,MGB)探针等由于增加了探针的识别步骤,特异性及专一性更高。二者各有优缺点,对应于不同的研究目的。荧光染料法简便易行,但由于荧光染料可以与任何双链相结合,对双链 DNA 没有选择性,不能区分特异性扩增和非特异性扩增,其特异性相对于只与特定靶序列结合的探针来说要差一些,适用于定量精度要求不高的研究。探针法虽然定量效果较好,但设计相对复杂、成本较高,适用于定量精度要求高的研究,也适用于多通道检测。

荧光定量 PCR 常用的方法是在普通 PCR 的生物化学反应体系中加入 TaqMan 探针,利用 Taq DNA 聚合酶的依赖于聚合的 5′ 外切活性在 PCR 反应过程中降解探针,产生荧光信号,在此过程中,每新合成一个靶 DNA 就会降解一条探针,释放一个荧光报告基团,因此,检测到的荧光累积与 PCR 扩增形成特定关联,对积累的荧光信号实时监测并绘制荧光强度变化曲线,最后通过标准曲线对未知模板进行精确定量(图 4-7)。

4. Ct 值及其含义　由图 4-7 可以看出,荧光定量 PCR 的扩增曲线可以分为 3 个阶段:荧光信号背景阶段、荧光信号指数增加阶段和荧光信号平台期。在荧光信号背景阶段,由于 PCR 扩增产生的荧光信号远远小于荧光背景信号,为背景荧光所掩盖,因而难以判断产物量的变化。在平台期,扩增产物已经不再呈指数增加,PCR 终产物的量与起始模板之间没有线性关系,所以用终产物量不能计算出起始模板的量。为了定量和比较的方便,在定量 PCR 中引入了 3 个非常重要的概念:荧光基线、荧光阈值和 Ct 值。荧光基线是指 PCR 循环开始时,虽然荧光信号累积,但仍在仪器可以检测的灵敏度下。荧光基线的范围是从第 3 个循环起到 Ct 值前的第 3 个循环止。荧光阈值的确定是第 3～18 个循环的荧光信号的标准偏差的 10 倍。Ct 值是指每个反应管内的荧光信号达到设定的阈值时所经历的循环数。可见 Ct 值取决于阈值,而阈值取决于基线,基线取决于实验的质量,因此 Ct 值是一个完全客观的参数。

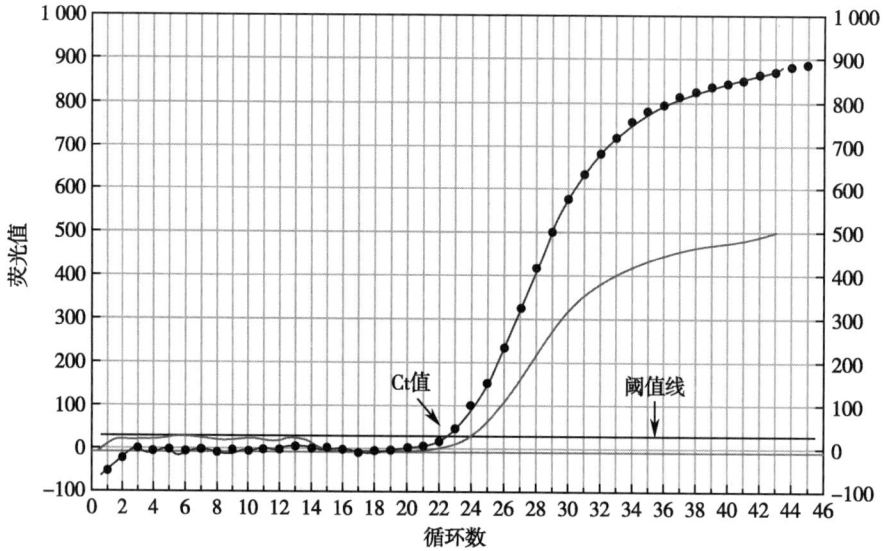

图 4-7 荧光扩增曲线

（二）荧光定量 PCR 的实验方法

在荧光定量 PCR 实验过程中，实验要求设置阳性模板对照、阴性模板对照，阳性基因对照等多种对照，以增加实验结果的可靠性。实验加样要求快速准确。

1. 扩增模板制备

因为一般需要研究的是基因的表达量，即需要进行表达量检测的主要是 mRNA 模板。所以，首先进行 RNA 的提取及反转录成 cDNA，然后再进行荧光定量 PCR 扩增。

（1）RNA 提取，以脑组织提取为例。

1）将新鲜脑组织或冻存的脑组织 30～50mg，加入到含有 1mL Trizol 试剂的 1.5mL EP 管中，用加样枪反复吸吹，直至基本看不到固形物。

2）将 EP 管置于冰上片刻后，于 4℃条件下 12 000r/min 离心 10min。取上清液转移至 DEPC 预处理的 EP 管中。

3）室温放置 5min 使样品充分裂解。

4）加入 0.2mL 氯仿，涡旋混匀 15s，室温放置 2min。

5）于 4℃下 12 000r/min 离心 15min，吸取上层水相至 DEPC 预处理的 EP 管中。

6）加入 0.5mL 异丙醇，颠倒数次混匀，冰上沉淀 10min。

7）于 4℃下 12 000r/min 离心 10min，弃上清液，管底可见胶状 RNA 沉淀。

8）加入 1mL 75% 乙醇。−20℃或室温保存，常温运送。

（2）cDNA 合成：提取的总 RNA，采用随机引物利用反转录酶反转录生成 cDNA。采用 cDNA 合成试剂盒，如 RevertAid™ First Strand cDNA Synthesis Kit，在 PCR 仪上进行扩增，对于每个标本，反应条件如下：

1）在冰上预混下列溶液：

总 RNA	5μL
随机引物（0.2μg/μL）	1μL
去离子水，无核酸酶	6μL

2）瞬时离心，70℃预处理5min，冰上冷却。

3）依次加入：

5×反应缓冲液	4μL
重组核糖核酸酶抑制剂（20U/μl）	1μL
10mmol/L脱氧核糖核苷三磷酸（dNTP）混合物	2μL
逆转录酶（200U/μL）	1μL

4）瞬时离心。

5）20℃ 10min，42℃ 60min，70℃ 10min，置于−20℃冰箱保存备用。如果是 n 个标本，则最后进行反应体系的预混，方法如下：

总RNA	11μL×n
随机引物	1μL×n

混匀，于65℃ 5min，冰浴中淬冷，加入下述混匀的反应体系：

5×缓冲液	4μL×(n+1)μL
脱氧核糖核苷三磷酸（dNTP）	2μL×(n+1)μL
RNA酶抑制剂	1μL×(n+1)μL
逆转录酶	1μL×(n+1)μL

每管加入 8μL 混合物，反应条件设置为 25℃ 5min，42℃ 60min，70℃ 10min，然后 12℃ 永久保存，直到拿出反应体系管。

同时，将标本按照最简单的字母与数字组合排布规整，见表4-12。

表4-12　cDNA H1-H71

	1	2	3	4	5	6	7	8	9
A	H1	H2	H3	H4	H5	H6	H7	H8	H9
B	H10	H11	H12	H13	H14	H15	H16	H17	H18
C	H19	H20	H21	H22	H23	H24	H25	H26	H27
D	H28	H29	H30	H31	H32	H33	H34	H35	H36
E	H37	H38	H39	H40	H41	H42	H43	H44	H45
F	H46	H47	H48	H49	H50	H51	H52	H53	H54
G	H55	H56	H57	H58	H59	H60	H61	H62	H63
H	H64	H65	H66	H67	H68	H69	H70	H71	—

（3）qPCR加样

1）首先提前设计出加样的模式及各种试剂的用量；对于18个细胞标本的qPCR过程如下：每个 cDNA 标本每 20μL 中加入 50μL 缓冲液，充分混匀，取 3μL 加入 EP 管中，标本排布顺序，见表4-13。

表4-13　标本排布顺序

	1	2	3	4	5	6	7	8	9	10	11	12
A	Q1	Q9	Q1	Q9	Q1	Q9	Q1	Q9	Q1	Q9	Q17	Q17
B	Q2	Q10	Q2	Q10	Q2	Q10	Q2	Q10	Q2	Q10	Q18	Q18

续表

	1	2	3	4	5	6	7	8	9	10	11	12
C	Q3	Q11	Q3	Q11	Q3	Q11	Q3	Q11	Q3	Q11	Q17	
D	Q4	Q12	Q4	Q12	Q4	Q12	Q4	Q12	Q4	Q12	Q18	
E	Q5	Q13	Q5	Q13	Q5	Q13	Q5	Q13	Q5	Q13	Q17	
F	Q6	Q14	Q6	Q14	Q6	Q14	Q6	Q14	Q6	Q14	Q18	
G	Q7	Q15	Q7	Q15	Q7	Q15	Q7	Q15	Q7	Q15	Q17	
H	Q8	Q16	Q8	Q16	Q8	Q16	Q8	Q16	Q8	Q16	Q18	

2）配制 qPCR 反应预混液，20 管 ×25μL=500μL。在 1.5mL EP 管中分别加入下述物质，并充分混匀。

PCR 预混液（2×）：12.5×20=250μL

上游引物（10μM）：0.6×20=12μL

下游引物（10μM）：0.6×20=12μL

TaqMan 探针（10nM）：0.6×20=12μL

H_2O：7.7×20=154μL

分装到上述已加入 cDNA 标本的 PCR 反应管中，每管 22μL。瞬时离心，上机，各个反应管在 PCR 仪上的位置与标本的相对位置保持一致。

3）qPCR 扩增：根据各个基因的引物 T_m 值，设计扩增的循环条件，一般进行 40～45 个循环。

4）读取各个反应的 Ct 值，必要时进行人工校读。

2. 定量方法

荧光定量 PCR 的定量分析是根据标准曲线和每个标本的 Ct 值进行的。在获得各个标本的 PCR 扩增曲线后，计算机软件自动确定用于定量分析的 Ct 值。目前常用的定量计算方法有两种：绝对定量和相对定量。二者的区别在于用于制作标准曲线的标准品的靶基因拷贝数是否已知。如果 DNA 标准品的拷贝数是已知的，则可以根据标准曲线和待测标本的 Ct 值，计算出待测标本靶序列拷贝数，即为绝对定量；如果 DNA 标准品的拷贝数未知，而只是已知稀释倍数，则可以根据标准曲线和各待测标本的 Ct 值，计算出待测标本靶序列拷贝数之间相差的倍数，即相对定量。

绝对定量是利用该点循环数与标本起始模板量的函数关系，首先根据外标准品的数据绘制出标准曲线（图 4-8）。标准曲线以 Ct 所代表的循环数为纵坐标，以标本中起始拷贝数的对数值为横坐标。由于外标准品的起始浓度已知，其 Ct 点根据 PCR 扩增曲线由计算机自动识别，因此 4 个以上靶基因浓度的外标准品可以作出一条回归系数接近 1.0 的标准曲线。得到可靠的标准曲线后，计算机自动根据待检本的扩增曲线所确定的 Ct 点循环数计算出其模板的起始拷贝数。相对定量的计算则是在实验中加入一个参照基因如看家基因 GAPDH 或 β-actin，只要待测基因与参照基因的扩增效率一致，就可以比较处理组与对照组的 ΔCt 值（ΔCt 等于待测基因的 Ct 值减去参照基因的 Ct 值），就可以得出处理后的效应是升高还是降低。

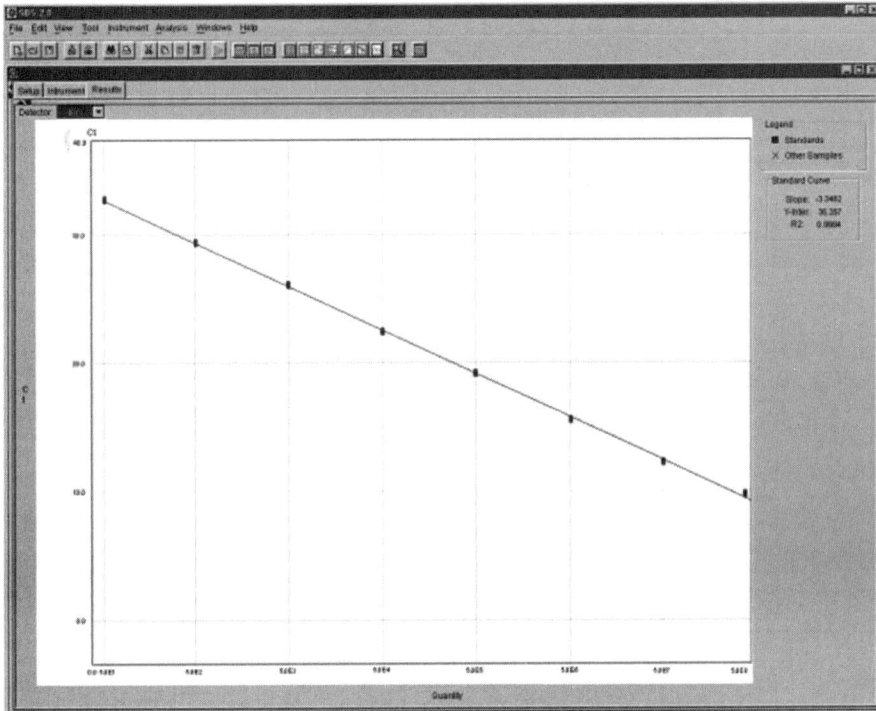

图 4-8 标准曲线的制作

3. 实验结果及结果处理

首先将各个标本待测基因的 Ct 值与其内参基因的 Ct 值进行比较并换算成相对表达量，再用 SPSS 软件进行统计处理（SPSS 统计方法见本章第三节）。

4. 说明

样本取材时，为了方便后续 PCR 实验，在进行编号时，建议研究者按照 PCR 操作时的号码一次性进行编排，如 H1、Q1、X1 等，并另附一份清单说明样本情况，见表 4-14。

表 4-14 样本编号清单

分组及说明	PCR 代码	
Sham	XL1	S-1
S	XL2	S-2
	XL3	S-3
	XL4	S-4
	XL5	S-5
	XL6	S-6
HI2h 后 6h	XL7	HI-06-1
HI-06	XL8	HI-06-2
	XL9	HI-06-3
	XL10	HI-06-4
	XL11	HI-06-5
	XL12	HI-06-6

分组及说明	PCR 代码	
HI2h 后 12h	XL13	HI-12-1
HI-12	XL14	HI-12-2
	XL15	HI-12-3
	XL16	HI-12-4
	XL17	HI-12-7
	XL18	HI-12-8
HI2h 后 24h	XL19	HI-24-1
HI-24	XL20	HI-24-2
	XL21	HI-24-3
	XL22	HI-24-4
	XL23	HI-24-5
	XL24	HI-24-8

三、Western blotting 实验技术

1. 基本原理

（1）采用聚丙烯酰胺凝胶电泳（PAGE）技术检测蛋白质，"探针"是抗体，"显色"用标记的酶标或荧光二抗。

（2）经过 PAGE 分离的蛋白质样品，转移到固相载体（如 PVDF 膜）上，固相载体以非共价键形式吸附蛋白质，且能保持电泳分离的多肽类型及其生物学活性不变。

（3）以固相载体上的蛋白质或多肽作为抗原，与对应的抗体起免疫反应，再与酶或同位素标记的二抗起反应，经过底物显色或放射自显影以检测电泳分离的特异性目的基因表达的蛋白成分。

2. 实验流程

Western blotting 实验流程如图 4-9 所示，具体操作方法参见《蛋白质理论与技术》[1]。

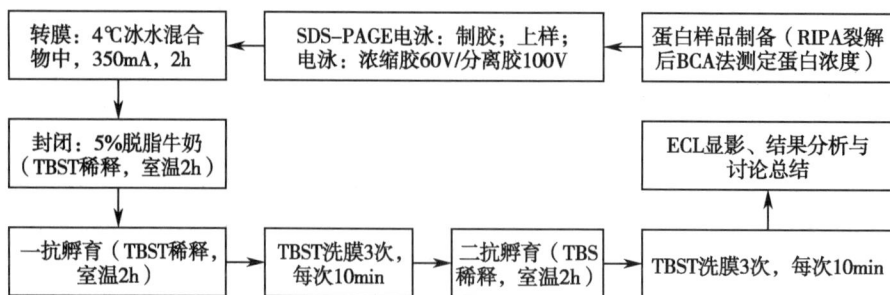

图 4-9 Western blotting 实验流程

---

[1] 王廷华，张云辉，邹晓莉. 蛋白质理论与技术[M]. 3 版. 北京：科学出版社，2013.

3. 实验技巧

（1）蛋白样本的制备

1）蛋白样本的浓度不能太高，以 10μg/μL 为宜，否则在加热变性时易析出。

2）将变性后的蛋白样本分装于 −80℃、−150℃ 冻存时，建议将样本编号清单等信息，同时放于冻存盒内，可以减少寻找目标样本的时间。

（2）上样电泳

1）电泳缓冲液配好后检测 pH 是否在 8.4 左右。

2）上样前先用 1× 上样缓冲液，把所有样本调整至等体积，如果有多余孔，也在其中加入等体积的 1× 上样缓冲液。

3）上样时加样器头应垂直进出孔，不能用力往下插，否则会把制胶板撑开。

4）开始电泳后观察电泳槽中是否出现气泡以及液面高度能否维持。

（3）转膜

1）从成卷的 PVDF 膜上切取时，先用铅笔在外层保护纸上勾出所需膜的轮廓，再用美工刀或单面刀片切取。

2）PVDF 膜上剪一个小角作为标记正反面的标志。

3）用干净镊子夹取膜，避免手套上的油污等污染膜表面。

4）转膜过程中注意保持槽外的水处于冰水混合物状态。

（4）孵育抗体

1）孵袋可用较薄的封口袋制作，大小不应超过膜太多，以免浪费抗体。

2）孵育一抗时，在时间允许的情况下应尽量用 4℃ 缓慢摇动过夜。

3）洗膜时摇床速度可设置为较快。

（5）显影

1）拍照前先对焦，使 PVDF 膜在图像中所占面积尽量大，可为后期使用图片提供更多选择。

2）显影过程中应避免出现"干膜"情况。

4. 注意事项

（1）如果将凹板和平板的方向装反（平板在内，凹板在外），将无法直接电泳，需要再次移动玻璃板。

（2）向下压楔形板时不要用力过大，压紧即可，用力过大容易损坏玻璃板。

（3）在放入电泳槽准备加样和电泳前，应防止两侧楔形板松动。

（4）玻璃板应清洗干净，否则表面的油污会造成分离胶与浓缩胶界面不平整。

（5）分离胶浓度选择：低浓度胶对大分子量蛋白质分离效果好；高浓度胶对小分子量蛋白质分离效果好。

（6）TEMED 是促进聚丙烯酰胺聚合的加速剂，加速的效果随试剂保存时间而变化，对于陈旧试剂，可适当多加；常规情况下，配制分离胶时每块胶板按 2 滴加入，也可以达到很好的效果。

（7）丙烯酰胺和甲叉双丙烯酰胺都是神经毒性剂，对皮肤有刺激作用。但在形成凝胶后则无毒性。操作时应戴橡胶或塑料手套，尽量避免接触皮肤，并注意实验后洗手。

（8）条带模糊为样品部分变性或部分降解。建议优化蛋白提取过程，除去完全变性的蛋白质。

（9）蛋白带呈条状为样品中阳离子过高，样品中含 DNA、脂类、多肽等污染物，样品产生沉淀或上样量过高。建议采取透析、过滤、离心等措施去除阳离子、污染物、沉淀等的干扰，减少上样量。

（10）蛋白带呈"微笑"状为各泳道间蛋白含量差异太大导致电场不均；上样量过大导致不完全堆积；浓缩胶或分离胶表面不平，凝胶聚合不完全。建议测定蛋白含量使得各孔一致；确保上样量适当；确保制胶表面平整。

（11）转膜时，注意在转移膜和凝胶之间不能滞留气泡。

（12）注意正负极性，不要装反凝胶，不要装反上盖，不要插反电源。

（13）注意保持转膜温度，温度过高会影响转膜效果。

5. 实验抗体挑选

（1）首先需要明确此抗体的用途

一是能否用于研究者的实验类型，不同厂家标注缩写不同，比如 W 或 WB 都是指 Western blotting，E 指 ELISA，还有 IHC（免疫组织化学染色）、IP（免疫沉淀）、IF（免疫荧光染色）。二是能否用于要检测的物种（人类、小鼠、大鼠等），见图 4-10。

Applications W, IHC-P, IHC-F, IF-IC, F Endogenous	Species Cross-Reactivity* H, M, (B, Dg, Pg)	Molecular Wt. 135kDa	Isotype Rabbit IgG**
Tested applications	IHC-Fr, IHC-P, ICC, WB	▶ more details	
Species reactivity	Reacts with: Mouse, Rat, Human		

图 4-10 抗体信息界面

（2）物种越远越好

物种越远，蛋白质相似性越低，免疫识别越容易，产生的抗体效价和特异性就越高。比如要检测人类属性的蛋白质，抗体种属优劣性的排比为小鸡＞山羊＞兔＞大鼠＞小鼠（"＞"表示优于）。

（3）储存条件

−20℃优于 4℃下保存抗体。一般 4℃保存的抗体，效果持续时间和保质期差不多，甚至时间没过保质期效果也会明显变差，−20℃的抗体保质期说明书上可能只有一年，但实际上两三年后抗体依旧保持良好效果。但提醒研究者不能把说明书注明 4℃保存的抗体放入 −20℃保存，因为标识为 −20℃保存的抗体储存液（storage buffer）中添加了 40%～50% 的甘油，即防冻剂，有了它，抗体在 −20℃就不会被冻上，而标注为 4℃保存的抗体储存液中由于没有防冻剂，就会出现被反复冻融的情况，抗体也属于蛋白质，冻融一次就对蛋白质结构破坏一次。因此，抗体说明书上都会写着 Avoid freeze/thaw cycle，见图 4-11。

Form	Liquid
Storage instructions	Shipped at 4℃. Store at +4℃ short term(1-2 weeks). Upon delivery aliquot. Store at -20℃. Avoid freeze / thaw cycle.

图 4-11 抗体储存条件

（4）储存标牌写明有 BSA 的抗体，优于不含 BSA 的抗体，见图 4-12。

Storage: Supplied in 10 mM sodium HEPES (pH 7.5), 150 mM NaCl, 100 μg/ml BSA 50% glycerol and less than 0.02% sodium azide. Store at −20℃. *Do not aliquot the antibody.*

图 4-12　判断储存液中是否含 BSA

BSA 即牛血清白蛋白，它是蛋白质保护剂，一般 BSA 浓度为 1%，在储存液中的含量远比抗体本身高，万一不小心在储存液中混入了蛋白酶，BSA 会先被降解。因此有 BSA 的抗体就更稳定、更耐降解。同时，有了 BSA，比单纯只有抗体这一种蛋白质时，抗体更不容易聚集、变性，因为 BSA 也具有一定程度的抗体稳定作用。

（5）购买链接中有结果图的一般优于没结果图的抗体

不管是 WB、IHC 还是 IF 等，有图的说明抗体被验证过，而且结果还不错；没图的可能是没被验证过。如果有图，还需要确定上样样品是否是重组蛋白（即外源过表达的蛋白质，是显示的全长或者部分长度）。外源过表达蛋白质的量远高于内源表达的蛋白质。因此，可能图上面检测外源过表达蛋白质的条带很清晰、很纯，但是真正检测内源蛋白的时候，抗体的灵敏度或特异性就不一定能达到检测重组蛋白的效果。图 4-13A 检测的是外源过表达的蛋白质，图 4-13B 是内源蛋白质检测的条带，此时，最好挑选图 4-13B 中的抗体。有的图并没写清楚样品是什么，就需要注意看条带大小，与内源的预测大小相差较大者可能就是重组蛋白。

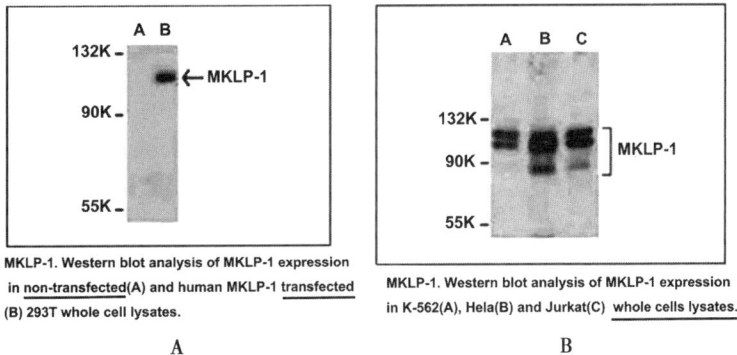

MKLP-1. Western blot analysis of MKLP-1 expression in non-transfected(A) and human MKLP-1 transfected (B) 293T whole cell lysates.

A

MKLP-1. Western blot analysis of MKLP-1 expression in K-562(A), Hela(B) and Jurkat(C) whole cells lysates.

B

图 4-13　WB 条带举例图

（6）多克隆抗体比单克隆抗体好

这里"好"的意思是指适用性更广泛，效价更高。多抗是由针对抗原不同表位产生的抗体混合物，单抗针对的是唯一抗原表位。

（7）大公司的抗体一般优于小公司的抗体

单抗效能较高的厂商有：CST 的 XP®，Abcam 的 RabMAb®，Sigma 的 Prestige Antibodies®。

（8）被文献采用的越多，抗体一般就越好

一般抗体公司会把引用此抗体的参考文献放在网页上，引用较多的抗体更可靠。或者研究者可以将货号输入谷歌学术检索，显示的文章越多，说明此抗体就越可靠，也可以查看公司在商品页面的评论／论坛。

6. 图片灰度分析

本节主要介绍利用 ImageJ 软件分析 Western blotting 图片灰度的方法。

简要操作步骤如下：

（1）打开 ImageJ 软件，点击"File"菜单栏下的"Open"，选择所测图片，见图 4-14。

（2）点击窗口中的"Image，Type，8-bit"。见图 4-15。

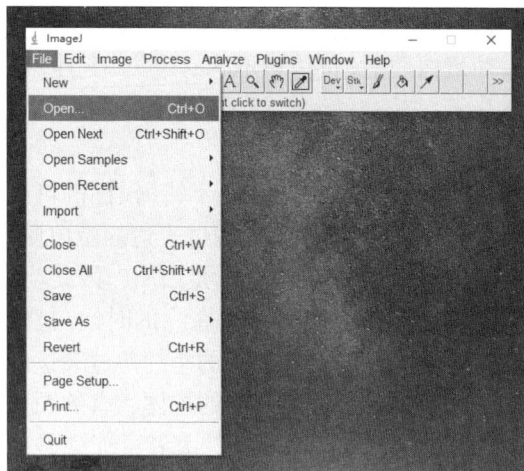

图 4-14　ImageJ 选择所测图片

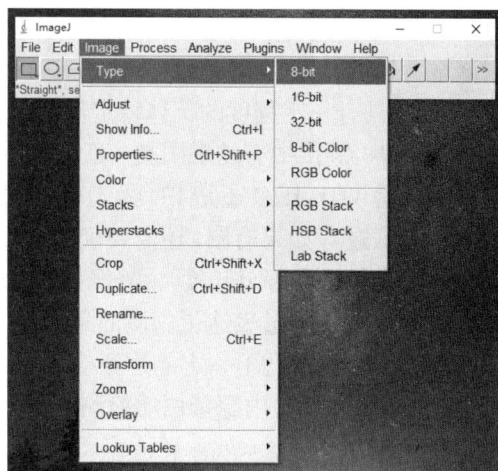

图 4-15　ImageJ 选择所测图片

（3）再选择"Analyze，Calibrate…"，得到新窗口，见图 4-16。在 Function 栏选择"Uncalibrated OD"，同时勾选"Show plot"和"Global calibration"点击"OK"，见图 4-17。得到的 Calibration Function 窗口，见图 4-18，并关闭。

（4）点击"Analyze，Gels，Gel Analyzer"，见图 4-19。

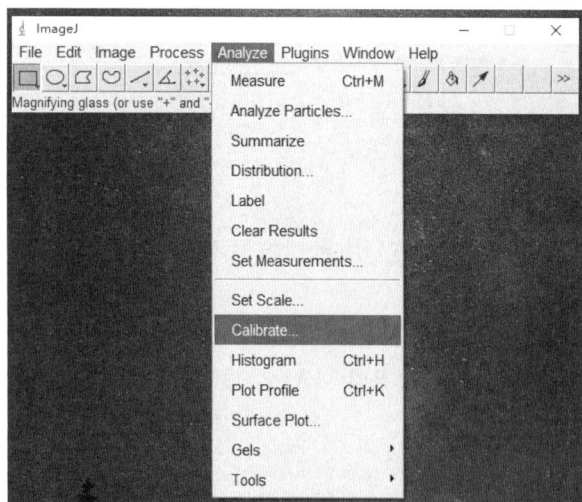

图 4-16　ImageJ 选择分析窗口，进入校正界面

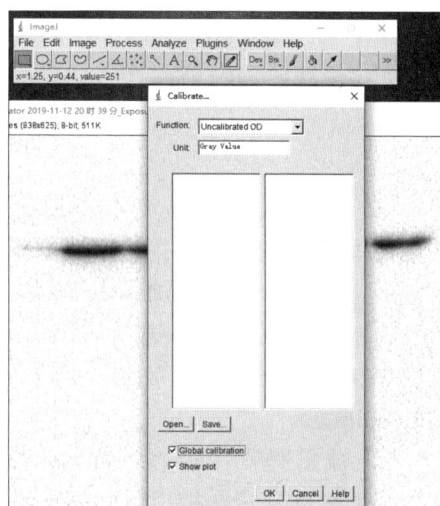

图 4-17　ImageJ 校正界面

（5）在得到的新窗口中，勾选"Uncalibrated OD"和"Label with percentages"，点击"OK"，见图 4-20。

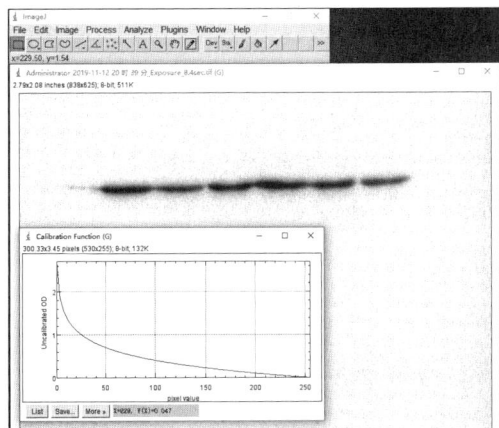

图 4-18　ImageJ 校正功能窗口

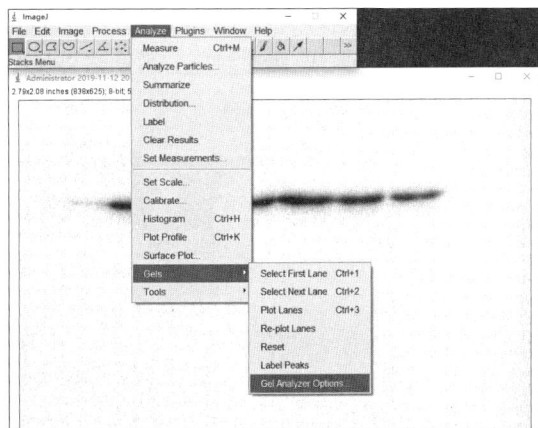

图 4-19　ImageJ 凝胶分析窗口 -1

（6）在 ImageJ 窗口中，选择矩形图标"图注"，分别框住待测条带，按住 Ctrl+1 进行第一条条带图片的标记，Ctrl+2 可标记多个条带图片，Ctrl+3 为最后一条条带的标记（终止标记），见图 4-21，图 4-22。

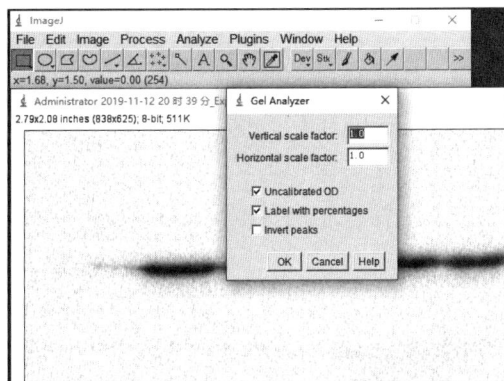

图 4-20　ImageJ 凝胶分析窗口 -2

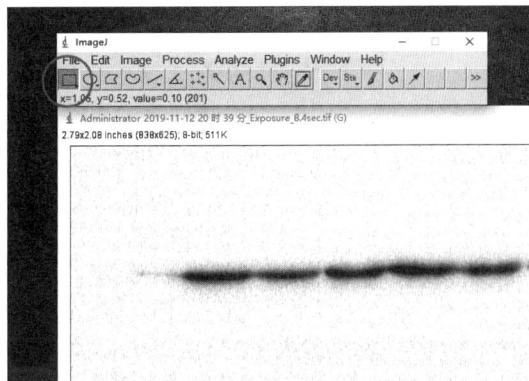

图 4-21　ImageJ 矩形框的选择
圆圈代表矩形框的位置

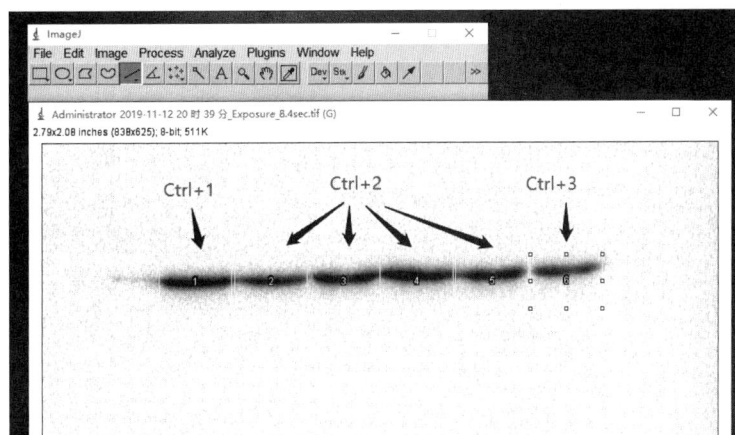

图 4-22　ImageJ 选取矩形框划分图片区域

（7）图片被划分为 6 个区域后，会得到相应的 6 个图，若图形呈抛物线，表明测量结果比较准确，若不是，应多次测量，部分结果见图 4-23。

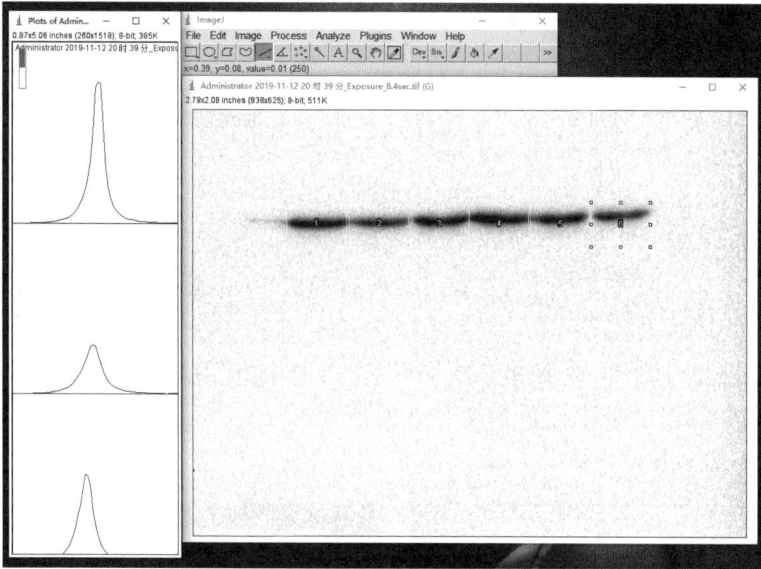

图 4-23 ImageJ 条带区域灰度抛物线图

（8）在 ImageJ 窗口中选择第 5 个斜线图标，在抛物线中分别画横线，见图 4-24，图 4-25。

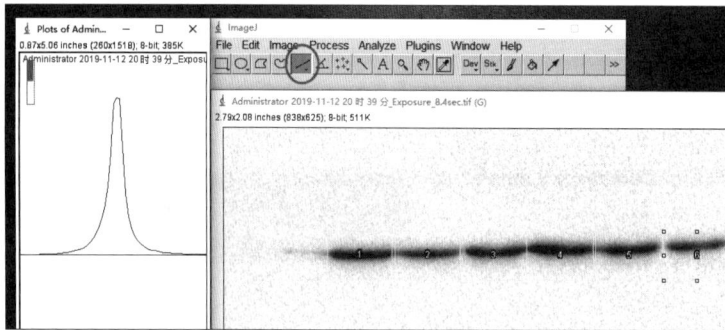

图 4-24 ImageJ 斜线图标的选择
椭圆代表斜线图标位置

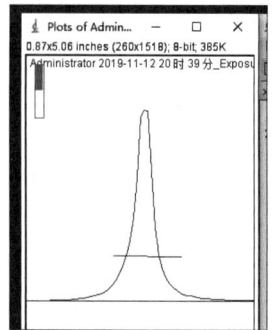

图 4-25 ImageJ 抛物线
图横线的绘制

（9）在 ImageJ 工具栏中选择第 8 个魔棒星图标，分别点击抛物线中被横线封住的区域，得到结果数据，见图 4-26，图 4-27。

简化版记忆分析步骤，见图 4-28。

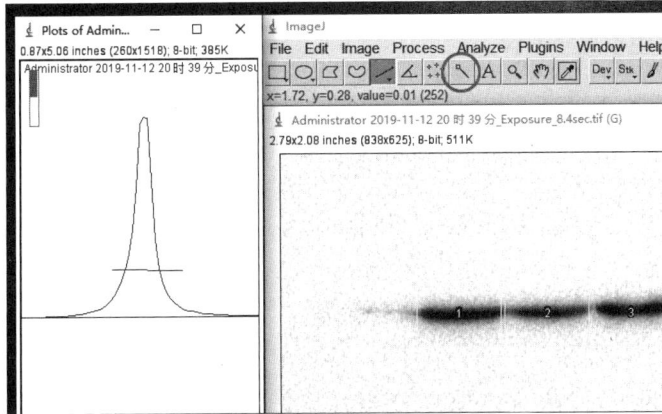

图 4-26 ImageJ 选择工具栏中的魔法棒状图标

圆圈代表魔法棒位置

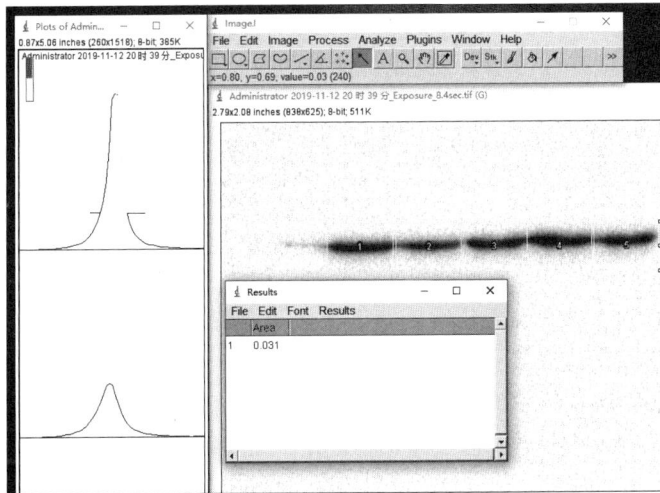

图 4-27 ImageJ 魔法棒对灰度分析的结果

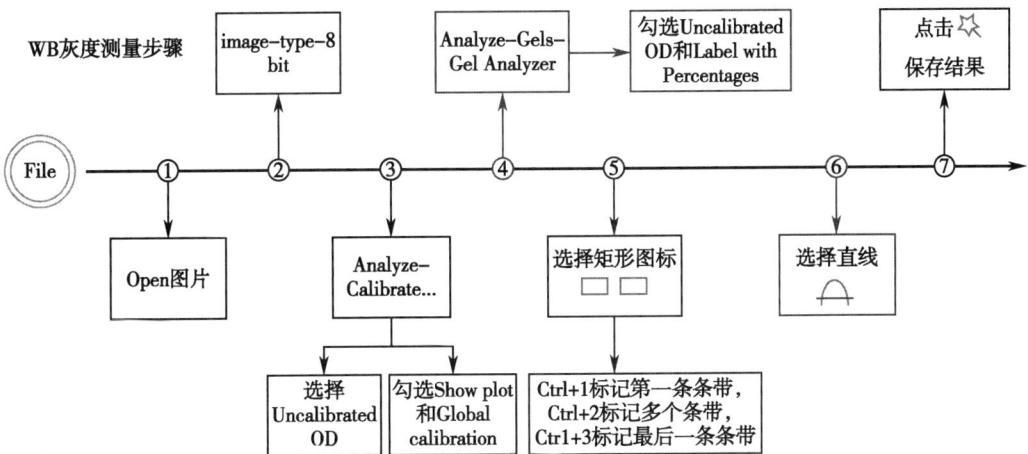

图 4-28 ImageJ 软件灰度测量步骤

四、免疫染色实验技术

免疫染色实验技术通常分为免疫组织化学（immunohistochemistry，IHC）染色、免疫细胞化学（immunocytochemistry，ICC）染色及免疫荧光（immunofluorescence，IF）染色。而免疫荧光染色同样也有荧光组织和荧光细胞两种。它们的原理类似，都是通过抗原与抗体的特异性结合，将组织或细胞内的特异性抗原可视化。以下内容主要介绍免疫组织化学染色及免疫荧光染色。

（一）免疫组织化学染色与免疫荧光染色

1. 免疫组织化学染色

利用抗原与抗体特异性结合的原理，通过化学反应使标记的显色剂（荧光素、酶、金属离子、同位素）显色来确定组织细胞内抗原（多肽和蛋白质），对其进行定位、定性及定量的研究，简称免疫组化。

2. 免疫荧光染色

免疫荧光技术是基于免疫学抗原抗体反应并结合荧光显像的一门基础技术。由于抗原抗体反应具有高度的特异性，所以当抗原抗体发生反应时，只要知道其中一个因素，就可以查出另一个因素。免疫荧光技术就是将不影响抗原抗体活性的荧光色素标记在抗体（或抗原）上，与其相应的抗原（或抗体）结合后，通过荧光显微镜下呈现的特异性荧光反应来判定相应抗原或抗体定位的方法，由于荧光素所发出的荧光可在荧光显微镜下检出，从而可用来研究特异蛋白抗原在细胞及组织内的性质、定位，以及利用定量技术测定其含量。免疫荧光技术又称荧光抗体技术，是在免疫学、生物化学和显微镜技术的基础上建立起来的一项技术。用荧光抗体示踪或检查相应抗原的方法称荧光抗体法；用已知的荧光抗原标记物示踪或检查相应抗体的方法称荧光抗原法，这两种方法总称免疫荧光技术，但在实际工作中荧光抗原技术很少应用，所以研究者习惯称为荧光抗体技术，或称为免疫荧光技术。该技术的主要特点是特异性强、敏感性高、速度快。主要缺点是非特异性染色问题尚未完全解决。

3. 实验材料

（1）实验设备：纯水设备，倒置荧光显微摄像系统，冰冻切片机，37℃恒温箱，可调微量移液器（0.25、10、50、200、1 000μl），盒装吸头。

（2）实验试剂：4% 多聚甲醛，封闭用羊血清原液（−20℃），DAPI（−20℃），防荧光淬灭剂（−20℃），0.01mol/L PBS，2%、5% 羊血清（4℃），一抗，二抗。

说明：本处设备及试剂来源仅供参考。

（3）试剂配制：

1）0.01mol/L pH7.6 的 PBS 的配制（1L）：$Na_2HPO_4 \cdot 12H_2O$（分子质量为 358.1kDa）3.634g+8.0g NaCl+0.2g KCl+0.2g KH_2PO_4，用 800mL 双蒸水溶解后倒入 1 000mL 容量瓶中，加双蒸水定容至 1 000mL。

2）4% 多聚甲醛：40g 多聚甲醛溶解于 800mL 0.1mol/L PBS 溶液中，放置 60℃恒温水浴锅加热，搅拌待其溶解至清澈为止，冷却后加 0.1mol/L PBS 定容至 1 000mL（可用 NaOH 加速溶解，再加浓盐酸调 pH=4.0）。

3）5% 羊血清：用移液器吸取 0.01mol/L PBS/0.3% TritonX-100 95μL，加入 5μL 封闭用

正常羊血清,混匀,4℃备用。

4) 2% 羊血清:用移液器吸取 0.01mol/L PBS/0.3% TritonX-100 98μL,加入 2μL 封闭用正常羊血清,混匀,4℃备用。

5) 一抗的配制:一抗均用 2% 羊血清配制,按说明书中提供的浓度比配制不同浓度的一抗。

6) 二抗的配制:二抗可用 2% 羊血清或 PBS 溶液配制,按说明书中提供的浓度比配制不同浓度的二抗。

4. 技术实施

(1) 免疫染色标本的获取(以脊髓取材为例)

1) 取健康 SD 大鼠麻醉后,仰卧位固定在解剖台上。

2) 在胸腹交界处,剪开皮肤,分离各层组织,剪开膈肌,暴露心包,分离各层组织,暴露心脏。

3) 在鼠心左心室处,剪 3～5mm 开口,将输液针头插入,用止血钳固定。

4) 灌入 0.9% 的生理盐水,待右心隆起,在右心耳处剪一小口,放出血液。

5) 待生理盐水灌注完毕,血液置换完后,灌注 4% 多聚甲醛。

6) 待鼠肝脏发白,全身发硬时,说明动物已灌注完成。

7) 灌注完毕后,将已灌注好的动物取俯卧位固定在解剖台上。

8) 沿后正中线,剪开各层组织,逐层分离,暴露脊柱,小心取出脊髓,放入 4% 多聚甲醛中固定 4h。

(注意:石蜡切片组织 4% 多聚甲醛固定 72h 后脱水,并进行石蜡包埋)

9) 放入 15% 蔗糖溶液中,待组织沉底后置于 30% 蔗糖溶液中继续放置,以进一步脱水固定。

(2) 组织切片(冰冻切片):脊髓组织用包埋剂 OTC 包埋后,放入恒温切片机 -20℃ 速冻 10min 进行切片,厚度为 5～20μm,展平后贴片置于已包被的玻璃片上,并用铅笔标记(注意:不能用油性标记笔,遇二甲苯脱色)。

(3) 抗原抗体反应(冰冻切片):

1) 将标本放入另一盛有 0.01mol/L PBS 的缸中进行漂洗 3 次,每次 5min。

2) 5% 羊血清,37℃ 孵育 30min,减少非特异性背景,置于湿盒中。用血清进行封闭是为了防止组织或细胞切片上剩余位点非特异性吸附抗体,导致结果假阳性。血清属性一般与二抗相同。

3) 一抗孵育,放置于 4℃ 冰箱过夜。空白对照加 2% 的羊血清代替一抗。

4) 用 0.01mol/L PBS 漂洗 3 次,每次 5min。

5) 二抗孵育,于 37℃ 孵育 2h,避光处理。

6) 用 0.01mol/L PBS 漂洗 3 次,每次 5min,避光处理。

7) DAPI 复染。

附:石蜡切片处理

1) 刚切好的石蜡片须烤片:烤片温度为 65℃,过夜后可常温或 4℃ 保存。

2) 脱蜡:将切片置于二甲苯Ⅰ中浸泡 10min 后,再于二甲苯Ⅱ浸泡 10min(或者 TO 试剂Ⅰ 30min,TO 试剂Ⅱ 30min)。

3）水化：将切片置于100%乙醇Ⅰ中浸泡3min，100%乙醇Ⅱ中3min，95%乙醇中3min，90%乙醇中3min，85%乙醇中3min，70%乙醇中3min。

4）双蒸水冲洗。

5）抗原修复：将切片置于盛有0.01mol/L（pH 6.0）的柠檬酸钠缓冲液的高压蒸汽锅中，在电磁炉上加热至高压锅气阀喷气90s，室温自然冷却30min。

6）如果不立即染色，最好将切片泡在抗原修复液里。

7）其余步骤同上述（3）。

（4）封片并观察结果：防荧光淬灭剂封片，用荧光倒置显微镜观察结果。

（5）结果总结，见表4-15。

表4-15 免疫组化染色实验组与对照组结果分析表

序号	阳性对照	阴性对照	替代对照	实验组	结论
1	−	−	−	−	操作失误
2	+	+	+	+	非特异性反应
3	−	+	+	±	阴性对照含有定位抗原
4	−	−	−	+	阳性对照不含定位抗原
5	+	−	+	+	受检组织非特异性染色
6	+	−	−	−	受检组织中不含定位抗原
7	+	−	−	+	受检组织中含定位抗原

补充：预实验抗体浓度探索方法。

目的：从公司购买的抗体，其说明书上均有免疫组化实验所需的抗体工作浓度，然而，受到实验条件影响（空气湿度，温度，地理位置等），各个实验室免疫组化实验的抗体工作浓度需要摸索。

原理：同上。

工作浓度设定：说明书上推荐的工作浓度，如α-syn（alpha-synuclein），博奥森，bs-0968R，其推荐的免疫组化工作浓度为1∶500～1∶100，因此做实验时可以设定3个工作浓度：1∶100，1∶200，1∶400。

一抗的配制：均用2%羊血清配制，按浓度1∶100、1∶200、1∶400分别在30μL 2%羊血清中加入0.3μL；0.15μL；0.075μL对应一抗，振荡混匀。

实验组织：正常大鼠胸段脊髓。

实验步骤：

（1）石蜡切片处理（同上）。

（2）画圈：用组化笔在切片组织周围圈出适当范围。

（3）漂洗：0.01mol/L PBS漂洗3次，每次5min。

（4）灭活内源性过氧化物酶：加入3%过氧化氢溶液，放入37℃温箱孵育15min。

（5）漂洗：0.01mol/L PBS漂洗3次，每次5min。

（6）封闭：滴加5%羊血清（含TritonX-100），放入37℃温箱孵育30min。

（7）加入一抗：分别滴加对应浓度的一抗，放入4℃冰箱，过夜（18h）。

（8）漂洗：0.01mol/L PBS漂洗3次，每次5min。

（9）加入二抗：分别滴加一滴对应二抗工作液，放入37℃温箱孵育1h。

（10）漂洗：0.01mol/L PBS漂洗3次，每次5min。

（11）DAB显色：每个标本滴加1滴（50μL）DAB，放在显微镜观察显色反应，适时用0.01mol/L PBS终止显色反应。

（12）漂洗：0.01mol/L PBS漂洗3次，每次5min。

（13）脱水：将切片分别放入70%乙醇—80%乙醇—90%乙醇—95%乙醇—100%乙醇Ⅰ—100%乙醇Ⅱ中浸泡2min。

（14）透明：将切片分别放入TOⅠ、TOⅡ中浸泡3min。

（15）封片：中性树胶封片。

（16）观察：光学显微镜下观察与采集。

实验结果：将标本切片放在光学显微镜下观察，先在40倍下定位组织、采集图片，再换成200倍观察并采集图片（中央管；前角1、2；后角1、2），然后换成400倍观察并采集图片（中央管；前角1、2；后角1、2）。光学显微镜下观察细胞中是否出现淡黄色、黄色或褐黄色染色颗粒，有颗粒存在者为阳性细胞。根据阳性染色的显色程度分成如下5级：①阴性（-），与背景色一致；②弱阳性（+），呈淡黄色；③中等阳性（++），呈黄色；④阳性（+++），比黄色略深，但不到深黄色；⑤强阳性（++++），呈深黄色或褐黄色。比较不同浓度时组织的阳性反应，从而选出最适的抗体工作浓度。预实验形态学图片，见图4-29。

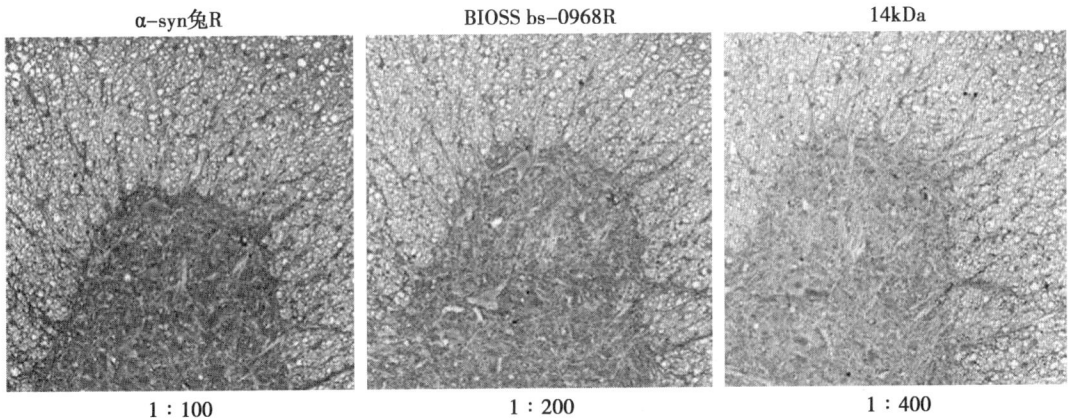

图4-29 正常脊髓组织前角，a-syn兔R，BIOSS bs-0968R，14kDa分别为a-syn一抗属性，抗体厂家及货号，分子量

数据结果记录如表4-16：

表4-16 正常新生大鼠脊髓中a-syn表达的免疫组化结果

因子	部位	1:100	1:200	1:400
a-syn	脊髓	++++	+++（灰）	+

由此得出，a-syn免疫酶组化最适工作浓度为1:200。

5. 实验结果分析

当免疫组化染色没有出现预期结果时，应系统地查找原因。

（1）标本无阳性染色

1）确认是否忽略了应该加的某种试剂,包括一抗、二抗及底物等。

2）确认所有的试剂是否按正确的顺序加入,是否孵育了足够的时间。

3）对照抗体的标签确认是否使用了正确的抗体,以及所用的检测系统是否和一抗匹配。

4）检查抗体所使用的稀释度及稀释溶液。

5）检查抗体的有效期和保存条件,尤其是标记了荧光素的抗体,应避免反复冻融,试剂保存时一定要避免与挥发性有机溶剂同放一室,以免降低抗体的效价。

6）检查标本的储存条件,最好用已知阳性的标本同时做阳性对照。

（2）弱阳性:如果阴性对照没有染色而阳性对照标本弱阳性,除了考虑上述因素外,还应考虑以下几点。

1）标本的固定方式。不当的固定方式或固定时温度过高,都会影响到所检测抗原的数量和质量。

2）抗体的稀释度是否过高或者孵育的温度/时间是否正确。一般试剂生产厂家都会对试剂给出一定的使用范围,但是由于使用者的标本来自各种组织,处理过程也不尽相同,所以应参照使用范围,抗体工作浓度如上所述选择。

3）切片上遗留了过多的冲洗液,当抗体加至切片上时,等于人为进一步稀释了抗体。

4）孵育时切片未放置水平,导致抗体流失。

如果阴性对照没有反应,阳性对照反应良好,而标本呈弱阳性,则可能是由于阳性对照不是同一种组织,或固定方式不同等原因所致。

（3）非特异性染色:

1）是否使用了正确的封闭血清:电荷吸附所造成的非特异性背景染色,消除方法是以二抗动物的非免疫血清,用 PBS 稀释为 3%～10% 的溶液孵育切片,以封闭吸附位点。有时其他无关蛋白,如牛血清白蛋白也常应用。另外,取材时避开出血、坏死区亦极为重要。

2）所选择的抗体是否符合实验要求:因抗原不纯、标本片中含有与靶抗原相似的抗原决定簇等原因造成的非特异性染色,只能通过采用高纯度、高效价的抗体,或针对更具特异性抗原决定簇的单克隆抗体来解决。

3）一抗的使用浓度是否过高。

4）清洗是否充分:清洗切片应严格按照操作规程操作。因缓冲液中含有一定量的盐,这亦有利于减低背景着色,通常使用 0.01mol/L PBS。特殊标记时,试剂公司一般都会提供缓冲液的配方。

（二）TUNEL 凋亡染色（荧光）（适用于罗氏试剂盒）

石蜡和冰冻切片处理同上,染色流程如下:

（1）漂洗:0.01mol/L PBS（pH 7.4）洗 3 次,每次 5min。

（2）封闭:用 3% 过氧化氢常温封闭 15min（去除一些过氧化的酶,使背景减轻）。

（3）打孔:0.1%Triton-X 100+0.1% 柠檬酸钠（纯水配制）,常温,15min。

（4）漂洗:0.01mol/L PBS（pH 7.4）洗 3 次,每次 5min。

（5）TUNEL 染色:酶液:标记液 =1:9,避光,4℃,16～18h（必须现配现用,且在冰上配制,使用时尽量避光;阴性对照不加酶液,加同等量的标记液）。

（6）漂洗:避光 0.01mol/L PBS（pH 7.4）洗 3 次,每次 5min（孵育时间越长或切片越厚,漂洗时间相应增长）。

（7）DAPI 复染细胞核。

结果分析及注意事项：

（1）石蜡切片标本均用甲醛固定，使得细胞内抗原形成醛键、羧甲键，从而封闭了部分抗原决定簇，同时蛋白之间发生交联使抗原决定簇隐蔽。所以，在进行免疫组化染色时，需要先进行抗原修复或暴露，即将固定时分子之间所形成的交联破坏，而恢复抗原的原有空间形态。

（2）抗体交叉反应是指抗体除与其相应的抗原发生特异性反应外，还与其他抗原发生反应。产生的原因有以下几个方面。

1）抗原特异性：指用于免疫动物的抗原性物质中含有多种抗原分子，它引起动物产生针对多种抗原分子特异性的相应抗体。任何其他物质只要含有一种或多种与上述物质相同的抗原分子，必将与上述多特异性的抗血清发生交叉反应。

2）共同决定簇：即两种抗原分子中都含有相同的抗原决定簇。

3）决定簇相似：两种不同的抗原决定簇，如果结构大致相同，由于空间构象关系，某一决定簇的相应抗体可以与大致相同的决定簇发生交叉反应。实际情况下，抗原 - 抗体之间构象相似时的结合力小于吻合时的结合力。

（3）注意事项：荧光染色后一般在 1h 内完成观察，或于 4℃ 保存 4h，时间过长，会使荧光减弱。

（4）每次实验时，需设置以下两种对照。

1）阴性对照：阴性血清 + 荧光标记物（需由实验人员自行建立标准）。

对照设置的标准如下：一抗孵育时不加一抗，仅加 2% 抗体稀释液，排除二抗与组织的非特异染色；一抗孵育时不加一抗，仅加 PBS 缓冲液，排除缓冲液内物质与组织的非特异性染色。

2）荧光标记物对照：PBS+ 荧光标记物。如果标本自发荧光，对照和特异性对照呈无荧光或弱荧光，待检标本呈强荧光，则为特异性阳性染色。

未知抗原标本片需在操作的各个步骤中始终保持湿润，避免干燥。所滴加的抗体或荧光标记物，应始终保持在未知抗原标本片上，避免因放置不平使液体流失，从而造成非特异性荧光染色。

（三）免疫染色采图要求

1. 免疫组化　将标本切片放在光学显微镜下观察，建议研究者比对解剖病理图谱，找到切片中样本的目标位置，首先在 40 倍下定位组织、采集图片，再更换为 100/200 倍观察并采集可代表样本的图片，每张切片 3～5 个视野，每组建议至少 5 张切片，后换成 400 倍观察并采集图片。光学显微镜下观察细胞中是否出现淡黄色、黄色或褐黄色染色颗粒，有颗粒存在者为阳性细胞。也可用切片扫描系统进行全切片扫描。

2. 免疫荧光　将标本切片放在荧光显微镜下观察，并在 40 倍下定位组织、采集图片，再更换为 200 倍观察并采集图片，后换成 400 倍观察并采集图片。

注意：荧光容易淬灭，因此免疫荧光最好在 DAPI 复染后 1～2 日内采图（期间保存在 4℃ 条件下，避光）。拍照时注意调整荧光曝光时间，时间越长，荧光淬灭越快，调整好曝光时间后，对于同一课题或同一研究对象做定量比较时，曝光时间不能更改。具体要求参见本节"苏木素 - 伊红染色法"中"HE 图片采集"的相关内容。

（四）免疫染色图片定量分析

图片采集后，研究者需要选择合适的软件分析相关指标，如细胞大小、细胞数量，神经元轴突长度、目标分子荧光强度等。以 Photoshop CS 8.1 原厂简体中文版（PS），Image-Pro Plus 6.0 software（IPP）为例分析免疫组化图片，简要步骤如下：

1. 使用 PS 处理图片，以分析荧光图片中细胞数量

（1）打开 PS，将图片拖入 PS 中。

（2）依次点击"图像""调整""色阶"，见图 4-30。

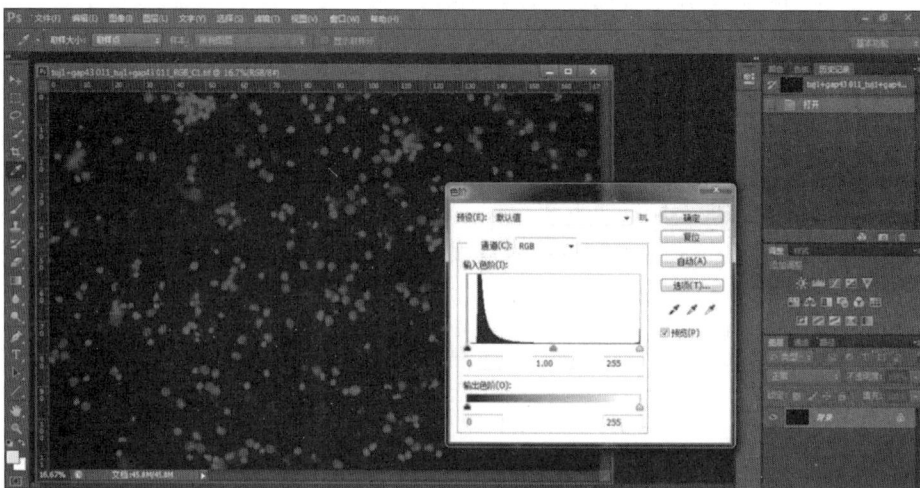

图 4-30　PS 色阶窗口

（3）在色阶窗口中移动小三角图标，使得图片中的细胞显示更加清楚（一般将背景调整为黑色）。然后点击"确定"。再点击"文件""储存为（V）"，保存在文件夹中。

2. 使用 IPP 测量细胞数目（count/size）

（1）打开 IPP，点击"File""Open"，将刚刚用 PS 处理好的图片选到 IPP 中。

（2）依次点击"Edit""Convert to""Gray Scale 8"，将荧光图片转换为灰度图片，见图 4-31。

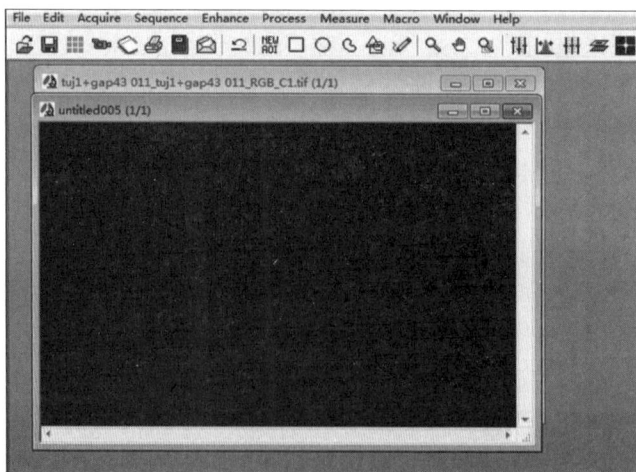

图 4-31　IPP 中荧光图片转换为灰度图片窗口

（3）依次点击"Enhance""Invert to"，加强灰度图片，见图 4-32。

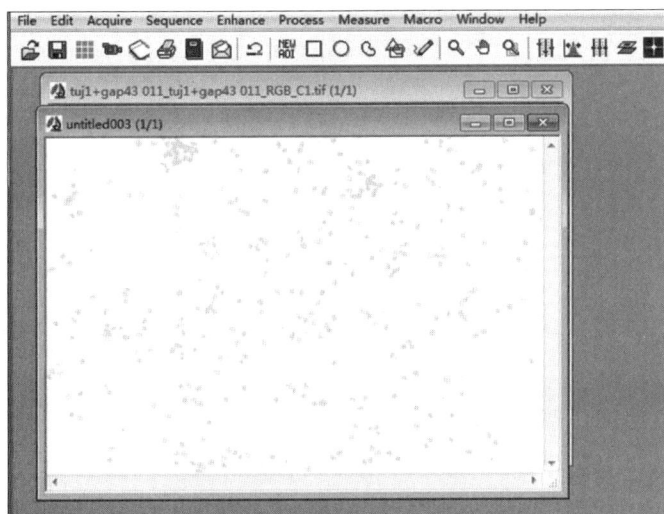

图 4-32　IPP 灰度图片加强效果

（4）依次点击"Process""Segmentation"，选择细胞数量测量参数，见图 4-33。

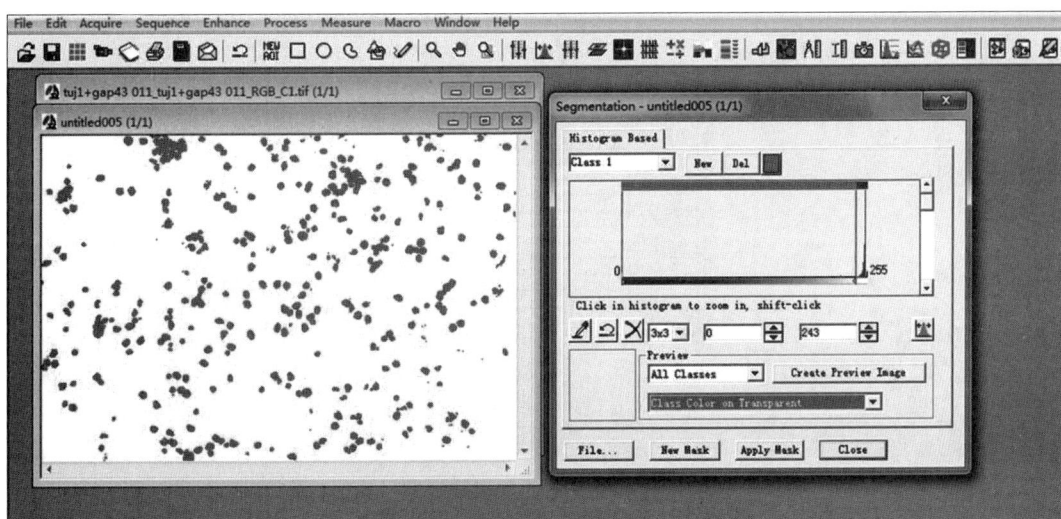

图 4-33　IPP 细胞数量测量参数选择（1）

（5）在阴影选项条部分选择"Black on Transparent"，点击"Close"。随后依次点击 "Measure""Count/size""Select Ranges"，见图 4-34。

（6）在矩形框中调整红线，直到细胞按原图清楚显示（此处参照原图调整，更加准确）。 调好之后点击"Close"，随后在 Count/size 窗口中点击"Measure""Select measurements"，选 择 Area 后，点击"OK"，再点"Count"。

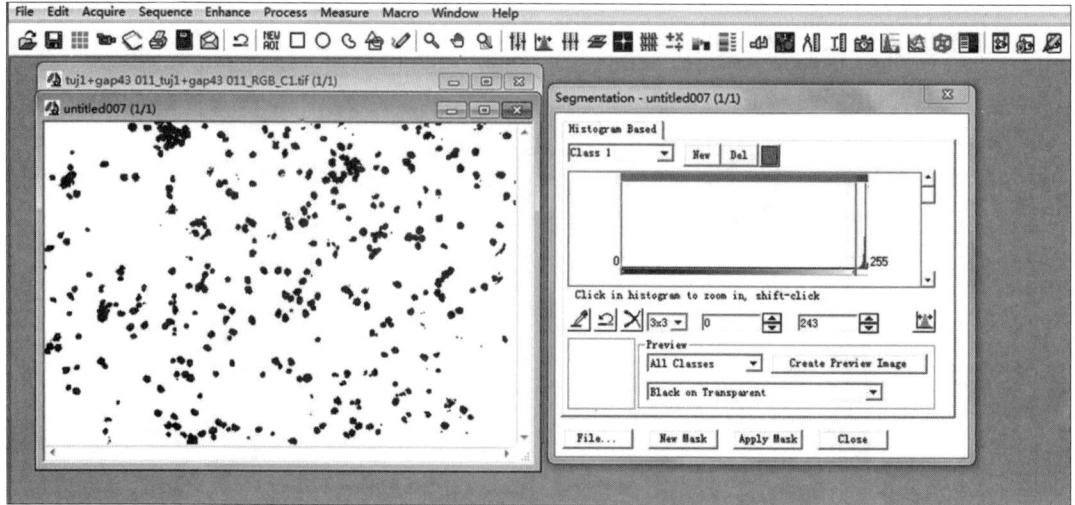

图 4-34　IPP 细胞数量测量参数选择（2）

（7）在 Count/size 窗口中，点击"View""Statistics"，显示分析数据，见图 4-35。

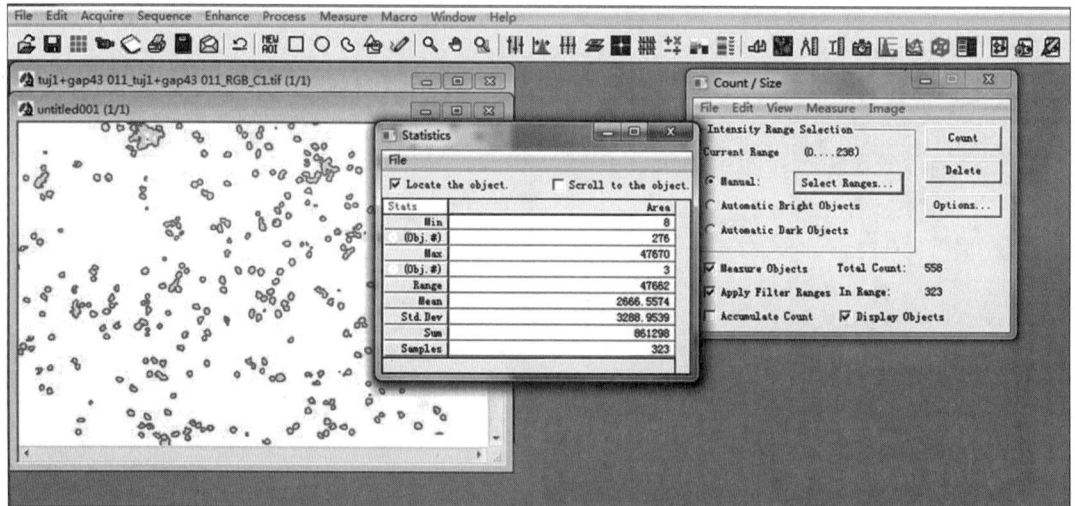

图 4-35　IPP 细胞数量测定结果

（8）在 Statistics 窗口中最后一栏"Samples"就是所测细胞数目。

注意：选择阈值不是机械不变的，需根据图片真实情况进行调整，见图 4-36。

3. 免疫酶组化图片　应用 IPP 分析测量细胞大小（area）、积分光密度值（integrated optical density，IOD）、平均光密度值（mean density）。

（1）打开 IPP 软件。

（2）依次点击"File""Open"，单击将要测量的图片，点击"打开"，见图 4-37。

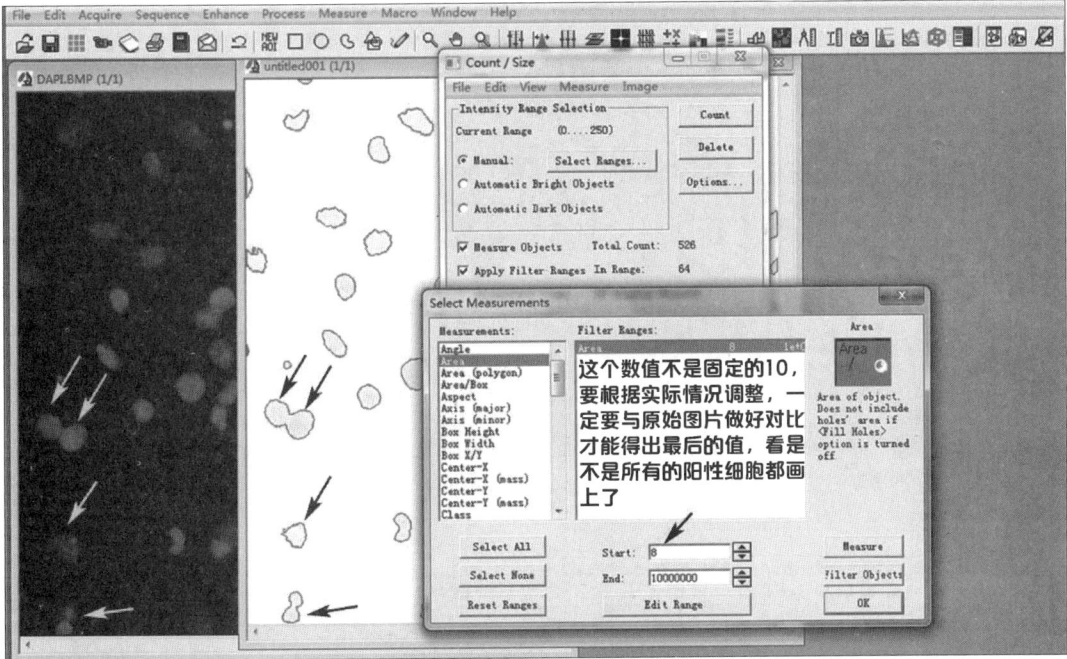

图 4-36　IPP 阈值选择
底层图片中箭头代表分析的细胞

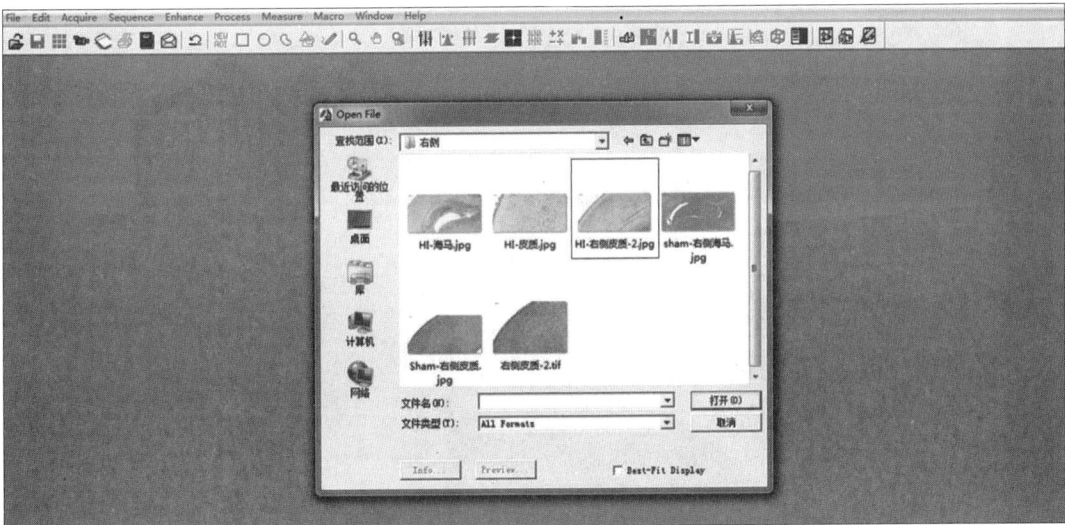

图 4-37　IPP 中打开文件夹

（3）在测量第一张图片前，需先进行校准设定：依次点击"Measure""Calibration"
"Intensity"，见图 4-38。在出现的 Intensity Calibration 窗口中，依次点击"New""Std. Optical
Density""System""Close"，见图 4-39。

（4）点击"Measure""Count/size..."，进行细胞数目 / 大小测量，见图 4-40。

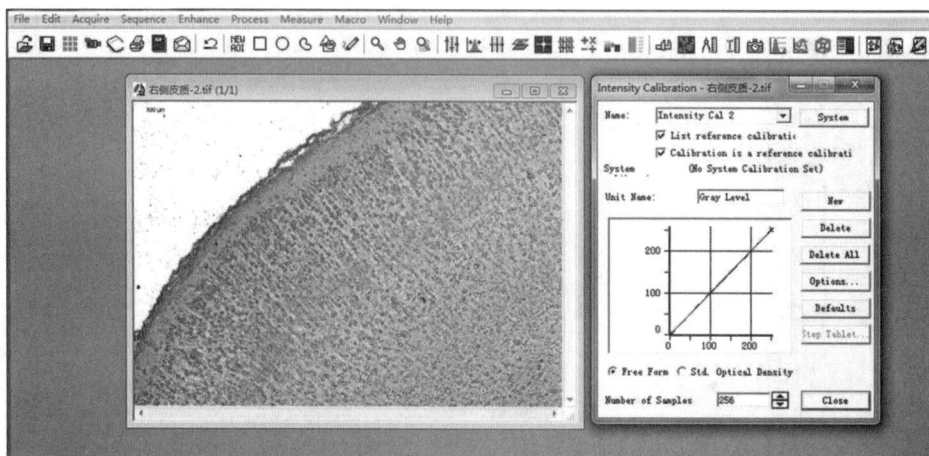

图 4-38 IPP 中校准设定（1）

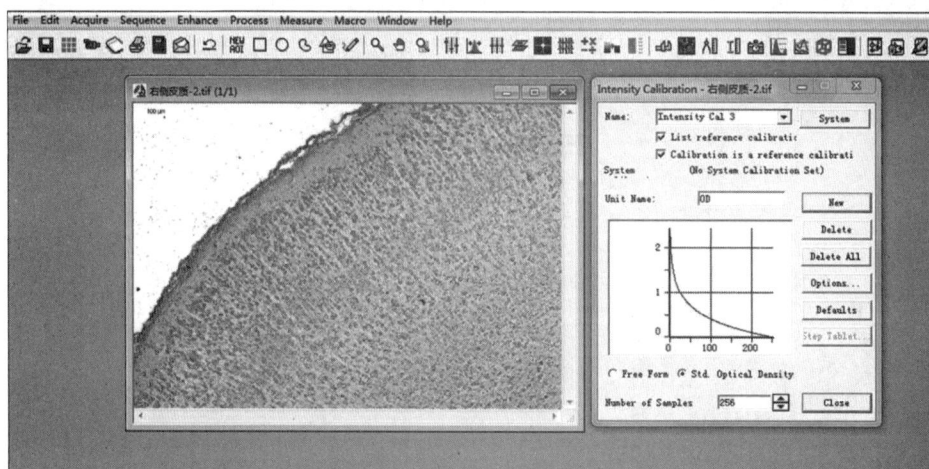

图 4-39 IPP 中校准设定（2）

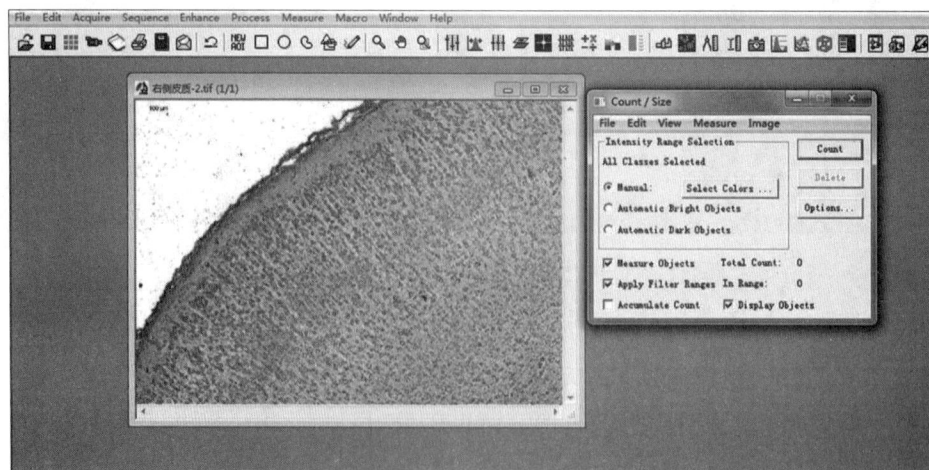

图 4-40 IPP 中选择测量细胞数目 / 大小

（5）在 Count/size 窗口中，点击"Measure"，再点击"Select measurements"，选择测量项目，见图 4-41。

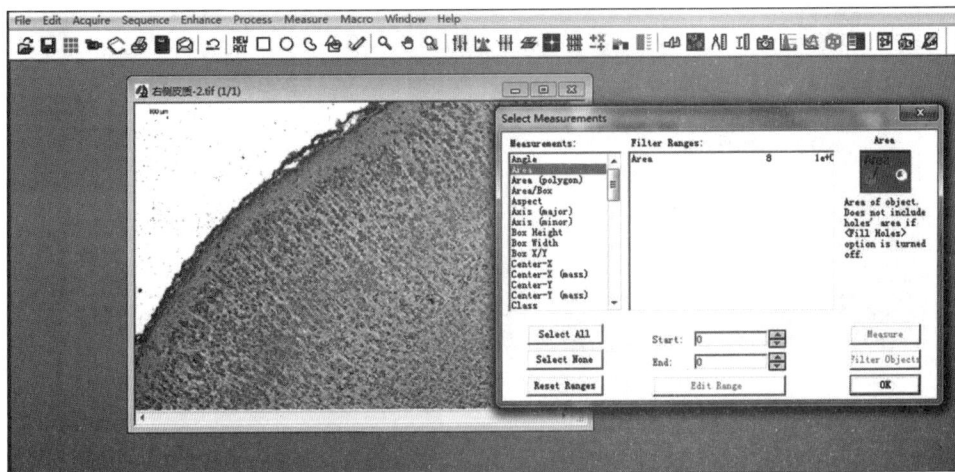

图 4-41　IPP 中选择测量项目

（6）在图 4-41 的 Select measurements 窗口中选择需要测的项目，比如"Area"等，然后点击"OK"，再点击 Count/size 窗口中的"Select colors..."，见图 4-42。

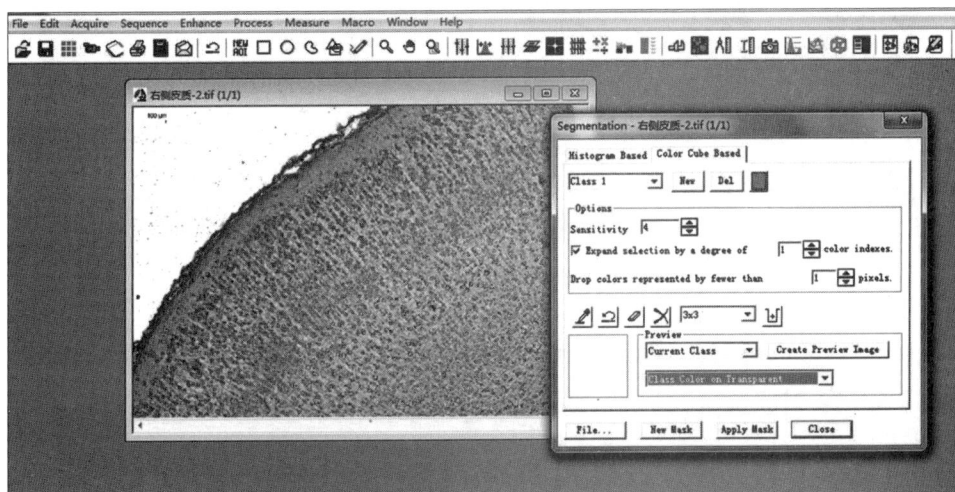

图 4-42　IPP 中选择测量色彩

（7）点击"Histogram Based"，在 RGB 处选择"HSI"，然后点击"Close"，见图 4-43。

（8）为了更准确地选择阳性区域，点击左下像一支笔形状的吸管图标，然后在图片中点击黄色区域，在矩形框中调整准确度，见图 4-44。

（9）依次点击"Close""Count""View""Data to file"，就可看到所测数据。

4. 免疫荧光图片应用 IPP 分析测量细胞面积及轴突长度

（1）打开 IPP 软件，见图 4-45。

（2）点击"File"及"Open"。选择要测量的图片，点击"打开"，见图 4-46。

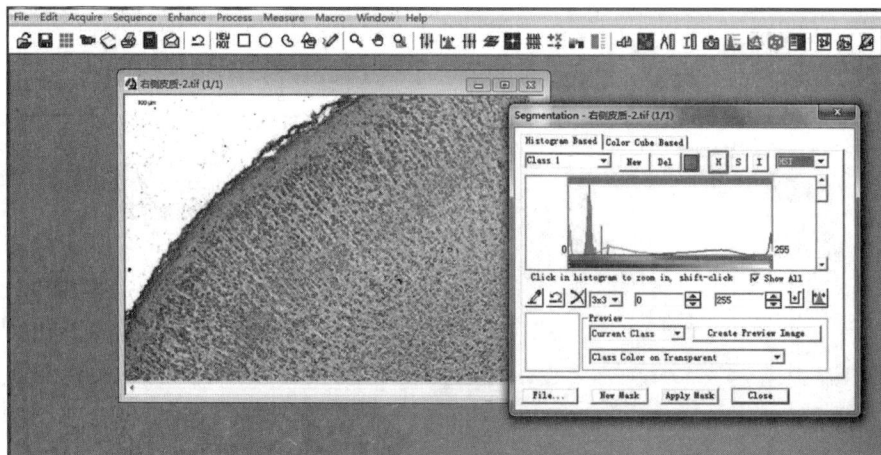

图 4-43　IPP 中选择测量通道

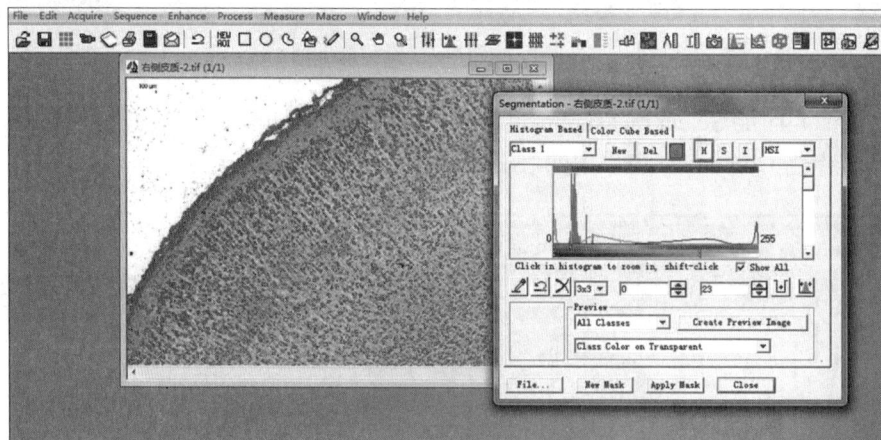

图 4-44　IPP 中调整准确度

图 4-45　IPP 开始界面

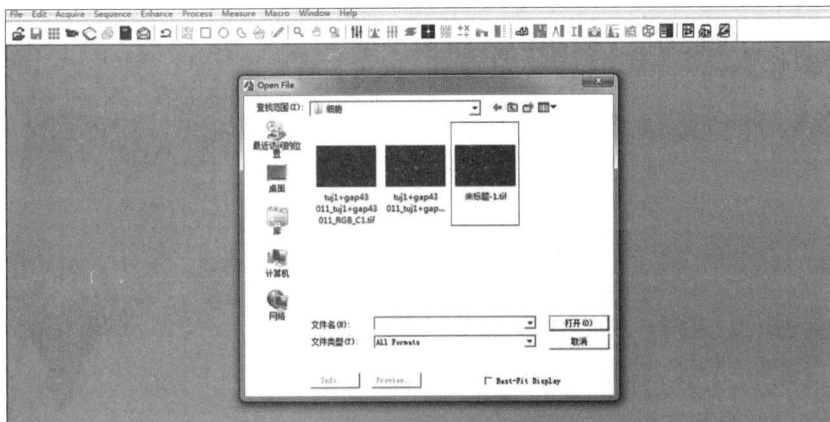

图4-46 IPP打开文件中的图片

（3）鼠标放在图片上，按住"Ctrl"键外加滑动鼠标滑轮，放大图片，见图4-47。

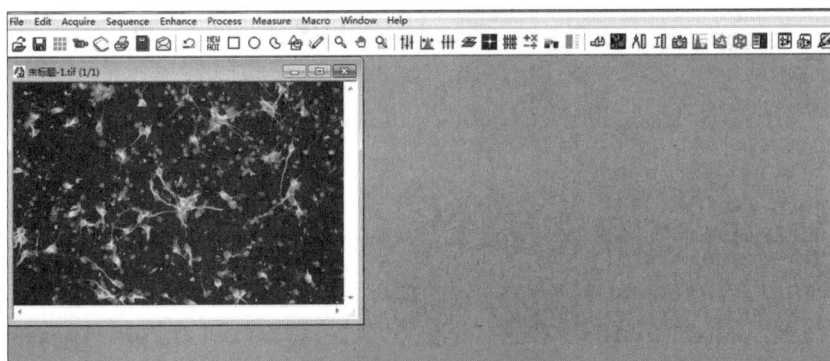

图4-47 IPP中放大图片

（4）用鼠标拉大图片，使其清晰显示。点击圈内的标记，弹出右侧对话框，见图4-48。

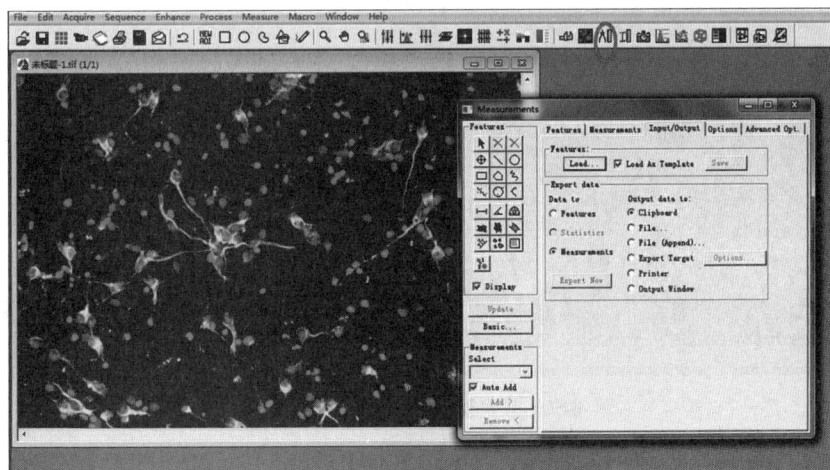

图4-48 IPP图片测量选项
椭圆代表图片测量选项的位置

（5）测量细胞面积时，点击圈内的两个按钮，见图4-49。

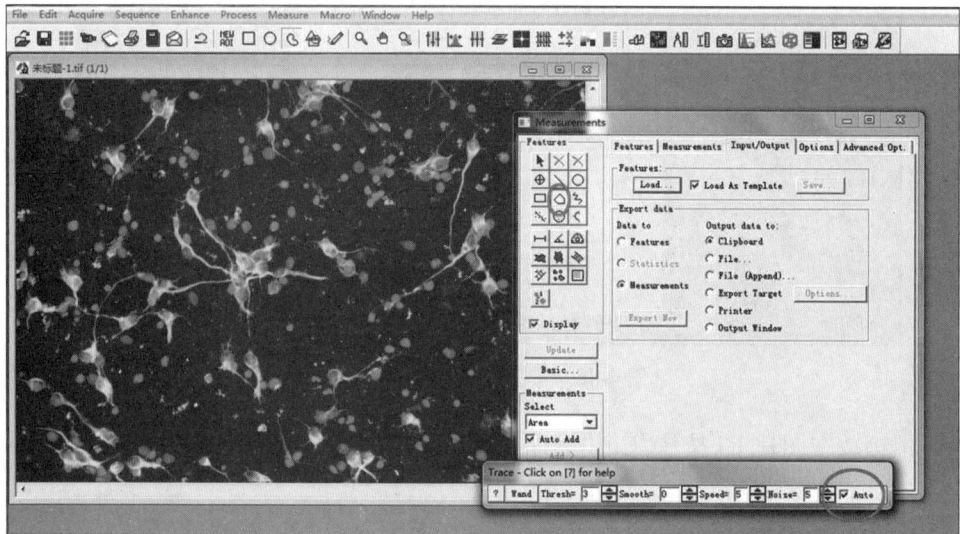

图4-49　IPP测量细胞面积

椭圆（竖）代表细胞面积测量选项的位置，椭圆（横）代表点击选项

（6）定位到需要测量的胞体后，连续点击胞体两端后点击鼠标右键，自动测量胞体的面积，但此方法只针对形状较为规则的胞体。若不规则，可以长按鼠标左键，沿胞体画出，完成后点击鼠标右键，电脑会自动保存，见图4-50。

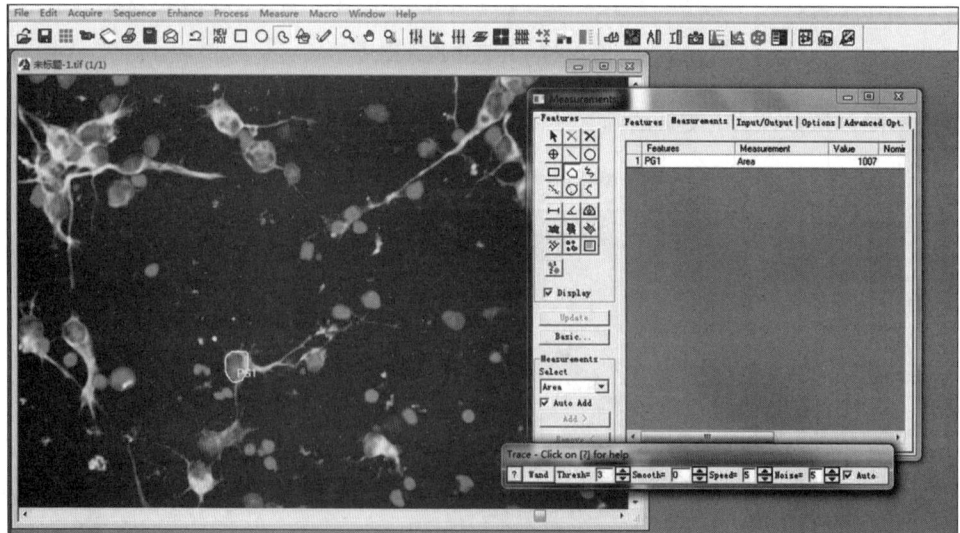

图4-50　IPP测量细胞面积结果保存

（7）测量完胞体面积后，点击圈内的按钮导出数据，见图4-51。

（8）当测量轴突长度时，点击圈内波浪线按钮，见图4-52。

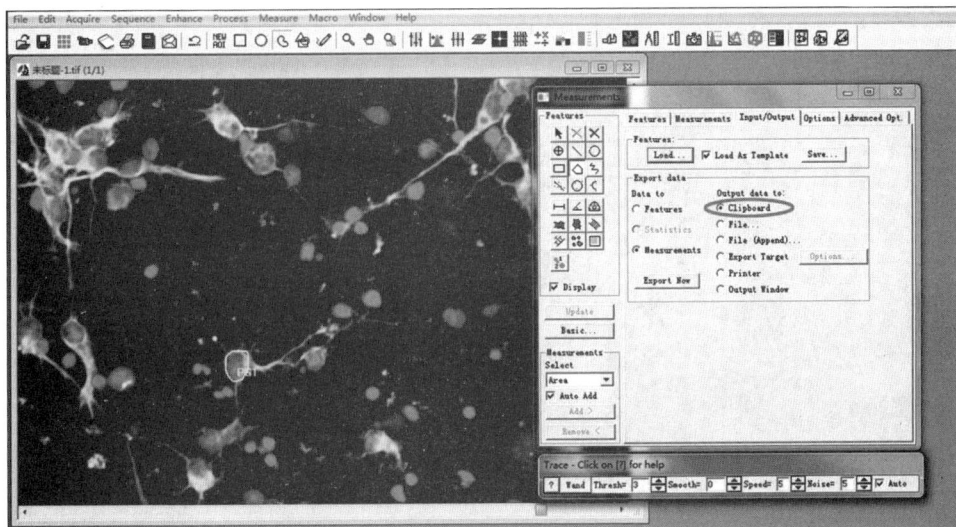

图 4-51　IPP 测量细胞面积数据导出

椭圆代表点击选项

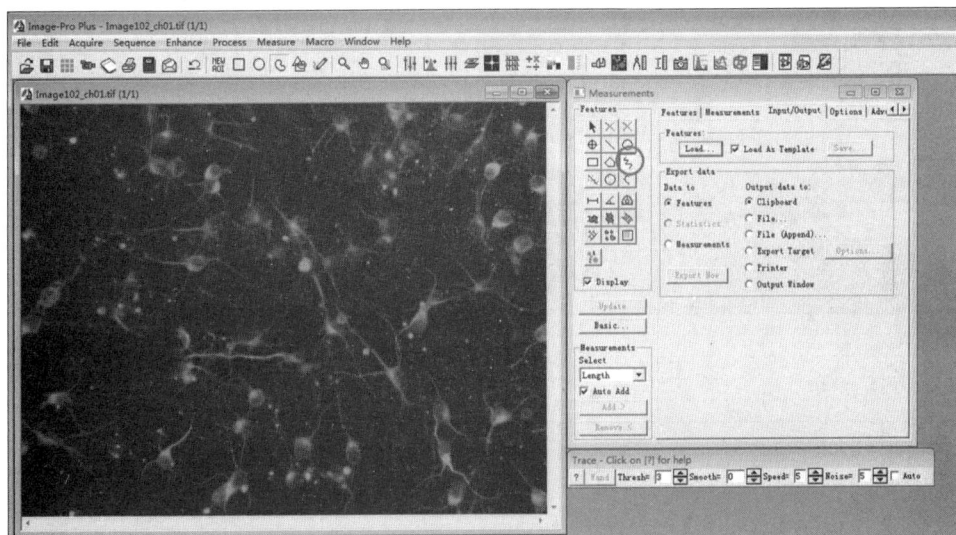

图 4-52　IPP 测量轴突长度

圆圈代表轴突长度测量选项的位置

（9）找到要测量的轴突后，长按鼠标左键沿轴突画出其轮廓线，完成后点击鼠标右键，电脑即自动保存轴突长度，见图 4-53。

（10）完成测量后按照第（7）步导出数据。注意，对于面积而言，需拷贝出面积数据。对于长度而言，需拷贝出长度数据，见图 4-54。测量出来的数据单位是像素，具体应根据标尺的情况换算。

例如，标尺 =100μm 时测出像素点 W，用 $W/100=M$ 表示 1μm 代表多少像素点，IPP 计算出来的像素点 N 要换算成 μm，用 N/M 代表长度，N/M^2 代表面积。

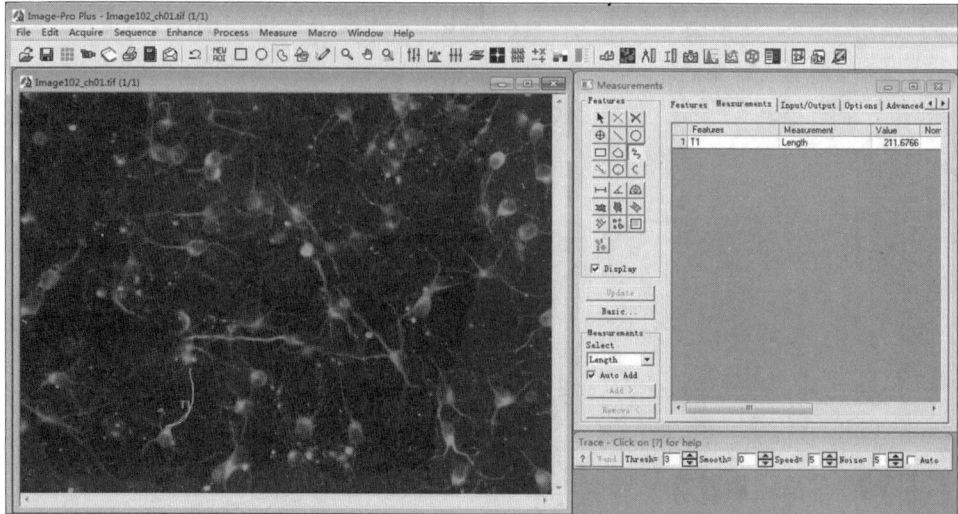

图 4-53　IPP 轴突测量结果

图 4-54　IPP 测量数据导出

五、苏木素-伊红染色法(hematoxylin-eosin staining, HE 染色)

(一)HE 标本制备规则

(1)材料来源相同,包括属性、部位。

(2)切片制备:切片的断面、方向、厚度均要保持一致。

(3)标本染色的方法、程度一致。

(二)HE 染色简要步骤

1. 实验原理

HE 染色是石蜡切片技术中常用的染色方法之一,是普通光学显微镜观察细胞形态的一种方法,也可用于鉴别细胞凋亡与细胞坏死。苏木素染液为碱性,主要使细胞核内的染色质与胞质内的核糖体着紫蓝色;伊红为酸性染料,主要使细胞质和细胞外基质中的成分着红色。

2. 实验材料

染色板，载玻片，盖玻片，苏木素染液，伊红染液，1% 盐酸乙醇，梯度乙醇，二甲苯，中性树胶。

3. 实验步骤

脱蜡：二甲苯Ⅰ和二甲苯Ⅱ浸泡各 10min；

水化：100% 乙醇—95% 乙醇—85% 乙醇梯度水化各 3min；双蒸水中漂洗 1～2min；苏木素染色 10min；双蒸水中漂洗；1% 盐酸乙醇分化 3～5s；自来水中返蓝 10～15min 至蓝色；伊红染色 3min；适度自来水洗；

脱水：85% 乙醇 10s—90% 乙醇 10s—95% 乙醇 20s—100% 乙醇 30s—100% 乙醇 1min；

透明：二甲苯Ⅰ—二甲苯Ⅱ各 1min；中性树胶封片。

实验注意：染色过程中切忌使切片干燥。

（三）HE 图片采集

同一批切片需要用同样的拍照方法，拍照时必须保证放大倍数一致，并做好标记，说明拍照具体部位，如大脑皮质分为分子层、外颗粒层、锥体细胞层、内颗粒层、节细胞层、多形细胞层，则可按照层次分别拍照，每层从左到右至少拍三张照片（200 倍或 400 倍）用于分析。

注意事项：

1. 拍照的位置在各组各层部位应相对固定一致，以利后续计数分析。

除此外，切片制作时必须遵循"一致"的原则（对于任何染色都适用）：

1）所取观察组织部位一致，可以精确到用数字表示，如观察大脑皮质时都来源于外颗粒层或内颗粒层等，可以参照文献"N- 甲基 -D- 天门冬氨酸受体 2A 亚单位在 SD 成年雄性大鼠不同脑区的分布"[1] 中的相关内容。

2）切片制作厚度一致，切的方法及切的层面须统一。

3）切片染色一致，染料的多少及规格须统一。

4）观察环境一致，用同一台机器，同样的光强指标等。

说明：光强指标的统一可以采取先粗略观察所有组在显微镜下的大致情况，摸索出最佳采图条件，于染色后 2 天左右再统一采图。

2. 熟悉组织结构

图像采集前，需要熟悉正常情况下组织在低倍、高倍镜下的形态和组织结构，包括组织类型、组织分层、细胞组成等。同时还应对预期的实验结果有所了解，包括出血、渗出、炎症浸润等。

3. 采用正确的观察方法

1）首先，正确的观察顺序是肉眼观察—低倍镜观察—高倍镜观察。

2）其次，明确切面方向和切割部位。切面不同，组织结构也就不同，因此将切片置于镜下观察时，应确定该切片的切面方向，是纵切、横切还是冠状切（水平切）。还应确定切割部位，部位和方向不同组织结构也不同。很多时候参考书和切片镜下观察到的组织结构

---

[1] 毕文杰, 肖莉, 郑翔, 等. 2013. N- 甲基 -D- 天门冬氨酸受体 2A 业单位在 SD 成年雄性大鼠不同脑区的分布[J]. 解剖学报, 44（4）: 456-462.

存在区别（可能是因切面不同所致），观察时应注意区分，仔细辨认，掌握标本的各种组织结构。

4. 参数设置

在进行图像采集前，必须进行参数设置如下。

曝光：分为自动曝光和手动曝光，软件的默认设置为自动曝光，当光照亮度改变时，软件会自动调节曝光。

白平衡：决定画面中的白平衡基准点，以此来达到白平衡调校，从而使图像能正确地以"白"为基色来还原其他颜色。操作过程时，先把切片图像移到视场外面，通过移动载物台，使得在视场范围内污点去除，然后点击"白平衡"。

分辨率：用以调整图像清晰度，高分辨率下可以获得更清晰的图像，但会影响图像响应速度，一般根据实际需要通过下拉菜单进行选择，比较常用的是"1024×768"。

5. 标尺设定

标尺能反映图像的实际大小，也能使不同图像具有可比性，因此图片采集和导出时必须带有标尺。

六、细胞培养实验技术

细胞培养技术在很多实验中都会涉及，本节主要根据研究人员实践经验介绍部分细胞培养的简要技术。详细操作步骤可参见《神经细胞培养理论与技术》[1]。

说明：相关试剂和设备只作为参考。

原代干细胞培养方法

（一）新生大鼠海马神经干细胞（NSC）培养方法

1. 材料和方法

（1）实验动物：新生 1 天的 SD 大鼠。

（2）主要试剂与仪器：DMEM 培养基（dulbecco's modified eagle medium，是一种含各种氨基酸和葡萄糖的培养基，在 MEM 培养基的基础上研制而成）、胎牛血清（FBS）、0.25% 胰酶、PBS 缓冲液、成纤维细胞生长因子（FGF）、表皮生长因子（EGF）、解剖显微镜、倒置显微镜，5% CO_2 恒温（37℃）培养箱，层流超净工作台等。

（3）海马 NSC 的原代培养：

1）取材：取新生 1 天大鼠置于 75% 乙醇中浸泡消毒 1min，放于无菌玻璃培养皿上断头，剪开头部背侧皮肤，露出颅骨，左手持镊固定头部，右手持镊沿人字缝拨开两侧颅骨，暴露全脑，用镊子小心剥离脑组织底部连接，即可将脑组织完整取出。将脑组织转入另一盛有无菌预冷的少量 DMEM 液体的培养皿中洗去血液。在解剖显微镜下小心用组织镊揭开大脑皮质表面，暴露各大脑半球中新月形海马，用显微镊小心夹住，将边缘组织分离，并剥除海马表面的脉络膜，以保证培养海马神经元的纯度。将获取的海马组织放入另一盛有无菌预冷的少量 DMEM 液体的培养皿。所有步骤均需要在冰上操作。

2）细胞悬液制备

a. 剪碎：尽可能吸去多余的 DMEM 液体，用剪刀将海马组织剪成约 $1mm^3$ 大小的组织

---

[1] 王廷华, 张晓, McDonald JW. 神经细胞培养理论与技术[M]. 3 版. 北京: 科学出版社, 2013.

块；加入 0.05% 的胰酶于 37℃下消化 10min，加入与胰酶体积等量的完全培养基终止胰酶消化，收集细胞悬液并以 1 000r/min 离心 10min，弃上清液，将细胞重新悬浮于含 20ng/mL FGF 和 20ng/mL EGF 的 DMEM/F12 培养液中。

　　b. 吹打重悬细胞：将组织碎块用移液器移入标本管中轻柔缓慢吹打细胞（吸头不要离开液面）15～20 次，静置约 2min 后，吸取上层单细胞悬液备用。再加入少量新鲜的完全培养基，如此反复 2 次。

　　3）接种：将制备好的单细胞悬液定量使细胞密度达 1.5×10^5～2.5×10^5 个 /mL（1 只大鼠海马组织约加 1mL 完全培养基，细胞具体接种密度根据课题要求设定）。

　　将细胞接种于 T25 培养瓶中，均匀左右上下摇晃培养瓶使细胞分布均匀，标记接种时间和细胞名称，置于 37℃培养箱。

　　细胞计数详细步骤：取出 1 个 1.5mL EP 管，加入 90μL DMEM、10μL 细胞悬液，拿出血细胞计数板，混匀细胞，通过虹吸作用将细胞悬液加到板内，通过显微镜计数四个象限的细胞数量。细胞数计算公式为：四个象限的细胞总数 /4× 稀释倍数 $\times 10^4$ 个 /mL。

　　4）换液：待神经球形成后再次用移液器制备单细胞悬液，以 1.5×10^5～2.5×10^5 个 /mL 将细胞接种于培养瓶中，此后 3～4 天换液一次。

　　5）NSC 传代：一般 7 天传代一次，以神经球增大至 100μm 左右为传代参考。收集 NSC 细胞悬液至无菌的 15mL 离心管中，1 000r/min 离心 5min，弃上清液，将细胞重新悬浮于含 20ng/mL FGF 和 20ng/mL EGF 的 DMEM/F12 培养液中。用 1mL 进口吸头轻轻吹打 30～50 次后调节细胞密度为 1.5×10^6～2.5×10^6 个 /mL，将细胞接种于 T25 培养瓶中，均匀左右上下摇晃培养瓶使细胞分布均匀，标记接种时间和细胞名称，置于 37℃培养箱。

2. 实验结果

在原代培养开始时，吹打形成的单细胞悬液在倒置显微镜下大多显示为单个细胞，细胞小而透明，呈圆形或椭圆形，没有细胞突起，折光性较好。培养 2 天后，可观察到由十几个到几十个细胞聚集形成的球形集落，且随着天数的增加细胞球增大。到第 7 天左右，在培养瓶底部有碎片样细胞死亡，存活的细胞球悬浮。

P_2 代的神经球于培养液中，数量逐渐增多，体积明显增大，由数十甚至上百个细胞组成。在培养基中既可见单细胞也可见呈不规则形状的小细胞团。部分细胞死亡，部分细胞呈现分裂象，逐渐形成由诸多细胞构成的细胞球。

3. 经验分享

由于取材部位不同、接种密度等的影响，会出现部分神经球融合和贴壁分化的现象，并且随着传代次数增加这种现象也随之增多，到后期纯化程度增加后又有所改善。若部分神经球体积过大，中心细胞因营养不良而颜色发黑，则应及时传代。

神经干细胞的增殖与培养基中的 FGF 和 EGF 密切相关。因此，为了维持神经干细胞的干性，需要保证其获得足够的营养因子，建议 2～3 天换液一次。

实验前利用 Nestin 免疫荧光染色，鉴定培养细胞的纯度。

（二）大鼠骨髓间充质干细胞（BMSC）培养方法

1. 材料和方法

（1）实验动物：6～8 周 SD 大鼠（100～150g）。

（2）主要试剂与仪器：DMEM 培养液、胎牛血清（FBS）、0.25% 胰酶、PBS 缓冲液、倒置显微镜，5% CO_2 恒温（37℃）培养箱，层流超净工作台等。

（3）BMSC 的原代培养：取 6～8 周的 SD 大鼠，通过吸入 5% CO_2 处死后，立即用 75% 乙醇浸泡后肢 3～5min，利用大剪刀剥离后肢皮肤肌肉软组织，打开髋关节，剥离关节囊，在股骨头处卸下整条后肢（注意千万不要剪破股骨头），用小剪刀仔细剔掉股骨和胫骨上面的肌肉，尽量剔干净。同上离断踝膝关节，注意保护骨干骺端，以保持骨髓腔密闭。

再次用 75% 乙醇浸泡股骨或胫骨 5～8min，在超净台中用无菌的 PBS 漂洗股骨、胫骨后用无菌的大剪刀剪开两端的干骺端，用 1mL 注射器吸取 DMEM 冲洗骨髓腔中的骨髓直到流出的液体清亮为止。收集细胞悬液到无菌的 50mL 离心管中，室温静置 5～8min 使残留的肌肉组织和骨渣沉底，将上清液分装至无菌的 15mL 离心管中，1 000r/min 离心 10min，弃上清液，加入含 10% FBS 的 DMEM 高糖培养基，每 2 只 SD 大鼠加 15mL 完全培养基，接种至培养瓶中。每 3 天半量换液，培养 7～9 天后 BMSC 的汇合度达到 85%～90% 时进行传代。

（4）BMSC 传代

1）先用紫外线照射超净台 30min。

2）无菌条件下倒掉培养液。

3）向已经长满细胞的培养瓶中加入无菌 PBS 10mL，轻轻摇动培养瓶，使 PBS 流遍所有的细胞表面后弃掉，尽可能去除原培养液中的血清。

4）加入 2mL 0.25% 胰酶，在 37℃培养箱中孵育 2～5min 后把培养板放置在倒置显微镜下观察，发现细胞的胞质回缩、细胞间质增大后，立即用新鲜培养基终止消化。

5）每瓶加入 10mL 预热至 37℃的培养液，用移液器轻轻吹打以分散细胞。收集细胞悬液至 15mL 的离心管中，1 000r/min 离心 10min。

6）弃上清液，加入 12mL 新鲜培养基，轻轻吹打混匀接种至培养瓶中。

7）倒置显微镜下观察，37℃、5%CO_2 培养。

注意事项：所有液体在使用前均应预热至 37℃；细胞消化传代时吹打不要产生气泡，吹打力量不宜过大，否则会损伤细胞。

2. 实验结果

72h 后可观察到培养的上清液中有很多漂浮细胞及少量贴壁细胞，根据形态的不同，贴壁细胞可分为 3 种：小圆细胞、星状细胞和梭形细胞，即 BMSC（图 4-55）。通过间断摇动培养瓶，可使骨髓血中大量的红细胞、白细胞等漂浮细胞与贴壁细胞分离。传代培养，1 瓶可传 3 瓶。随着传代次数的增加，细胞得到纯化。贴壁细胞前 2～3 天生长缓慢，之后迅速增殖，且以梭形细胞占优势，9 天可达 80%～90% 融合（图 4-56），经数次换液，培养 10～14 天贴壁生长的细胞以 BMSC 为主，细胞呈长梭形，接近完全融合，传至 P_3 代基本纯化为 BMSC，细胞长梭形，胞界清楚，胞核饱满居中，呈放射状或旋涡样排列（图 4-57）。P_3 代 BMSC 细胞生长旺盛，在培养瓶底呈分支状（图 4-57），纯度高，适合作移植用。在原代培养过程中，开始接种的细胞包括 BMSC 以及不同分化程度的其他细胞如内皮样细胞、成纤维样细胞及巨噬细胞等。

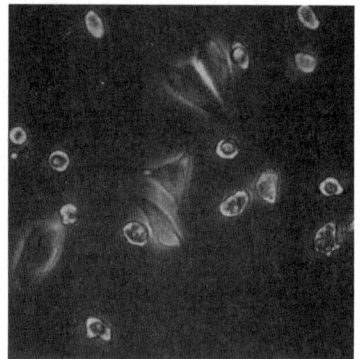

图 4-55 BMSC-3 天

实验开展及数据分析 第四章

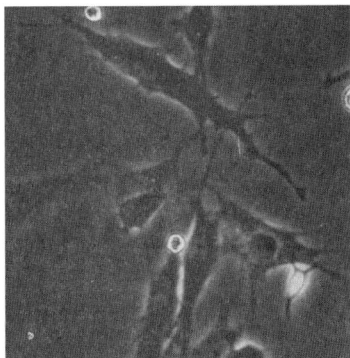

图 4-56　BMSC-9 天

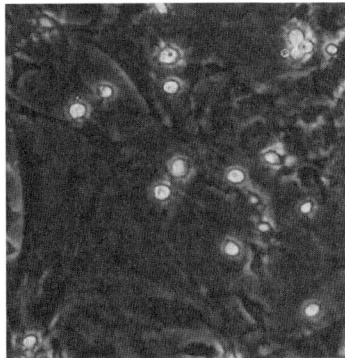

图 4-57　P_3 代 BMSC

3. 经验分享

目前，体外分离培养 BMSC 的方法主要有两种：全骨髓法和离心法。全骨髓培养法较简便，用含血清的培养液反复冲洗骨髓腔，收集骨髓细胞悬浮液进行接种培养。此法适用于小动物 BMSC 的培养，如鼠。离心法是用淋巴细胞分离液分离提取骨髓中的单核细胞，主要适用于人 BMSC 的培养，通过离心可以去除骨髓中大量红细胞和脂肪组织而有利于 BMSC 生长。培养基中血清浓度在 10% 左右，在扩增过程中，有时细胞生长缓慢且形态不好，可提高血清浓度使其得到改善，用这种方法分离扩增 BMSC 简单方便。

不同个体大鼠 BMSC 克隆形成率有较大差异，但共同之处是随传代次数增多，克隆形成率渐渐下降。另外，传代培养结果显示，传代细胞的生长潜伏期比原代培养短，但随着传代次数增多，细胞增殖速度减慢，而且细胞的形态也会有所改变，出现宽大、扁平细胞，甚至脱落死亡。老化的 BMSC 增殖能力差，细胞分支变得粗大。

实验前可以利用 CD44 免疫荧光染色，鉴定培养细胞的纯度。

（三）大鼠造血干细胞（HSC）培养方法

1. 材料和方法

（1）实验动物：6～8 周 SD 大鼠若干。

（2）主要试剂与仪器：1640 培养液、胎牛血清、PBS 缓冲液、倒置显微镜、5% CO_2 恒温（37℃）培养箱、层流超净工作台、percoll 细胞分离液等。

percoll 细胞分离液的配制：将 percoll 细胞分离液原液与 9% 的 NaCl 溶液（用三蒸水配制）按照 9∶1 混匀，再用生理盐水（0.9%）稀释到 60%，混匀后过滤分装，置于 4℃ 冰箱备用。

（3）HSC 的原代培养：取材同本节中（二）大鼠骨髓间充质干细胞（BMSC）培养方法中相关内容。股骨、胫骨再次以 75% 乙醇浸泡 5～8min，在超净台中用无菌的 PBS 漂洗股骨、胫骨后用无菌的大剪刀剪开两端的干骺端，用 1mL 注射器吸取 1640 培养液冲洗骨髓腔中的骨髓直到流出的液体清亮为止，收集细胞悬液到无菌的 50mL 离心管中，室温静置 5～8min 使残留的肌肉组织和骨渣沉底，将上清液分装至无菌的 15mL 离心管中 1 000r/min，用 percoll 细胞分离液梯度离心（2 000r/min，30min）。

注意：先将配制好的 percoll 细胞分离液加至 15mL 离心管中再将细胞悬液沿着管壁缓缓注入，这样 percoll 细胞分离液在下层，细胞悬浊液在上层，离心时能够使细胞穿过分离液而分层（细胞悬浊液与 percoll 细胞分离液的体积比为 1∶1），离心后混合液分为三层，最上层是 1640 培养基,中间是分离液层,最下层是红细胞层,取上面两层。

将分离的细胞液用 PBS 洗两次后,用含有 15% 胎牛血清的 1640 培养液制成细胞悬液,2 只 SD 大鼠加 15mL 完全培养基,接种至培养瓶中。将细胞置于 37℃、5% CO_2 的培养箱中培养,观察细胞的生长情况,每周换液 2～3 次。2～3 周后,培养瓶中只有分离出的悬浮细胞。每天于倒置相差显微镜下观察原代及传代细胞的生长情况。

2. 实验结果

制成的单细胞悬液接种在培养瓶,24h 后开始有细胞贴壁,随后生长良好,细胞散在分布漂浮生长。3 天后细胞呈贴壁生长,体积小、圆形,细胞边界光滑;4～8 天悬浮细胞数量增多,体积增大,细胞边界渐趋粗糙;9～12 天大部分细胞呈悬浮生长,细胞数量进一步增多,体积进一步增大。培养至第 2～3 周的骨髓悬浮细胞中圆形细胞可达 90% 以上,但是细胞数量较少,见图 4-58、图 4-59。

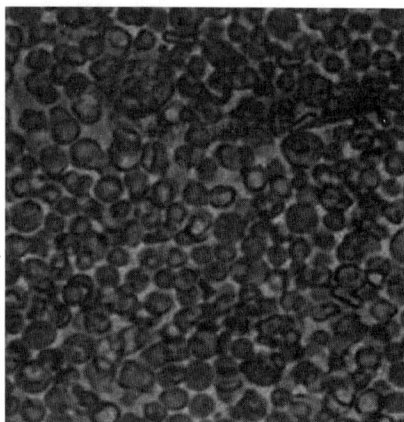

图 4-58　HSC-3 天

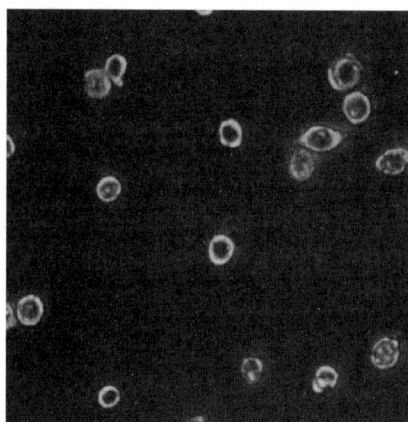

图 4-59　HSC-2 周

3. 经验分享

HSC 是悬浮生长细胞,培养时收集到的全骨髓细胞悬液必须经 percoll 细胞分离液梯度离心以便去除绝大部分的红细胞。如果实验室没有水平离心机,percoll 细胞分离液梯度离心后不能看到白膜层,所以要收集除了红细胞以外的所有液体,再次离心才能收集到 HSC。由于 percoll 细胞分离液对细胞有一定的毒性作用,所以最好用 PBS 漂洗后再接种。每周换液 2～3 次,每次传代都要保证细胞密度,细胞稀疏不利于 HSC 的增殖。HSC 在只有血清的培养基中增殖能力不强,可以考虑加入一些生长因子,如 50ng/mL 干细胞因子(stem cell factor,SCF)、20ng/mL 白介素 -3(IL-3)。

实验前可以利用 CD34 免疫荧光染色,鉴定培养细胞的纯度。

原代细胞培养方法

(一)原代皮质神经元和脊髓神经元培养方法

1. 材料和方法

(1)实验动物:新生 1 天的 SD 大鼠或胎龄为 E16～18 的胎鼠。

(2)主要试剂与仪器:DMEM 培养液、胎牛血清、右旋多聚赖氨酸(poly-D-lysine,PDL)、0.25% 胰酶、PBS 缓冲液、神经基础培养基(neurobasal)、B27,解剖显微镜、倒置显微镜（Leica），5% CO_2 恒温（37℃）培养箱，层流超净工作台等。

（3）取材（于冰上操作）

1）包板：用 25μg/mL PDL 包被，37℃包被 30min，晾干后，PBS 清洗 2 次，再次晾干备用。

2）大脑皮质的获取：脑组织获取同本节中"（一）新生大鼠海马神经干细胞（NSC）培养方法"中相关内容，随后在解剖显微镜下从腹侧向背侧小心剥离脑膜，剔除多余的间脑等组织，将薄薄的皮质置于另一盛有预冷 DMEM 液体的培养皿。

3）脊髓的获取：剪开躯干背部皮肤，暴露脊柱及肋骨。剪断两侧肋骨（注意保留一部分于脊柱上）取出完整的脊柱。左手持镊固定脊柱，右手用眼科剪从脊髓腔两侧剪开脊柱，注意尽量不要破坏脊髓，暴露脊髓后，用镊子小心取出脊髓。将脊髓转入盛有 DMEM 液体的培养皿。在解剖显微镜下小心用显微镊剥离脊膜及附着血管，再将脊髓转入另一盛有 DMEM 液体的培养皿。

（4）细胞悬液制备、接种、换液

1）将获取的皮质和脊髓组织剪成 1mm³ 大小的组织块，加入 0.25% 胰酶（约 1mL/ 只鼠），37℃孵箱，晃动消化 10～15min，取等量完全培养基终止消化。轻柔吹打数次，用 15mL 离心管收集，离心（1 000r/min，10min，常温），弃上清液，加入新鲜的完全培养基轻柔缓慢吹打细胞，制备单细胞悬液；以 $2×10^5～5×10^5$ 个 /mL（根据课题而定，一般形态学观察接种密度为 10^5 个 /mL，用于分子检测，特别是蛋白检测一般为 10^6 个 /mL）的密度将细胞接种于包被好的 6 孔板中，标记接种时间和细胞名称等，置于 37℃培养箱。4h 后全量换液，将完全培养基换为神经元专用培养基。以后每 3 天半量换液。

注意：种板后摇匀细胞的正确方法是左右轻微平行翻转，然后前后轻微平行翻转，不能以画圈的形式摇动细胞板。

2）细胞计数详细步骤：操作方法同本节中"（一）新生大鼠海马神经干细胞（NSC）培养方法"中相关内容。

2. 细胞的观察

培养至 3 天时观察，贴壁的细胞圆而透明，长出细小的突起。培养至第 7 天时，细胞生长良好，细胞胞体丰满、胞质透明、折光良好、胞核呈圆形、树突轴突发育成熟，此时可以进行 NeuN/TUJ1 免疫组化染色鉴定神经元的纯度。

3. 经验分享

细胞接种时一般 1 只鼠接种一板皮质神经元，3 只鼠接种一板脊髓神经元（仅供参考）。

（二）星形胶质细胞培养方法

1. 材料和方法

（1）实验动物：新生 1 天的 SD 大鼠或 E16～18 的胎鼠。

（2）主要试剂与仪器：DMEM/F12 培养液（HyClone）、胎牛血清（Millipore），0.25% 胰酶（Millipore）、PBS 缓冲液、解剖显微镜、倒置显微镜（Leica），5% CO_2 恒温（37℃）培养箱，层流超净工作台等。

（3）取材（于冰上操作）：同本节中"（一）新生大鼠海马神经干细胞（NSC）培养方法"中相关内容。

（4）细胞悬液制备

1）剪碎：尽可能吸取多余的 DMEM 液体，然后将皮质组织剪成 1mm³ 大小的组织块。

2）消化：加入 0.25% 胰酶（约 1mL/ 只鼠），37℃水浴锅，10～15min，晃动消化。

3）终止消化：取等量完全培养基终止消化。轻柔吹打数次，一次性细胞滤网过滤后用 15mL 离心管收集，离心（1 000r/min，10min，4℃）。

4）吹打重悬细胞：离心后弃上清液，加入新鲜的完全培养基（含 10% FBS 的 DMEM/F12）轻柔缓慢吹打细胞，制备单细胞悬液。

（5）接种：取完全培养基将细胞密度调整为 2×10^5～5×10^5 个 /mL（细胞计数方法同上述皮质神经元培养），将细胞接种于 25cm^2 培养瓶内，5mL/ 瓶，标记接种时间和细胞名称等，置于 37℃培养箱。

（6）换液：每 3 天全量换液。换液时，从培养箱轻轻拿出培养瓶至超净台，倾斜 45°，瓶口向上。用 5mL 移液器将瓶内培养基吸出弃之，换干净 5mL 吸头吸取新鲜培养基 5mL 轻轻打入瓶内。

（7）纯化：培养至 7～9 天，观察发现细胞长满瓶底后，即可以开始纯化。弃去旧培养基，换为新鲜培养基后，拧紧培养瓶盖子并用封口膜封口。将培养瓶放至消毒后的饭盒内，于 37℃摇床，200r/min 摇晃 18h。通过摇晃，小胶质细胞、少突胶质细胞及后角的神经元因贴壁没有星形胶质细胞牢固而被摇掉，只保留星形胶质细胞贴壁。18h 后取出培养瓶，于超净台内弃上清液，PBS 清洗，胰酶消化 1～2min，加入 10% 血清培养基终止消化，轻轻吹打数次使贴壁细胞脱落，收集细胞，离心（1 000r/min，10min）。将细胞用新鲜培养基重悬后，按照 1∶1 传于另一新培养瓶内。

（8）鉴定：将纯化后传代为 P$_1$ 代的星形胶质细胞随后进行神经胶质细胞原纤维酸性蛋白（GFAP）免疫荧光实验，以鉴定星形胶质细胞纯度。

2. 实验结果

培养至 3 天时观察，可见有较多的杂质和部分细胞漂浮，少量贴壁的细胞圆而透明，分布较好（图 4-60A）。随着培养时间的延长，每隔 3 天全量换液后，观察发现杂质不断减少，但仍有少量杂质及一些死细胞覆盖在贴壁细胞上的情况。培养至第 6 天时，细胞密度可达 90%，细胞生长良好，胞体丰满，胞质透明，折光良好，胞核呈圆形、卵圆形或多角形，形态各异。本实验中，纯化接种后即为 P$_1$ 代。用 P$_1$ 代培养 3 天的少量细胞进行荧光组化染色，结果见图 4-60B～D。B～D 图分别显示细胞免疫荧光鉴定实验中的细胞核、GFAP 染色阳性结果以及合成图。由 C 图可以清楚地看到，GFAP 蛋白作为一种纤维蛋白，是星形胶质细胞的标志物，主要分布在细胞突起及细胞质中；且实验结果显示星形胶质细胞纯度可达 95%（图 4-60B～D）。

3. 经验分享

取材应在冰上操作，以最大程度保证细胞活性；另外，脑膜及血管膜尽可能剥离干净，以提高星形胶质细胞纯度。细胞接种至培养瓶直至 3 天时再观察细胞，之前最好不要晃动细胞，以免造成贴壁细胞数量减少。纯化时，做好摇床及实验所用饭盒的消毒灭菌工作，避免细胞污染。

（三）原代嗅鞘细胞（OEC）培养方法

1. 材料和方法

（1）实验动物：新生 1～3 天的 SD 大鼠若干。

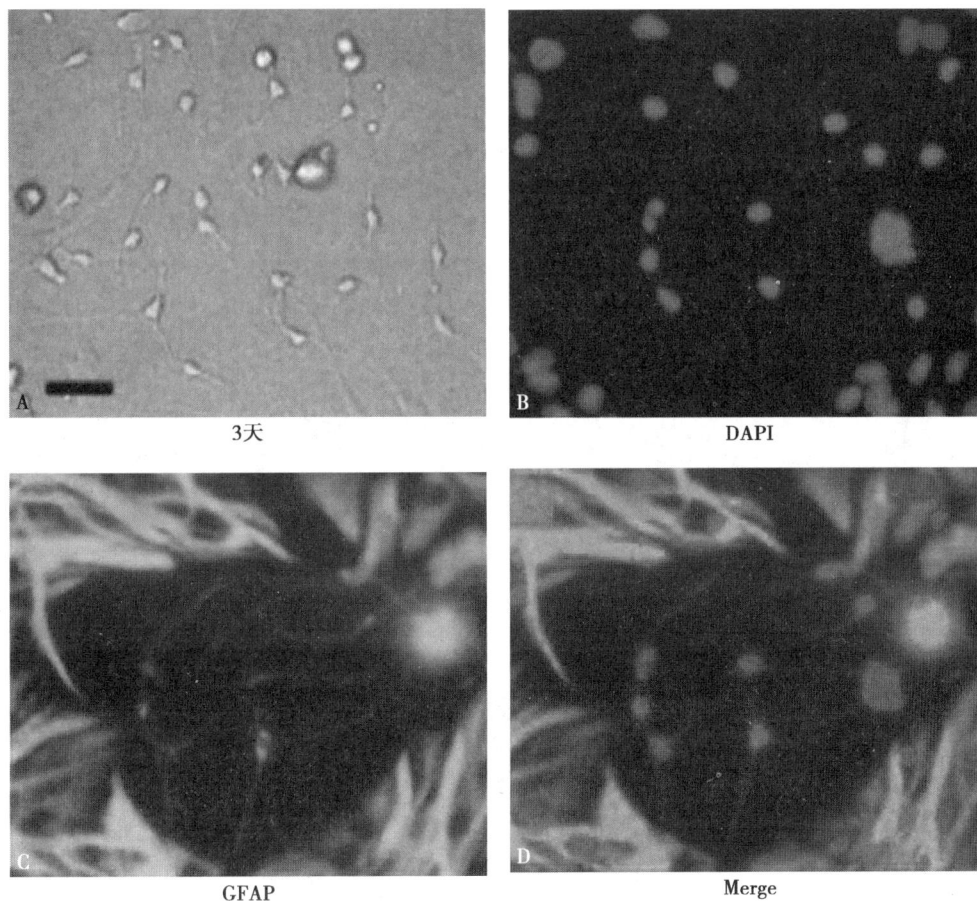

图 4-60 星形胶质细胞第 3 天的形态和 GFAP 免疫荧光分布（200 倍，标尺：50μm）

（2）主要试剂与仪器：DMEM 培养液、胎牛血清（FBS）、右旋多聚赖氨酸（poly-D-lysine，PDL）、0.25% 胰酶、PBS 缓冲液、解剖显微镜、倒置显微镜，5% CO_2 恒温（37℃）培养箱，层流超净工作台等。

（3）嗅鞘细胞的原代培养：将新生 1～3 天的 SD 大鼠浸入 75% 乙醇中 2～3min，在超净工作台中将乳鼠断头，打开颅骨，暴露脑组织及嗅球，立即放入 4℃ 预冷的 DMEM 培养液中清洗 1 遍，以去除表面的血液。在解剖显微镜下，仔细去除嗅球表面的血管及纤维组织（尽量剔除干净）。用眼科剪将组织剪碎至 0.5mm³ 大小，加入 0.25% 的胰酶，于 37℃ 下消化 10min，以与胰酶等体积的完全培养基终止胰酶消化，收集细胞悬液，1 000r/min 离心 10min，弃上清液后将细胞重新悬浮于含 10% FBS 的 DMEM 培养液中，调整细胞密度至 $1×10^6$ 个 /mL，将细胞种植于 PDL 包被处理的培养瓶中，包被方法同本节中"（一）原代皮质神经元和脊髓神经元培养方法"中相关内容，置于 37℃、5% CO_2 培养箱内，每 3～5 天全量换液。

2. 实验结果

接种后观察，细胞密度较高，1h 后细胞开始贴壁，呈球形，难以辨认细胞的形态结构。接种 12h 后有少量细胞贴壁，多见悬浮细胞；24h 后可见贴壁细胞增多，少数细胞变形，呈长梭形；2 天后变形细胞多见，突起延伸变长；5 天后，细胞形态稳定，主要分为 2 种：单极或双极细胞，胞体类似圆形，突起细长，排列不规则，突起互相交织成网状，这种细胞数量最多；还有 1 种"煎蛋样"细胞，胞核大，胞质散铺围绕在胞核周围，边界不规则，突起不明显，形似荷包蛋，故称"煎蛋样"细胞，这种细胞也较常见。这两种细胞常独立成片，少见交叉生长，见图 4-61。

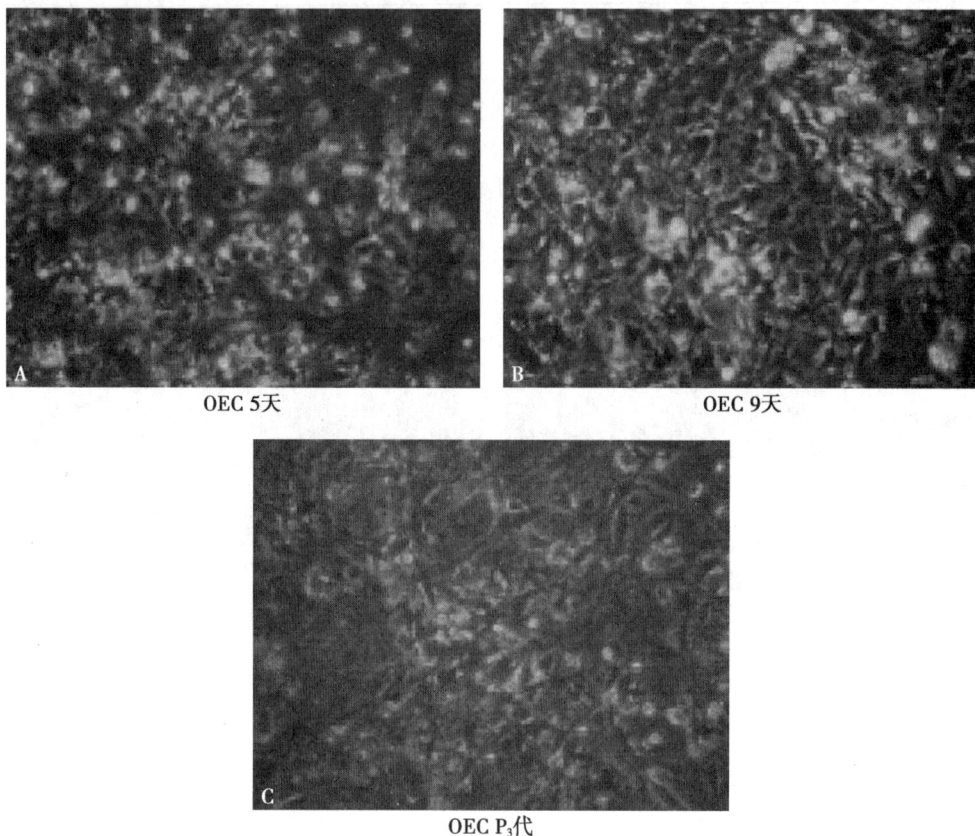

OEC 5天

OEC 9天

OEC P₃代

图 4-61 嗅鞘细胞培养 5 天、9 天后及第 3 代 OEC 形态

3. 经验分享

在取材时一定要保持嗅球的完整性，嗅球很小，需要在解剖显微镜下把血管膜彻底剥离，防止嗅鞘细胞混有杂细胞而不纯，剥膜的技巧是保持嗅球与皮质相连，独立的嗅球不好固定也不好剥膜。剥离膜后再从完整的大脑上切去嗅球，切勿取到皮质而导致嗅鞘细胞中混有胶质细胞和神经元。

嗅鞘细胞的纯度随培养时间的延长有所下降，最主要原因是杂细胞的生长及杂质的增多，主要是成纤维细胞的生长，还有一些胶质细胞。随着培养时间的延长，残留的部分成纤维细胞迅速增殖造成污染，且遗留杂质增多，使视野不清、纯度下降。神经元胞体大，数量少，容易辨认。另外，还可见扁平长梭形细胞紧密贴壁，片状生长，分裂迅速，此为成纤维细胞，这种细胞在彻底剥离外膜的状况下并不多见。还有一种多突起呈星状的细胞，为星形胶质细胞，此类细胞数量极少，单个出现，容易辨认。

实验前可以利用 P75、S100 免疫荧光染色，鉴定培养细胞的纯度。

（四）原代施万细胞（SC）培养方法

1. 材料和方法

（1）实验动物：新生 3～5 天的 SD 大鼠若干。

（2）主要试剂与仪器：DMEM 培养液、胎牛血清（FBS），右旋多聚赖氨酸（poly-D-lysine，PDL）、0.16% Ⅳ型胶原酶、PBS 缓冲液、解剖显微镜、倒置显微镜，5% CO_2 恒温（37℃）培养箱，层流超净工作台等。

（3）施万细胞的原代培养：将新生 3～5 天的 SD 大鼠浸入 75% 乙醇中 2～3min，在超净工作台中将乳鼠断头处死，取出坐骨神经立即放入 4℃ 预冷的 DMEM 培养液中清洗 1 遍，以去除表面的血液。在解剖显微镜下剥去神经外膜，剪碎至 $2mm^3$ 大小，加入 0.16% 的 Ⅳ 型胶原酶于 37℃ 条件下消化 20min，以 4 倍于胶原酶体积的 PBS，稀释细胞与胶原酶的混合液，并收集离心，1 000r/min 离心 10min，再次加入 10mL PBS 将细胞吹打混匀，1 000r/min 离心 10min，尽量把胶原酶漂洗掉。弃上清液，将细胞重新悬浮于含 10%FBS 的 DMEM/F12 培养液中，调整细胞密度至 $1×10^6$ 个/mL，种植于 PDL 处理过的 6 孔板中，置于 37℃、5%CO_2 的培养箱内 24h 后，加入含 10%FBS 和终浓度为 $1×10^{-5}$mol/mL 阿糖胞苷的 DMEM/F12 的培养液，每孔 2mL，作用 48h 后弃去含阿糖胞苷的培养基，PBS 清洗 2 次后加入完全培养液（10%FBS+DMEM/F12）2mL 继续培养 24h，如果观察发现还是有很多成纤维细胞，就再次用阿糖胞苷处理 48h 后再换成完全培养基，以后每 3 天全量换液 1 次，培养 7～10 天，直至细胞铺满板底为止。

（4）施万细胞差速消化传代

1）紫外线灯下照射超净台 30min。

2）无菌操作倒掉培养液。

3）向已经长满细胞的 6 孔板中加无菌的 PBS 1mL，轻轻摇动培养瓶，使 PBS 流遍所有的细胞表面后弃掉，以尽可能去除原培养液中的胎牛血清。

4）加入 1mL 0.05% 胰酶，室温消化 1～2min 后把培养板放置在倒置显微镜下观察，发现上层细长梭形的施万细胞的突起回缩后，立即用新鲜培养基终止消化。

5）每孔加入 1mL 预热至 37℃ 的培养液，用移液器轻轻吹打以分散细胞（一定要轻柔，防止吹起底层的成纤维细胞）。收集细胞悬液至 15mL 的离心管中，1 000r/min 离心 10min。

6）弃上清液，加入 12mL 新鲜培养基，轻轻吹打混匀接种至另 1 个 6 孔板中。

倒置显微镜下观察后于 37℃、5% CO_2 培养。

注意事项：所有液体在用前均应预热到 37℃；细胞消化传代时吹打不能产生气泡，吹打力量不宜过强，否则会损伤细胞。

2. 实验结果　接种 24h 后倒置显微镜下观察，少量细胞漂浮死亡，大量细胞已贴壁，并长出突起。原代培养细胞为少量小圆形细胞及大量未完全消化的细小组织块。接种 1h 后组织块已贴壁，接种 24h 后，有较多细胞从细小组织块周围呈辐射状爬出，并长出突起（图 4-62A）。施万细胞呈双极梭形，具有两个长突起，也有少数细胞呈 3 个长突起的三角形，胞体边缘有亮晕（图 4-62A）。成纤维细胞较大，呈扁平不规则形，有多个短小的突起，胞体边缘没有亮晕（图 4-62A）。4～6 天细胞即可融合，细胞间排列紧密，多呈栅栏样或旋涡样排列（图 4-62B），传代后见图 4-62C。

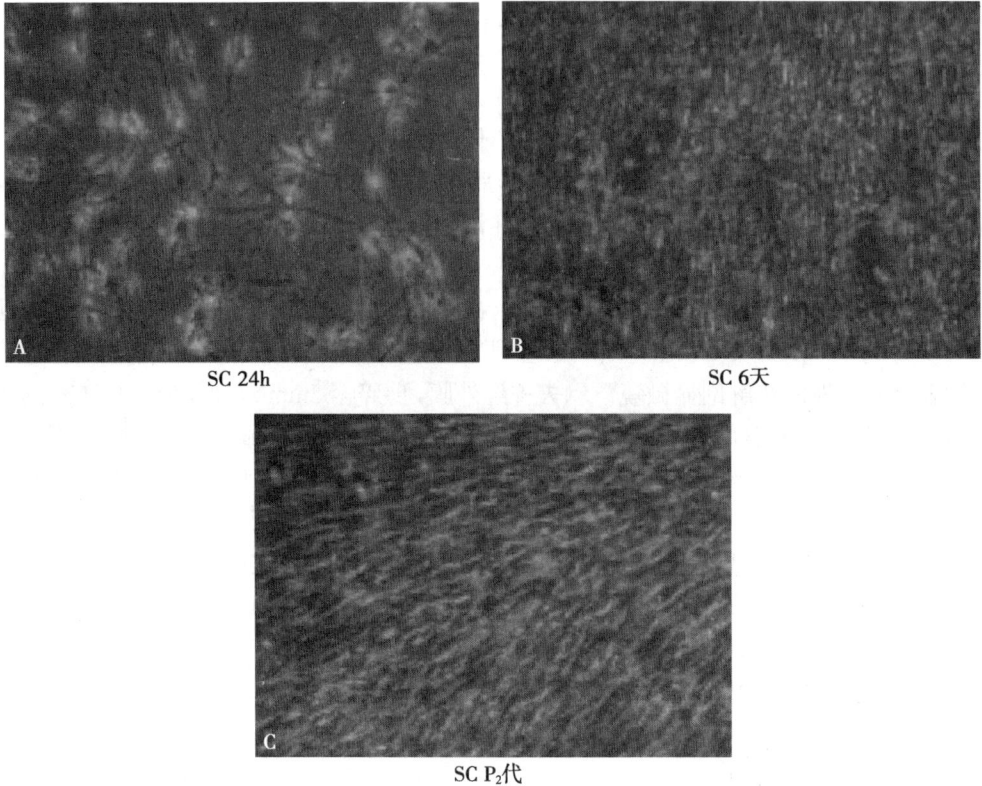

图 4-62 施万细胞培养 24 小时、6 天后及第二代细胞形态

3. 经验分享

体外培养施万细胞的组织来源以坐骨神经最为常用。2 天内的新生乳鼠和胚胎鼠来源的神经细小，柔嫩，脆而易断，且剥膜困难；出生 6 天后至成年鼠神经来源的施万细胞增殖能力较弱，采用预溃变处理又比较耗时。因此，建议选用出生 3～5 天的 SD 乳鼠，取材容易，且保证了施万细胞有较强的增殖能力。原代培养施万细胞的一个难点就是要去除沾染的成纤维细胞，以获取高纯度的施万细胞。在解剖显微镜下剥掉坐骨神经的神经外膜是保证施万细胞纯度的最好方法，但是往往不能完全剥离干净，所以就需要后续的纯化手段。目前，纯化施万细胞的方法主要有：差速贴壁法、差速消化法、抗有丝分裂法和免疫溶解法等。差速贴壁法是利用成纤维细胞比施万细胞更易贴壁的特点，来达到纯化的目的，不会损伤施万细胞，上述实验方法中没有进行差速贴壁是因为胶原酶 37℃ 消化 20min 后还是有大量的组织块没能完全消化，而没能消化的组织块还能迁移出大量的施万细胞。差速消化法是利用施万细胞比成纤维细胞更易被胰酶消化的特点而达到纯化的目的，由于消化时间短，对施万细胞几乎没有影响。

阿糖胞苷可以抑制分裂细胞的增殖，所以在抑制成纤维细胞增殖的同时也抑制了施万细胞，因此作用时间不要太长。不管是取材后的初次接种还是传代接种一定要保证细胞的密度，因为施万细胞和成纤维细胞存在竞争，所以不管哪种细胞占上风都会抑制另一种细胞的生长。因此，原代取材的初次接种或传代接种都是以施万细胞为主，保证其密度可以在一定程度上抑制成纤维细胞的生长。

培养的施万细胞可以用 P75、S100 免疫荧光染色,鉴定培养细胞的纯度。

（五）新生大鼠心肌细胞培养

1. 材料

（1）实验动物:出生后 1～4 天 SD 乳鼠若干。

（2）主要试剂:低糖 DMEM 培养液、0.25% 胰酶（含 EDTA,液体包装）、Ⅱ型胶原酶（125U/mg）、青链霉素（100×）、胎牛血清、PBS 缓冲液、75% 乙醇。

培养液:DMEM,20% 胎牛血清,100U/mL 青链霉素。

（3）手术器械和仪器:饭盒、眼科直剪 2 把、眼科弯剪 2 把、眼科直镊 2 把、玻璃培养皿若干、75% 酒精喷壶、500mL 烧杯、50mL 烧杯、15mL 和 50mL 的离心管,恒温磁力搅拌器和搅拌子、一次性细胞滤网[75m（200 目）]。

2. 方法

（1）用 DMEM 培养液配成 0.05% 的胰酶和 80U/mLⅡ型胶原酶的混合酶,并放置于 37℃水浴中温育。

（2）解剖取材:将乳鼠放入 75% 乙醇浸泡 2min 后拿出,左手捏紧乳鼠颈背部皮肤,以充分展露胸部,右手取 1 把眼科直剪剪开皮,充分撕拉开,取 1 把眼科弯剪沿胸骨柄左下缘向上剪开肋骨,然后在切口中间横剪胸骨。左手顶出乳鼠的心脏。然后用眼科弯镊从心脏中部直接将心室部分剪下,放入冰浴的 DMEM 液中。取材完毕后,撤掉取材的手术器械避免污染。

注意:为保证心肌细胞的活力,要迅速取心,且最好把盛心脏的培养皿放置在冰袋上,如果取材时间较长要及时更换冰袋。

（3）用眼科直镊和弯剪剔除掉心脏周边的血凝块及纤维组织后,将心脏放于另 1 个预先装好 DMEM 液的培养皿中,清洗 1 遍后,再放于另 1 个培养皿中,加少许 0.05% 胰酶,用眼科弯剪将心脏组织剪成 1mm³ 大小的碎块,将剪碎的心脏和胰酶液转入高压灭菌后的 50mL 烧杯中（内含高压无菌搅拌子）,另吸取 2～3mL 新鲜的 0.05% 胰酶冲洗平皿和剪刀并转入上述 50mL 的烧杯中。而后将 50mL 的烧杯放在经过高压灭菌的 500mL 烧杯中（装好无菌蒸馏水,水过少则温度不均匀,水过高,50mL 烧杯容易漂浮倾斜,导致大烧杯中的蒸馏水灌入小烧杯造成污染）,37℃水浴消化。

注意:在做上述操作之前先打开磁力搅拌器电源,预先将大烧杯中的水温调节至 37℃,小烧杯放入后调节转速至 60r/min 左右,消化 15min（务必保证水浴温度恒定在 37℃,并且消化时间不超过 15min）。

（4）从水浴中取出 50mL 烧杯,小心吸取上清液弃掉,因为上清液中的主要成分是血红细胞和成纤维类细胞。

（5）加入适量 0.05% 胰酶,用 1 支新的吸管吹打溶液几次,机械分散细胞（组织消化后会成为黏稠的胶体状）,注意不要过分吹打,否则会导致组织过度消化,37℃水浴搅拌再消化 10～15min;如果乳鼠数目少（如 5、6 只）,消化时间可以减少为 5～10min,否则容易消化过度。

上述消化处理的同时,在 1 支 50mL 的一次性无菌离心管中加入 20mL 20% 胎牛血清的培养液,第 1 次消化结束后,弃掉上清液继续第 2 次消化。消化处理之后,小心移出上清液转至上述培养液的离心管中。

（6）重复上面消化步骤,直至剩余少许组织块为止,一般消化 3 次可以消化绝大多数的组织块(不含弃去消化液的次数)。

(7)收集到的所有细胞悬液经过 200 目筛网过滤后离心。最后用 15mL 含 20% 胎牛血清的培养液重悬细胞,并接种到 1 个 75cm² 的塑料培养瓶中,放置在培养箱中 1.5h 后取出,弃贴壁细胞(主要是成纤维细胞和内皮细胞),将未贴壁的细胞悬液取出,台盼蓝染色计数后,加入培养液调整细胞浓度为 $5×10^5$～$6×10^5$ 个 /mL,接种到另一培养瓶中或 6 孔(24 孔)板上。由于成纤维细胞贴壁迅速,而心肌细胞通常在 4h 后才开始贴壁,尽量利用差速贴壁法除去成纤维细胞。

3. 实验结果

心肌细胞刚接种时形状为圆形或椭圆形,大约在 24h 基本贴壁,此时细胞伸出伪足,伪足在镜下为纤维状条索,细胞胞体则呈现不规则形状,如多角形,部分细胞有聚集倾向,细胞搏动效果较好,DMEM 培养基在初始培养时为深红色,2 天后变为淡黄色,是营养成分下降的表现,也说明细胞生长状况良好,此时要及时换液。鉴定心肌细胞最简单的办法就是看搏动与否。

注意:当搏动比较微弱的时候,在 10 倍物镜下可能看不到搏动,换成 20 或 40 倍的物镜就可能观察到。检验操作是否合格的最好办法就是看心肌细胞的纯度和搏动能力。另外,心肌细胞表达肌动蛋白,可以作为鉴定指标,但不是唯一的特征性指标,因为平滑肌细胞也表达肌动蛋白。

4. 经验分享

乳鼠心肌细胞属于原代生长细胞,培养过程较为复杂。文献上有多种浓度胰酶消化方法,0.05% 浓度的胰酶对细胞损害较小,但这个浓度消化所需时间较长。采取多次反复低浓度消化的方法,每次消化部分后,用吸管抽取出上清液,离心所得即为心肌细胞。利用心肌细胞和成纤维细胞贴壁时间的不同,采用差速贴壁 1.5h 充分去除成纤维类细胞,以达到纯化的目的。成纤维细胞胞体呈梭形或不规则三角形,中央有卵圆形核,胞质突起,生长时呈放射状,并且会增殖,但不搏动。

消化和吹打一定不能过度是保证心肌细胞活力最重要的一个原则。接种密度也会影响心肌细胞的搏动及同步化搏动,一般接种密度应不低于 10^5 个 /mL。

细胞株培养方法

细胞株种类很多,其培养方法较原代细胞培养更简单,以 PC12 细胞株培养为例,仅供参考。

PC12 细胞的培养:PC12 细胞是一个常用的神经细胞株,来源于褐家鼠(*Rattus norvegicus*)肾上腺嗜铬细胞瘤(一种交感神经系统的肿瘤),为多角形细胞,贴壁生长,但贴壁较松容易成团,广泛用于神经系统疾病的体外研究。

1. 所需溶液

(1)细胞冲洗液:磷酸盐缓冲液(PBS);0.25% 胰酶(1:250)。

(2)细胞培养液:90mL DMEM/HIGH GLUCOSE 培养液加入 10mL 胎牛血清与 1mL 100U/mL 青霉素和 0.1mg/mL 链霉素的混合液。

(3)甘油(BIOSHARP):高压灭菌后 4℃保存,使用前 37℃孵育 30min。

2. 细胞复苏

(1)紫外线照台 30min。

（2）从 −150℃ 冰箱中取出存有 PC12 细胞的冻存管放入 37℃ 水浴锅中迅速解冻。

（3）在无菌操作台中采用 75% 的乙醇彻底擦拭冻存管后打开，注意动作要轻柔。

（4）用 1mL 移液器将细胞悬液放入 15mL 的离心管中再补充 10mL 37℃ 预热的新鲜培养基，轻轻吹打混匀，1 000r/min 离心 10min。

（5）弃上清液，加入 12mL 新鲜培养基，轻轻吹打混匀接种至 1 个 6 孔板中。

（6）倒置显微镜下观察，37℃、5% CO_2 培养。

3. 传代培养

（1）紫外线照台 30min。

（2）无菌操作倒掉培养液。

（3）向已经长满细胞的培养板中加无菌 PBS 1mL，轻轻摇动培养板，使 PBS 流遍所有的细胞表面后弃掉，以尽可能去除原培养液中的胎牛血清。

（4）加入 1mL 消化液，在 37℃ 培养箱中孵育 5min 后把培养板放置在倒置显微镜下观察，发现胞质回缩、细胞间质增大后，立即用新鲜培养基终止消化。

（5）每孔加 1mL 预热至 37℃ 的培养液，用移液器反复吹打以分散细胞。收集细胞悬液至 15mL 的离心管中，1 000r/min 离心 10min。

（6）弃上清液，加入 12mL 新鲜培养基，轻轻吹打混匀接种至 1 个 6 孔板中。

（7）倒置显微镜下观察，37℃、5% CO_2 培养。

4. 细胞冻存

（1）细胞收集步骤同传代培养中（1）～（5）。

（2）弃上清液，加入 0.85mL 新鲜培养基和 0.15mL 无菌甘油，轻轻吹打混匀分装至 1 个 2mL 容积的冻存管中。

（3）冻存管在冰箱 4℃ 冷藏 30min，−20℃ 存放 2～4h，−80℃ 过夜后 −150℃ 冰箱永久保存，如果有条件，放入液氮中永久冻存最好。

七、体外细胞转染实验技术

【体外细胞病毒感染实验方法】

（一）常用病毒

研究者找到候选基因后，通常会在体外培养的细胞中过表达或者干扰该基因的表达，从而验证其具体功能，病毒载体是传递外源基因进入靶细胞的有效工具，包括如下常见类型。

1. 单纯疱疹病毒 单纯疱疹病毒（herpes simplex virus，HSV）是一类长约 152kb 的双链 DNA 病毒，HSV 基因组已知的 84 个基因中有一半是非必需基因，允许被删除、插入，包括内含子及调节序列。HSV 病毒滴度较高，可达 10^8～10^9pfu/mL。在目前所知的病毒载体系统中，HSV 载体的包装容量最大，可容纳长达 30kb 的外源基因，因此，可以同时装载多个目的基因。HSV 载体宿主范围广，能将外源基因导入终末分化细胞及有丝分裂后静止期细胞中表达，对神经系统有天然的亲嗜性，并能在神经元中建立长期稳定的隐性感染。在 HSV 隐性感染期内，病毒基因组环化、甲基化并被压缩为较有序的染色质样结构，大部分病毒基因不表达，但病毒启动子仍保持转录活性。在一定条件下，隐性感染的病毒可被激活。HSV 嗜神经的特性使其可在神经细胞间顺行或逆行传播，或跨轴突传播，因而提供了一种间接的靶向性基因转移途径。HSV 感染细胞后呈潜伏状态，这使得外源基因能在宿主神经元中长期稳定表达。因此，HSV 载体的研究将有助于神经系统疾病的基因治疗，如帕金森病、阿尔茨海默病等。但 HSV 存在神经细胞毒性作用和免疫反应，可引起较明显的局部炎症和坏死，因此 HSV 作为基因载体还有待于进一步研究和改进。

2. 慢病毒 慢病毒（lentivirus）载体是以人类免疫缺陷病毒 1 型（HIV-1）为基础发展起来的基因治疗载体，具有感染谱广泛、可以有效感染分裂期和静止期细胞、长期稳定表达外源基因等优点，因此成为导入外源基因的有力工具。目前慢病毒系统已经被广泛应用到各种细胞系的基因过表达、RNA 干扰、microRNA 研究及活体动物实验中。其优点是宿主范围更广，如神经元、肝细胞、心肌细胞、肿瘤细胞、内皮细胞、干细胞等多种类型的细胞；感染能力强，对分裂细胞和非分裂细胞均具有感染能力，能感染绝大多数细胞，对一些难于转染的细胞，如神经元、干细胞或其他原代细胞有较好的感染效率；具有整合能力，可以将外源基因有效地整合到宿主染色体上，从而达到持久性表达。因此，可用于构建稳定表达目的蛋白 /RNAi 的细胞株，也可以用于制备转基因动物。

3. 腺病毒 腺病毒（adenovirus）是一种大分子（36kb）线状双链无包膜 DNA 病毒，其基因组内含有 14 个基因。它通过受体介导的内吞作用进入细胞，然后腺病毒基因组转移至细胞核内，不整合进入宿主细胞基因组。腺病毒载体的主要特点是：①宿主范围较广，不仅能感染分裂期的细胞，也能感染不再分裂的细胞如肌细胞、神经元。②腺病毒载体不整合进宿主细胞基因组，而是以附加体形式游离在宿主细胞基因组外，这样就避免了病毒载体插入宿主细胞基因组可能引起的基因突变等后果，因而使用时更加安全。腺病毒载体转基因效率高，体外实验通常接近 100% 的转导效率；可转导不同类型的人组织细胞，不受靶细胞是否为分裂细胞所限；容易制得高滴度病毒载体，在细胞培养物中重组病毒滴度可达 10^{11}pfu/mL；进入细胞内并不整合到宿主细胞基因组，仅瞬间表达，安全性高。因而，腺病毒载体在基因治疗临床试验方面的应用越来越多，成为继反转录病毒载体之后广泛应用且最具前景的病毒载体。

腺相关病毒（adeno-associated virus，AAV）隶属微小病毒科（parvovirus），为无包膜的单链线状 DNA 病毒。AAV 的基因组约 4 700bp，包括上下游两个开放阅读框（ORF），位于分别由 145 个核苷酸组成的 2 个末端反向重复序列（ITR）之间。其特点是：安全性高，迄今未发现野生型 AAV 对人体致病，重组 AAV 基因组序列上去除了大部分的野生型 AAV 基因组元件，进一步保证了安全性；免疫原性低，AAV2 的基因组仅 4 681 个核苷酸，便于用常规的重组 DNA 技术进行操作，而且进行动物实验时造成的免疫反应小；宿主范围广，能感染分裂细胞和非分裂细胞；表达稳定，能介导基因的长期稳定表达。详细内容见本节"腺相关病毒详解"。

（二）慢病毒感染体外细胞的预实验操作方法

本节以慢病毒操作为例，介绍病毒感染细胞预实验操作说明。

1. 实验材料 96 孔板 1 块，20～200μL 移液器 1 支，1～10μL 移液器 1 支，10μL 和 200μL 吸头各 1 盒，1.5mL EP 管若干，实验用慢病毒试剂盒 1 个，废弃物专用容器 1 个（500mL 左右，塑料金属均可），口罩若干，手套若干，实验服 1 件。

1）MOI：是"multiplicity of infection"的缩写，中文为感染复数或复感染指数，含义为感染时病毒和细胞数量的比值。一般也将某种细胞达到 80% 感染时所需的 MOI 值定义为这种细胞的 MOI 值。

聚凝胺（polybrene）：常用的感染添加剂，使用浓度为 4～10μg/mL，聚凝胺能显著提高病毒对细胞的接触并提高病毒的感染效率，在一般细胞上有 3～4 倍的提高作用，而对有些细胞可以提高至 10～20 倍。

ENi.S.："enhanced infection solution"的缩写，是感染增强溶液，使用时需将培养基弃去，替换为 ENi.S.，然后加入病毒，也可以同时加入聚凝胺。ENi.S. 亦可显著提高病毒对细胞的感染能力。

2）注意事项：慢病毒表达时间较慢，一般代谢较旺盛的细胞（如 293T、BHK21 等）24h 后可以观察到 GFP 荧光［或红色荧光蛋白（RFP）红色荧光］；代谢比较缓慢的细胞（如原代培养细胞，神经干细胞，胚胎干细胞等）GFP（RFP）表达所需时间较长，通常于感染后 72～96h 甚至更长时间可以观察到 GFP（RFP）荧光。感染后的细胞可以连续培养 1 周，通过观察 GFP（RFP）的表达时间和表达强度来确定慢病毒对目的细胞的感染情况。感染后期根据细胞生长情况对细胞进行换液和传代，以保证细胞具有良好的生长状态。

2. 实验步骤

（1）贴壁细胞的感染：

1）实验前保证细胞的良好生长状态，实验前 1 天接种 3×10^3～5×10^3 个数目的细胞于 96 孔培养板中，所加培养基体积为 90μL，1 次实验需要 20 个孔。细胞分盘时，一般不用边上的孔。不同种类的细胞生长速度有所差异，为保证较好的实验结果，进行病毒感染时细胞的汇合率为 30%～50%。因为慢病毒表达时间较慢，所以一般在 3～4 天后观察荧光，故在进行感染实验时细胞接种不宜过密。

2）感染预实验共分为 4 组不同的感染条件（表 4-17，图 4-63），每组均有 3 个不同梯度的 MOI。第 1 组（A）为正常培养基中直接加入病毒感染，也就是在完全培养基中直接加入病毒；第 2 组（B）加入病毒的同时在培养基中添加 5μg/mL 的聚凝胺；第 3 组（C）将培养基更换成 ENi.S.，然后加入病毒感染；第 4 组（D）为在 ENi.S. 中加入病毒的同时加 5μg/mL 的聚凝胺。对照（control）组监控实验过程中细胞生长是否正常。P（M）= 培养基 + 聚凝胺，P（E）=ENi. S. + 聚凝胺。

表 4-17　感染预实验分组和感染条件

病毒量	实验分组				
	control	A	B	C	D
滴度 1（TU/mL）：1×10^8 MOI=100	培养基：100μl	培养基：90μL Virus：10μL	培养基：80μL P（M）：10μL Virus：10μL	ENi.S.：90μL Virus：10μL	ENi.S.：80μL P（E）：10μL Virus：10μL
滴度 2（TU/mL）：1×10^7 MOI=10	培养基：100μL	培养基：90μL Virus：10μL	培养基：80μL P（M）：10μL Virus：10μL	ENi.S.：90μL Virus：10μL	ENi.S.：80μL P（E）：10μL Virus：10μL
滴度 3（TU/mL）：1×10^6 MOI=1	培养基：100μL	培养基：90μL Virus：10μL	培养基：80μL P（M）：10μL Virus：10μL	ENi.S.：90μL Virus：10μL	ENi.S.：80μL P（E）：10μL Virus：10μL

注：virus，病毒

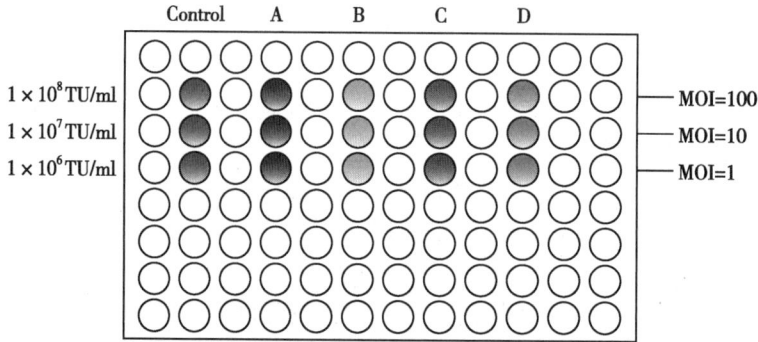

图 4-63　感染预实验培养板布局

3）实验开始，准备 2 个无菌的 1.5mL EP 管，在每个管中加入 45μL 的 ENi.S.，吸取 5μL 1×10⁸TU/mL 的病毒（预先 −80℃取出在冰上融化）加入到第 1 个管中，轻柔混匀，勿产生泡沫。同样从第 1 管中吸取 5μL 的病毒加入到第 2 个管中，混匀。因此，第 1 个管中病毒滴度为 1×10⁷TU/mL，而第 2 个管中滴度为 1×10⁶TU/mL。如果病毒原液的滴度并不是 1×10⁸TU/mL，则取一部分加 ENi.S. 稀释，使之成为 1×10⁸TU/mL，将剩余分装冻回。

4）另取 1 个 EP 管，取 2μL 10mg/mL 聚凝胺稀释到 400∶1。使用时在添加聚凝胺的孔中加入稀释后的聚凝胺 10μL，由于最后的体积为 100∶1，所以聚凝胺相当于被稀释了 2 000 倍，最后的浓度为 5μg/mL。

5）先将 10μL 3 个不同梯度的病毒加到各组相应孔中。加入的病毒量分别为 1×10⁶TU、1×10⁵TU、1×10⁴TU，而细胞经过生长，此时细胞的数目大约为 1×10⁴ 个，所以 3 个孔的 MOI 分别为 100、10、1。

6）在设定需要添加聚凝胺的孔中加入 10μL 聚凝胺稀释液。

7）在水平方向轻轻拍打培养板，使培养基和病毒等试剂充分混匀，然后把培养板放回培养箱孵育。

8）8～12h 后观察细胞状态，弃去细胞上清液，更换为新鲜培养基。

9）感染 3～4 天后，观察荧光表达情况。对于生长缓慢代谢慢的细胞，可以适当延长观察时间，中途可以换液，以保持细胞的活性。

10）通过细胞感染效果，确定目的细胞的感染条件和感染参数。细胞感染参照结果，见图 4-64。

（2）悬浮细胞的感染：

1）实验前保证细胞处于良好的生长状态。实验开始，离心收集细胞，用新鲜培养基重悬，接种 5×10³ 个目的细胞于 96 孔培养板中，所加培养基体积为 90μL，需要 10 孔。同时，取 5×10⁴ 个细胞离心后，用 900μL ENi.S. 重悬，同样每个孔中加 90μL，细胞数为 5×10³ 个 / 孔，共 10 孔。

2）感染预实验分组情况同"贴壁细胞的感染 2）"。

3）病毒和聚凝胺的稀释同"贴壁细胞的感染 3）、4）"。

4）病毒和聚凝胺的加入方式同"贴壁细胞的感染 5）、6）"。

5）8～12h 后观察细胞状态，吸去细胞上清液 50μl，然后加入新鲜培养基 100μL。

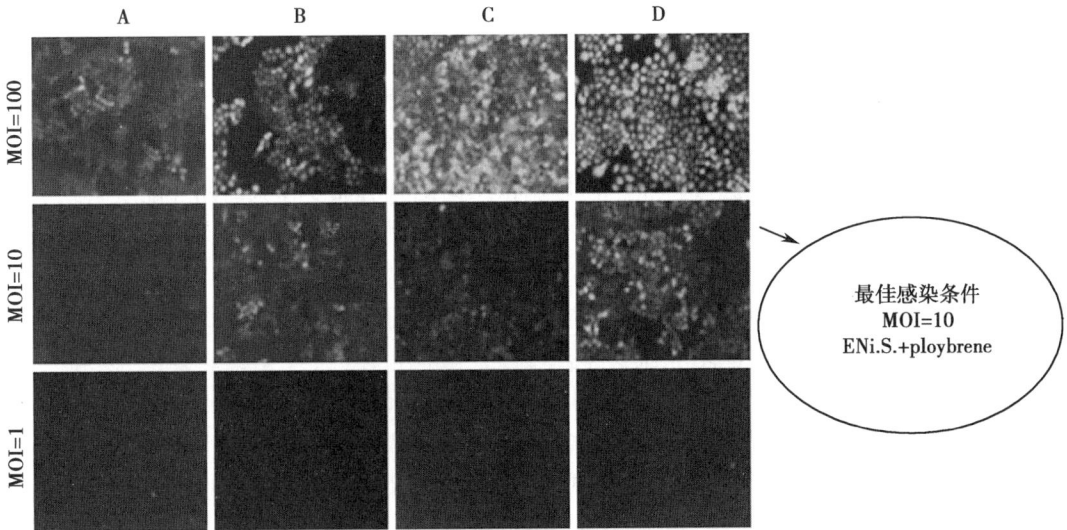

图 4-64　不同滴度及不同感染条件下细胞中绿色荧光表达情况

6）感染 3～4 天后，观察荧光表达情况。

7）通过细胞感染效果，确定目的细胞的感染条件和感染参数。

3. 经验分享

（1）MOI：MOI 实际的含义为感染每个细胞的有活力的病毒的数量。传统的 MOI 概念起源于噬菌体感染细菌的研究。其含义是感染时噬菌体与细菌的数量比值，即平均每个细菌感染噬菌体的数量。噬菌体的数量单位为 pfu，即噬斑形成单位（plaque forming unit，pfu）pfu/mL。MOI 是一个比值，没有单位，但其隐含的单位是 pfu number/cell。目前，MOI 被普遍用于病毒感染细胞的研究中，含义是感染时病毒与细胞数量的比值。

由于病毒的数量单位有不同的表示方式，从而使 MOI 产生了不同的含义。能产生细胞裂解效应的病毒，如单纯疱疹病毒等习惯上仍用 pfu 表示病毒数量，因此其 MOI 的含义与传统的概念相同。由于测定 pfu 往往重复性较差，所以现在许多研究又开始采用 TCID 50（半数组织培养物感染量）方法来计算病毒的感染单位。对于某些病毒如 AAV，无法用 pfu 表示病毒的数量，而是采用 TU、IU、病毒颗粒（viral particles，v.p.）或基因组数量（vector genome，v.g.）来表示病毒数量，因此其 MOI 就有了不同含义。采用 TU 或 IU，MOI 的含义便是 TU number/cell 或 IU number/cell。采用 v.p.，MOI 的含义便是 v.p. number/cell。采用 v.g.，MOI 的含义便是 v.g. number/cell。

将上述不同的 MOI 表示方式分为两种：

1）以活性单位表示病毒数量，如 pfu、TU、IU。这时 MOI 的含义是指平均每个细胞感染病毒的活性单位数。

2）以病毒颗粒或基因组数表示病毒数量，如 v.p. 或 v.g.。这时 MOI 的含义是指平均每个细胞感染病毒的病毒颗粒或基因组数。

$$MOI = （病毒滴度 \times 病毒体积）/ 细胞数目$$

每一种细胞的最适 MOI 值不同。一般将某种细胞达到 80% 感染时所需要的 MOI 定义为这种细胞的 MOI 值，一般在 5～100，需要经过预实验确定。

（2）常见问题处理方法：

1）慢病毒稀释：可以用 ENi.S.、常规培养基、生理盐水、Hanks 液、PBS 液等将慢病毒稀释到需要的滴度。如原病毒标记滴度为 $5×10^8$TU/mL，则取 20μL 病毒液加入到 80μL 的 ENi.S. 或常规培养基中，即可得到 $1×10^8$TU/mL 的病毒稀释液。

2）向细胞中加入慢病毒的最佳时间：慢病毒感染细胞后需要 4 天时间才能观察到慢病毒携带的基因表达，应在细胞汇合度 20%～40% 且细胞状态良好时加入慢病毒，确保在感染后 4 天时细胞增长达到 90%～100% 的汇合度。

3）用于慢病毒感染的细胞接种量：根据细胞增殖的速度调整细胞接种量，以保证在感染后 4 天左右细胞刚好快长满培养皿底部。

针对大部分细胞系：传代周期在 2～3 天，感染时细胞铺板的密度保持在 20%～30%，则 72h 后细胞增殖后铺板密度约在 90%；

针对某些原代细胞：由于细胞增长缓慢，可以在接种时提高汇合度到 50%～60%，但要确保在感染后 4 天时细胞汇合度达到 90%～100%；

针对非分裂细胞：如神经元，接种后不再增殖，此时可以按照 100% 的汇合度进行接种。

4）慢病毒感染细胞后基因表达到达峰值的时间：慢病毒感染后大部分细胞 4 天左右 GFP 或目的基因表达达到峰值，但是对于生长缓慢的细胞，达到峰值的时间会更长。

5）加入慢病毒后，确保细胞存活的方法：由于慢病毒对细胞有一定的毒性作用，需要根据细胞状态调整并降低感染的 MOI 值，并且在感染后 4h、8h、12h 对细胞进行观察，若发现细胞状态变差时，则需要立刻对细胞进行换液操作，使用新鲜的完全培养液替换病毒感染培养液。

6）提高慢病毒对细胞感染效率的方法：慢病毒对细胞的感染效率受多个因素影响，如细胞自身生长的状态、细胞数量、细胞被慢病毒感染的难易程度等。因此，保证细胞正常增殖、轮廓清晰，选择合适的细胞密度、最优的感染条件，可以更好地保证感染效率。

对于悬浮细胞，可采用离心感染方法，减少病毒感染时的体积，从而提高感染效率。如将细胞培养板密封后，用平角转子离心机 1 000g 离心 1h，再放回培养箱中正常培养。

7）细胞能被慢病毒感染，但 GFP 荧光很弱的原因：GFP 慢病毒感染细胞后，细胞中荧光强度取决于病毒进入到细胞的颗粒数、细胞本身的增殖状态、细胞类型、观察时间、GFP 基因前面的启动子活性等因素。

通常目的细胞感染慢病毒颗粒数越多，细胞本身增殖越快，GFP 荧光会越强。慢病毒在增殖较快的细胞中感染 96～120h 后，GFP 表达才达到峰值；在增殖较慢的细胞中感染后，GFP 表达达到峰值需要更长的时间。GFP 基因接在强启动子后面时荧光表达强；GFP 接在弱启动子后面时荧光表达较弱。

（3）特别注意事项：

1）在做慢病毒感染前一定详细阅读使用说明书。买来的病毒立即放入 −80℃可保存半年，反复冻融不要超过 5 次；−80℃保存半年的病毒需重新测定其滴度，按照经验其滴度会下降至原来的 50%～60%，因此建议研究者现用现买，用多少买多少；病毒溶解后可放在 4℃保存 1 周。

2）操作病毒时实验组要特别小心不要产生气雾，不要使液体飞溅。如果操作时超净台有病毒污染，应立即用 1% 的十二烷基硫酸钠（SDS）溶液擦拭干净。如不小心接触到皮肤请立即用大量肥皂水冲洗，实验结束后，用肥皂和水清洗双手。

3）废弃物专门处理：废弃的含有病毒的培养基加入 84 消毒液（1:20）浸泡 1 天后才能丢弃，接触过病毒的吸头、离心管、培养板等其他物品可用 84 消毒液稀释液处理，也可高压灭菌（121℃，30min）。

4）在离心时要拧紧管口并用封口胶封口，尽量使用细胞房的离心机不要带到外面离心。

5）用显微镜观察细胞转染情况时先盖紧培养板，用 75% 的医用乙醇擦拭培养板和显微镜的载物台，观察或拍照后也要再次用 75% 的医用乙醇擦拭培养板和显微镜的载物台。

6）细胞培养的每一个环节都需要具备无菌意识，培养状态良好的细胞是病毒感染成功的基础。

7）病毒的操作一定要在生物安全柜内，操作时一定要戴口罩和手套。

8）原代神经元转染 HIV 时无须加入聚凝胺，因其可毒害神经元，使神经元崩解死亡。

【干扰小 RNA（small interfering RNA，siRNA）及 microRNA 的体外细胞转染】

（一）siRNA 导致基因沉默原理

在非哺乳动物细胞中，直接向细胞导入长双链 RNA（dsRNA），在细胞质核酸酶 Dicer（Dicer 是一种 RNase Ⅲ活性核酸内切酶，具有四个结构域：Argonaute 家族的 PAZ 结构域，Ⅲ型 RNA 酶活性区域，dsRNA 结合区域及 DEAH/DEXHRNA 解旋酶活性区域）的作用下可将长双链 RNA 降解为 21～23bp 的 siRNA，这些小分子 RNA 结合其他元件形成 RNA 诱导沉默复合物（RNA-induced silencing complexe，RISC），并引导 RISC 结合到与之互补的 mRNA 序列上降解对应的 mRNA，从而导致对应蛋白质水平下降，最终导致目标基因表达沉默。

对于哺乳动物细胞来说，导入 30bp 以上的 dsRNA 往往会诱发非预期的抗病毒应答反应，所以常见的做法是直接制备 19～23bp 的 siRNA，将 siRNA 转入哺乳动物细胞；或者将短发夹结构 RNA（short hairpin RNA，shRNA）的 DNA 表达载体转入细胞，表达产生 shRNA，经过 Dicer 切割后得到 siRNA；最后 siRNA 同样和其他元件结合成为 RISC，在 siRNA 指引下识别对应的 mRNA 序列并降解 mRNA，从而使特定基因表达沉默。siRNA 诱发瞬时基因沉默，持续时间 3～7 天，根据目标基因而异，shRNA 表达载体则可以建立长效基因沉默的细胞株，用于功能缺失基因组的筛选研究，也可用于体内 RNA 干扰研究。siRNA 识别靶序列具有高度特异性，因为降解首先在 siRNA 的中央位置发生，所以这些中央的碱基位点就显得极为重要，一旦发生错配就会严重抑制 RNA 干扰的效应。

化学合成的 siRNA，优点是容易进入细胞而产生作用，缺点是容易出假阳性结果。如果是用化学合成的 siRNA 做细胞功能实验，建议研究者做功能回复实验，且至少做三条有效片段，证明 siRNA 没有脱靶。

（二）microRNA 导致基因沉默原理

microRNA（miRNA）是一类非编码的小 RNA 分子，通过与靶 RNA 的 3′ UTR 互补或部分互补而结合，使其降解或介导其翻译抑制，参与细胞增殖、凋亡、分化、代谢、发育、肿瘤转移等多种生物学过程。microRNA 及其衍生物在疾病诊断和治疗中有很大的前景。microRNA 基因通常位于基因间或编码蛋白基因的内含子中，在核内由 RNA 聚合酶Ⅱ或 RNA 聚合酶Ⅲ转录产生具有特征性茎环结构的 pri-miRNA，然后在 Drosha-DGCR8 复合体的作用下，剪接成 70nt 的 pre-miRNA，它由 exportin 5（输出蛋白 5）由核内运到胞质。在胞质内，pre-miRNA 在 Dicer 酶作用下剪切成 22bp 的成熟双链 microRNA，其中的一条链与 RISC 结合而参与基因转录后水平的调控。

（三）化学合成 siRNA 体外细胞转染实验

siRNA 和 microRNA 一般是无菌的冻干粉，瞬时离心后，根据说明书用无菌双蒸水或无菌去核酸水溶解干粉，浓度一般为 20μmol/L。

1. siRNA-ERP29 转染皮质神经元 以培养 10 天的皮质神经元转染为例。

1）紫外线灯照射 30min，关闭紫外线灯，打开超净台风机，从培养箱取出培养 10 天的原代神经元，实验分组为空白对照组（Nor），转染试剂组（Reagent），随机乱码组（si-NC）以及 siRNA-ERp29 组（ERp29 干扰）。正常组细胞不做处理，转染试剂组只加入 1× 缓冲液和转染试剂，随机乱码组细胞转染随机乱码片段作为实验组的阴性对照，siRNA 的储存液浓度为 20μmol/L。

2）选用无菌去核酸水将 5×transfection buffer（转染用缓冲剂）稀释至 1×；准备 3 个无菌的 1.5mL EP 管，分别加入 100μl 1×transfection buffer。

3）将 1.25μL si-NC、1.25μL siRNA-ERp29 分别加入上述 2 管的 100μL 1×transfection buffer 中，再将 1μL 转染试剂分别加入上述 3 管中；混匀，室温孵育 15～30min。

4）将 24 孔板中的神经元专用培养基弃去。

5）取上述混合液分别加入到 24 孔板中的 si-NC 组、siRNA-ERp29 组、Reagent 组，而后每组分别加入 400μL 神经元培养基轻轻吹打混匀，此时 siRNA 的终浓度为 50nmol/L。

6）将细胞放入培养箱培养 72h。

注意：取转染 siRNA 48～72h 后的细胞提取总 RNA 进行 qPCR 实验，在基因水平上检测干扰效率。取转染 siRNA 72h 后的细胞提取总蛋白进行 Western blotting 实验，在蛋白水平上检测干扰效率。

2. microRNA-138 转染 P$_1$ 代星形胶质细胞 P$_1$ 代星形胶质细胞在传代 24h 后几乎全部贴壁，48h 一般能达到 30%～40% 的汇合度，形态状态最佳，是 microRNA 转染的最佳时机。

1）紫外线灯照射 30min，关闭紫外线灯，打开超净台风机，从培养箱内取出培养 48h 的星形胶质细胞，实验分组为空白对照组（Nor），转染试剂组（Reagent），模拟物阴性对照组（Mimic-NC），microRNA-138 模拟物组（Mimic-138），抑制物阴性对照组（Inhibitor-NC），microRNA-138 抑制物组（Inhibitor-138）。空白对照组细胞不做任何处理。

2）选用无菌去核酸水将 5× 转染缓冲液（transfection buffer）稀释至 1×；准备 5 个无菌的 1.5mL EP 管，分别加入 100μL 1×transfection buffer。

3）将 3.2μL 模拟物阴性对照（Mimic-NC）、3.2μL microRNA-138 模拟物（Mimic-138）、4μL 抑制物阴性对照（Inhibitor-NC）、4μL microRNA-138 抑制物（Inhibitor-138）分别加入上述 4 管中的 100μL 1×transfection buffer 中，混匀，室温孵育 15min。

4）将 2μL 转染试剂分别加入上述 5 管中混匀，室温孵育 15～30min。

5）将 6 孔板中的完全培养基弃去。

6）取上述混合液分别加入到 6 孔板中的模拟物阴性对照组（Mimic-NC）、microRNA-138 模拟物组（Mimic-138）、抑制物阴性对照组（Inhibitor-NC）、microRNA-138 抑制物组（Inhibitor-138），然后每组分别加入 800μl 的完全培养基（含 10%FBS 的 DMEM/F12）轻轻吹打混匀，此时模拟物阴性对照组、microRNA-138 模拟物的终浓度为 80nmol/L，抑制物阴性对照、microRNA-138 抑制物的终浓度为 100nmol/L。

7）24h 后补充 1.2mL 完全培养基，继续放入培养箱培养至 72h。

3. 经验分享

1）研究者在进行细胞转染前需要仔细阅读转染试剂盒说明书，严格按照说明书进行转染操作。

2）一般做 siRNA 及 micRNA 转染时应用没有加双抗的培养基体系，因为双抗和转染试剂易发生干扰，从而影响转染实验。

3）因细胞类型而异，灵活使用转染试剂的剂量，剂量大对细胞有毒副作用。因此，预实验时尽量多设置几个转染试剂浓度，从而筛选出最佳转染条件。

八、Cas9 系列技术

（一）CRISPR-Cas9 原理

CRISPR-Cas9 技术是一种能够对任何物种基因组的特定位点进行精确编辑的技术。使用该技术能够进行细胞水平单基因或多基因敲除。其原理是核酸内切酶 Cas9 蛋白通过单链导向 RNA（single-guide RNA，sgRNA）识别特定基因组位点并对双链 DNA 进行切割，见图 4-65。

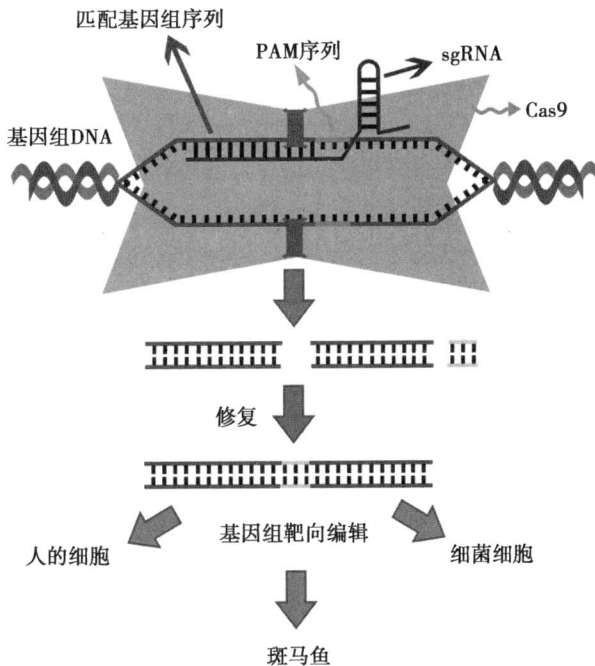

图 4-65　CRISPER-Cas9 原理示意图

（二）操作方法

1. 细胞感染

（1）实验概述：培养生长状态良好的目的细胞，病毒感染前 1 天将目的细胞铺板，感染当天按实验设计的组别加入单载体慢病毒颗粒进行目的细胞的感染实验。感染 3 天后进行嘌呤霉素（puromycin）筛选或荧光显微镜下观察 GFP 表达情况，确定感染效率，之后收集细胞检测或进行相关功能学研究。

（2）实验材料：

1）试剂：培养基（DMEM）、胎牛血清（FBS）、PBS 缓冲液、胰酶、二甲基亚砜。

2）仪器：移液器（1 000μL，200μL，100mL）、CO$_2$培养箱、倒置显微镜、生物安全柜、−80℃低温冰箱、普通冰箱、温度计（0～100℃）、离心机、液氮罐。

（3）实验步骤：

1）细胞复苏、传代培养：方法见本章第二节"六、细胞培养实验技术"。

2）目的细胞慢病毒感染：已包装了 Cas9/sgRNA 的慢病毒感染方法见本章第二节"体外细胞病毒感染实验方法"部分。并在感染 3 天后，直接观察荧光表达情况，或加入适宜浓度的嘌呤霉素（约 1μg/mL）筛选 3 天，确定感染效率。

（三）验证方法

1. Surveyor 法（错配酶法）检测 sgRNA 活性

Surveyor 法是目前最公认的验证 sgRNA 剪切活性的方法。

（1）Surveyor 法的原理（图 4-66）：靶序列经过 Cas9/sgRNA 切割后由于缺乏修复模板，将主要以非同源重组的方式进行修复。因此将靶序列 PCR 扩增后经过变性、退火，将形成错配。错配酶将识别错配的杂合双链并进行剪切。将剪切产物进行电泳，比较切割条带与未切割条带的比例，即可反映 Cas9/sgRNA 的剪切活性。

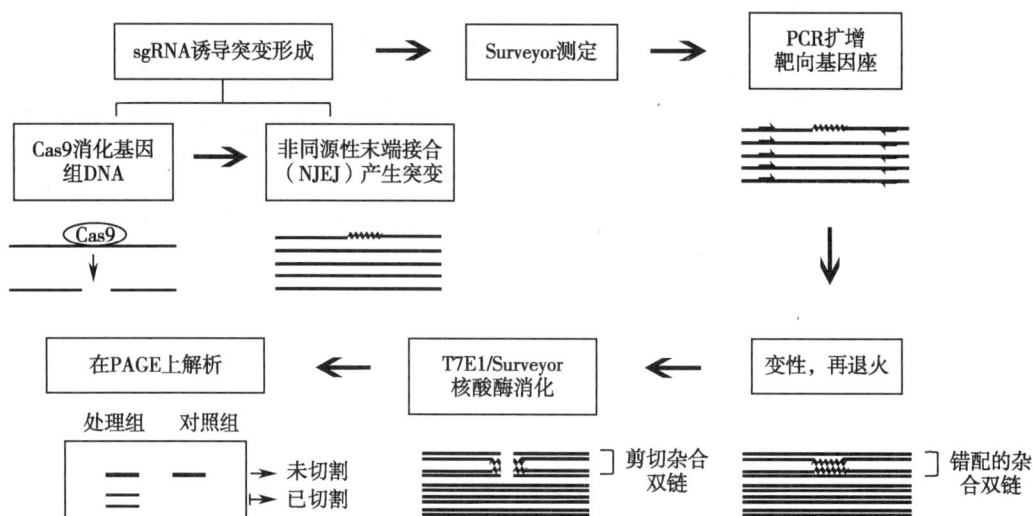

图 4-66　Surveyor 法原理

（2）实验方法：

1）实验试剂，见表 4-18。

表 4-18　实验试剂

试剂名称	试剂来源（推荐）	cat.No.
DL500 DNA Marker	TaKaRa	D525A
基因组 DNA 抽提试剂盒	TIANGEN	DP304-02
基因敲除和突变检测试剂盒	吉盛医学	MB001-1004
10×DNA Loading buffer	SOLS	S60723
Primer STAR HS DNA polymerase	Takara	R010B

2）操作流程，见图 4-67。

3）操作步骤

①感染慢病毒后 5～7 天，收集细胞，抽提细胞混合克隆基因组，以对照 sgRNA 感染的细胞群 DNA 为阴性（标记为"－"），以感染靶位点 sgRNA 的细胞群为实验组（标记为"＋"）。

注意：本步骤中并未将实验组与阴性对照组的基因组混合后作为 PCR 的底物，因为在实验组不同细胞中，同样靶位点的突变情况也有不同，退火后能够形成错配位点被错配酶识别。

②PCR 扩增退火，获得杂交 DNA 产物，见表 4-19。

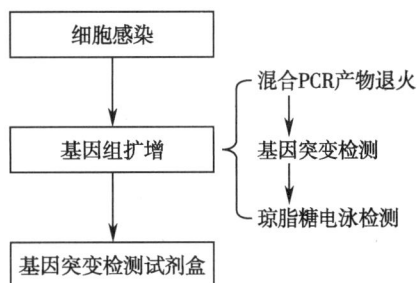

图 4-67　操作流程

表 4-19　PCR 体系

试剂	体积/μl	PCR 扩增程序		
5× 缓冲液	10	第一步：1×	98℃	3min
脱氧核糖核苷三磷酸（10mmol/L）	4	第二步：30×	98℃	10s
正向引物	1		60℃	15s
反向引物	1		72℃	1min
PCR 聚合酶	0.5	第三步：1×	72℃	10min
模版	150～200ng	第四步：1×	98℃	3min
水	加至 50μL			

自然冷却至 40℃以下（不同细胞内突变型片段互相杂交，形成错配）。

注意：PCR 扩增中的退火温度由引物的 Tm 值决定，推荐比 Tm 值低 1～2℃。PCR 结束后，取 3μL 进行电泳检测，要求目的片段明亮且单一。

③在灭菌 PCR 管中配制如下反应体系，酶切筛选活性 sgRNA。

PCR 产物　　　　2～3μL

检测缓冲液　　　2μL

检测剂　　　　　1μL

加双蒸水至　　　10μL

45℃反应 20min 后立即向上述 10μL 体系内加入 2μL 终止缓冲液，随后进行 2% 琼脂糖凝胶电泳检测或置 −20℃保存。

注意：电泳 105V、20～30min 即可，时间不要太长，以免条带模糊影响判断。

与对照组相比，实验组在预期位置出现切割条带，说明 sgRNA 具有活性，可以进行后续实验。如需确认细胞在特定位点发生突变的效率，可将检测阳性的 PCR 产物连接 T 载体送多克隆进行测序，计算混合克隆中的突变效率。

2. T 克隆测序法

原理：将 sgRNA 处理过的细胞中目的片段扩增，连接到 T 载体中，将会获得不同表型的 T 载体，将混合 T 载体转化进大肠杆菌中并涂板，挑取 20～30 个克隆送测序，计算总的克隆中发生突变的数量来定量突变率。

协同激活介导因子(synergistic activation mediator, SAM)过表达方法是一种能够通过 sgRNA 结合靶基因启动子区域,通过具有促进基因转录的突变型 Cas9 蛋白和多个转录促进分子,从而内源性提高靶基因 mRNA 表达量的方法。其原理示意图见图 4-68。

使用方法:SAM 双载体慢病毒产品的使用,推荐先感染 dCas9-VP64 慢病毒,经合适浓度的嘌呤霉素抗药性筛选,得到稳定表达 dCas9-VP64 的混合克隆细胞株后,感染一个或多个 sgRNA-MS2-P65-HSF1 表达慢病毒,实现对目的基因的过表达。

细胞感染:

(1)实验概述:培养生长状态良好的目的细胞,病毒感染前 1 天将目的细胞铺板,感染当天按实验设计的组别加入 dCas9-VP64 慢病毒颗粒进行目的细胞的感染实验。感染 3 天后进行嘌呤霉素筛选,之后感染 sgRNA-MS2-P65-HSF1 慢病毒,G418 筛选,收集细胞检测或进行相关功能学研究。

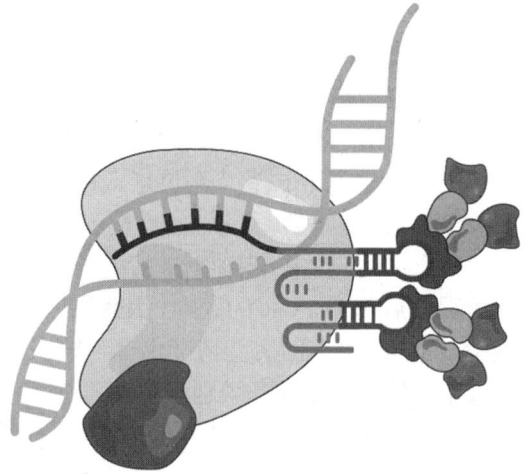

图 4-68 SAM 原理示意图
资料来源:Konermann S, Brigham M D, TrevinoAE, et al. 2015. Genome-scale transcriptional activation by an engineered CRISPR-Cas9 complex[J]. Nature, 517: 583-588.

(2)实验材料

1)试剂:培养基(DMEM)、胎牛血清(FBS)、PBS 液、胰酶、二甲基亚砜。

2)仪器:移液器(100μL,200μL,100mL)、CO_2 培养箱、倒置显微镜、生物安全柜、−80℃低温冰箱、普通冰箱、温度计(0～100℃)、离心机、液氮罐。

(3)实验步骤

1)细胞复苏、传代培养:方法见本章第二节"六、细胞培养实验技术"中相关内容。

2)目的细胞慢病毒感染:方法见本章第二节"体外细胞病毒感染实验方法"部分中相关内容。并在感染 3 天后,加入适宜浓度(约 1μg/mL)的嘌呤霉素筛选 3 天,之后维持低浓度的嘌呤霉素继续培养,并继续感染 sgRNA-MS2-P65-HSF1 慢病毒,G418 筛选。

(四)Cas9 基因编辑动物
CRISPR-Cas9 基因敲除、敲入策略

(1)组成型基因敲除:特定基因的敲除策略为体外转录与靶序列完全互补的 sgRNA 与编码 Cas9 的 mRNA 注射入细胞,剪切目的基因靠近起始密码子的编码区序列(增强基因敲除效率),通过非同源末端连接所引起的移码突变达到敲除效果,见图 4-69。

(2)条件性 / 组织特异性基因敲除:特定基因的条件性敲除策略为将两个 LoxP 位点插入

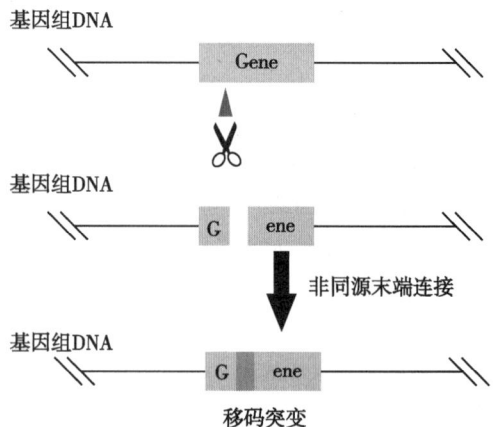

图 4-69 组成型基因敲除策略示意图

目的基因一个或多个重要的外显子（exon）两侧；通过调节 Cre 酶的表达，条件性剪切碱基数为 $3n+1$ 或 $3n+2$ 的外显子区域，造成移码突变以达到敲除效果，见图 4-70。

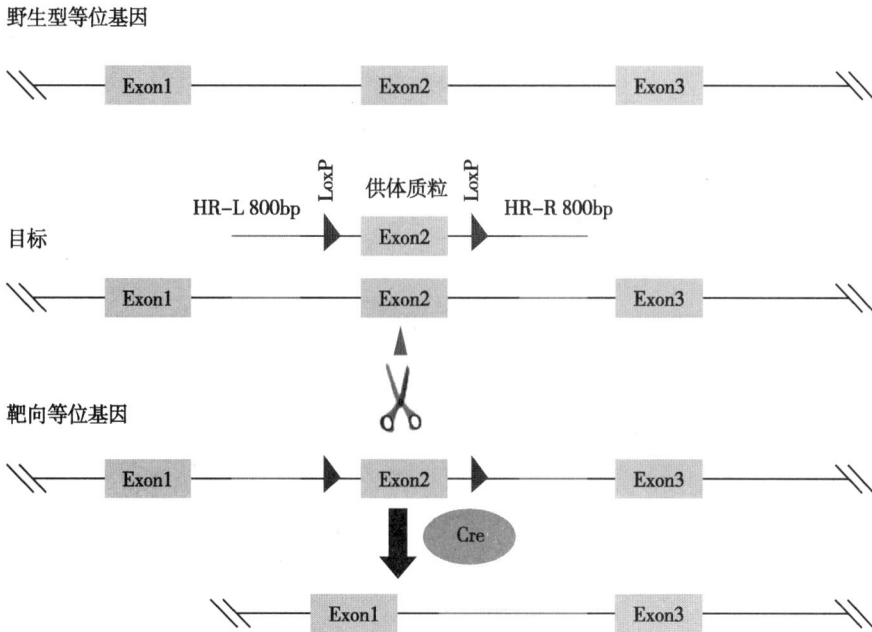

图 4-70　条件性／组织特异性基因敲除策略示意图

（3）基因定点突变：基因的定点突变策略为通过 Cas9 在待突变位点附近使用带突变序列的 DNA 作为供体序列，通过同源重组的方式替代野生型位点，以造成基因定点突变，见图 4-71。

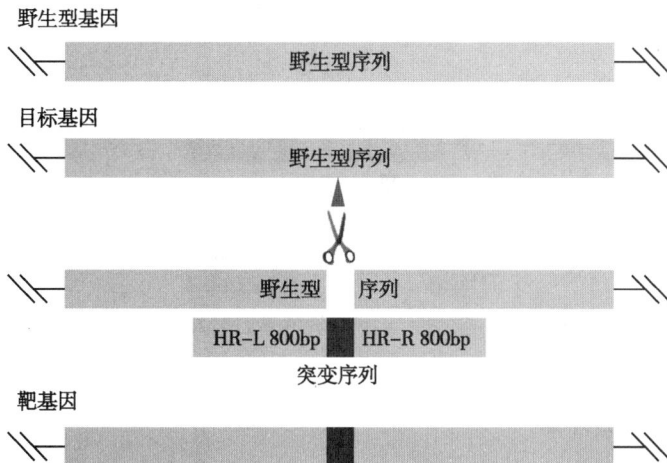

图 4-71　基因定点突变策略示意图

（4）组成型基因敲入：特定基因的敲入策略为将目的基因定向插入 *Rosa26* 基因内含子位点中。*Rosa26* 是一个在大部分组织和细胞中稳定表达的非编码基因，外源性的基因定点插入这个位点能够正常表达且不会影响其他基因的表达，见图 4-72。

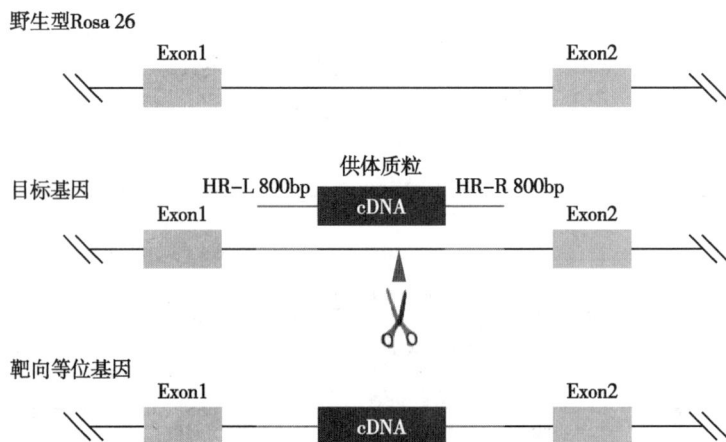

图 4-72　组成型基因敲入策略示意图

（5）条件性 / 组织特异性基因敲入：特定基因的条件性敲入策略为将 LoxP-STOP 元件与目的基因编码序列（CDS）区插入 Rosa26 基因内含子位点中。通常情况下，目的基因不表达。通过调节 Cre 酶的表达，LoxP-STOP 元件被剪切并表达目的基因，见图 4-73。

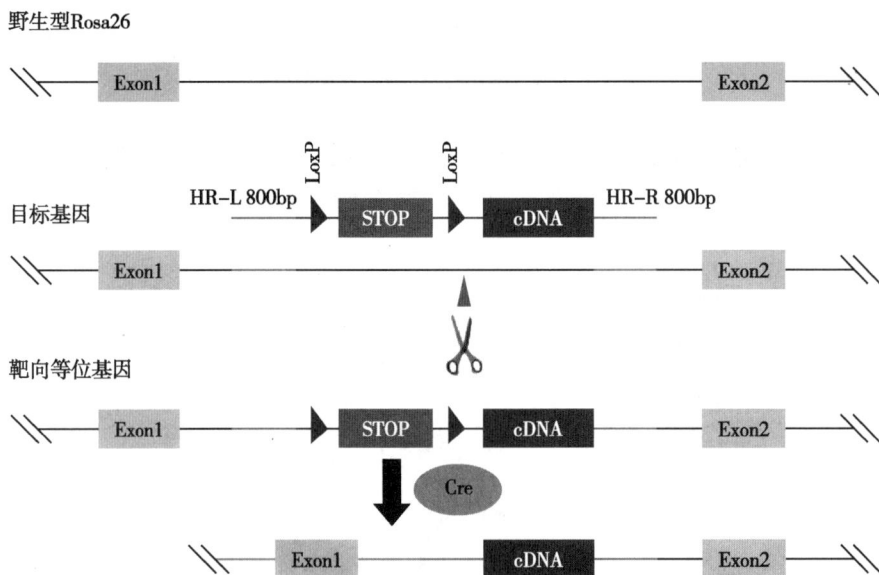

图 4-73　条件性 / 组织特异性基因敲入策略示意

九、腺相关病毒详解

腺相关病毒（AAV）作为一种安全、持久、高效、高特异性的基因操作工具，在生物学特别是神经生物学领域中被广泛使用。野生型腺相关病毒是一种复制缺陷型微小病毒，需要腺病毒或疱疹病毒帮助其在体内复制扩增。而重组腺相关病毒（rAAV）不需要辅助病毒，可以直接将目的基因的 CDS 区序列或 RNA 干扰序列插入质粒中，包装病毒，然后使用重组腺相关病毒感染细胞就能完成目的基因操作。目前研究者常用的为重组腺相关病毒（统一命名为 AAV)。

1. AAV 与其他常见病毒对比

当研究者需要对特定基因进行过表达或干扰时,特别是做动物实验时,就可以使用 AAV。目前文献中使用最多的血清型包括 2、5、8、9,基本涵盖了对所有组织和脏器的特异性感染。针对不同实验需求,选取的病毒工具也不同,常见的病毒工具总结如表 4-20。

表 4-20　常用病毒表达系统

病毒表达系统	腺病毒表达系统	慢病毒表达系统	腺相关病毒表达系统
病毒基因组	双链 DNA 病毒	RNA 病毒	单链 DNA 病毒
复制	自主复制	自主复制	改造后可自主复制
是否整合	病毒基因组游离于宿主基因组外,瞬时表达外源基因	病毒基因组整合于宿主基因组,长时间、稳定表达外源基因	病毒基因组游离于宿主基因组外,通常感染神经组织,由于细胞不分裂所以可长时间表达
感染细胞类型	感染分裂和不分裂细胞	感染分裂和不分裂细胞	感染分裂和不分裂细胞
表达丰度	高水平表达	中水平表达	中高水平表达
表达时间	快(1~2 天)	慢(2~4 天)	慢(1~2 周以上)
滴度	滴度高达 10^{12}pfu/mL	滴度最高可达 10^9TU/mL	滴度高达 $10^{12~13}$v.g./mL
克隆容量	适合表达长度在 3.5~4kb 以下的基因,滴度随插入片段长度增加而降低	适合表达长度在 2.5~3kb 以下的基因,滴度随插入片段长度增加而降低	适合表达不超过 2kb 的外源片段,滴度随插入片段长度增加而降低
免疫原性	高免疫原性	低免疫原性	极低的免疫原性

2. AAV 的优点

(1)安全性高:目前还没有发现 AAV 对人体致病;每 10 个人中就有 8 个人在一生中会感染 AAV,而重组腺相关病毒(rAAV)更是去除了 96% 的 AAV 基因组,进一步确保了其安全性。目前唯一通过欧盟药监局的基因治疗药物 Glybera 也是一种 rAAV。

(2)免疫原性低:当 AAV 以局部大剂量感染肌肉、脑、眼等组织时,很少有感染上的细胞被免疫系统清除,这种特性对于动物实验极有帮助。

(3)感染谱广:几乎所有处于分裂期和静止期的细胞都可以使用 AAV 来感染。

(4)表达时间长:AAV 可在宿主细胞中形成附加体存在于细胞核中,在细胞分裂不旺盛的组织中可持续表达 5 个月以上。

(5)扩散性强:AAV 具有远高于腺病毒和慢病毒的扩散性,可以穿透血脑屏障,是最理想的神经元和胶质细胞感染工具。

(6)高稳定性:AAV 病毒可使用冰袋运输,并且对氯仿等试剂具有抗性。

(7)特异性强:AAV 有十数种常用的血清型,不同的血清型对不同的脏器有特异性的识别及感染能力。

3. AAV 的局限性

(1)体外实验表达水平较低:主要是因为 AAV 病毒的基因组是单链 DNA,在体外环境形成双链并转录翻译外源基因的效率非常低。可以在体外水平感染 AAV 的同时,通过感染辅助病毒如 Ad5 型腺病毒或终浓度为 10～50mmol/L 的丁酸钠等方法提高细胞实验的 AAV 表达量。

（2）需较长时间才开始表达：同样因为需要从单链 DNA 形成双链 DNA，AAV 在感染后需要较长的时间来表达外源基因，所以 AAV 感染后建议至少 1 周后做切片观察。

4. 基于 AAV 实现器官 / 细胞特异表达的策略

（1）局部注射，即直接在需要表达的地方注射 AAV，适合器官水平的特异性感染，容易操作。

（2）使用组织 / 器官特异性启动子包装 AAV 来表达外源基因，此类 AAV 即使感染了其他组织也由于其特异性启动子而不会在其他组织中表达。

5. 体内使用 AAV 的操作注意事项

（1）对小鼠通过尾静脉注射的 AAV 量推荐在 1×10^{11}～1×10^{12}v.g.，体积推荐在 100～200μL；针对脑部感染的建议用量，见表 4-21。

表 4-21 针对脑部感染的 rAAV 建议用量

部位	动物	注射器材	可注射体积 /μL	病毒量 /v.g.
脑室	大鼠	30～33G Hamilton 针	≤5	1×10^9
	小鼠	30～33G Hamilton 针	≤2	1×10^8
核团	大鼠	直径为 10～20μm 的玻璃微量注射器	≤5	1×10^9
	小鼠	直径为 10～20μm 的玻璃微量注射器	≤2	1×10^8
中脑腹侧被盖区	大鼠	直径为 10～20μm 的玻璃微量注射器	≤5	1×10^9
	小鼠	直径为 10～20μm 的玻璃微量注射器	≤2	1×10^8
海马	大鼠	30～33G Hamilton 针	≤5	1×10^9
	小鼠	30～33G Hamilton 针	≤2	1×10^8

（2）在实验过程中对稀释病毒产品的等渗溶液没有其他特殊要求，常规的动物实验用等渗溶液即可，如 PBS、生理盐水等。

6. 体外使用 AAV 的操作注意事项

（1）胰酶会破坏细胞表面的 rAAV 病毒受体，因此需要将细胞在胰酶消化 12h 后再进行 AAV 感染操作。

（2）如 AAV 感染效果不佳，可尝试去除血清。

（3）AAV 与细胞的吸附过程非常迅速，需要将细胞混匀后再作感染处理，不然会出现局部未被感染的情况。

（4）AAV 感染不需要添加慢病毒助感染试剂如聚凝胺等。

7. AAV 使用完后处理方法

对 AAV 最有效的消毒剂是新鲜配制的 1% 次氯酸钠溶液，处理时需注意以下事项：

（1）配制时，将 84 消毒液原液加水稀释。

（2）浸泡 15min 以达到消毒目的。

（3）可以用它处理可回收的物品如玻璃器皿或是处理污染废液（终浓度为 1%），但如果是不锈钢器物切不可直接擦拭，否则会引起表面腐蚀。

其他的处理方式包括用 2% 戊二醛溶液或 0.25% 十二烷基硫酸钠（SDS）溶液，还可以

121℃高温消毒 1h。

8. AAV 应用实例及特点

AAV 可用于基因治疗, 其应用原理见图 4-74。

1) AAV 扩散力强: AAV 病毒体积较小, 20nm 的病毒粒径仅为腺病毒的 1/5, 慢病毒的 1/4, 体积上相差百倍, 因此 AAV 的扩散性远高于这两种病毒。研究表明, AAV9 型可以透过血脑屏障感染神经元和胶质细胞, 这为无创基因转导和治疗神经系统性疾病提供了有力工具。

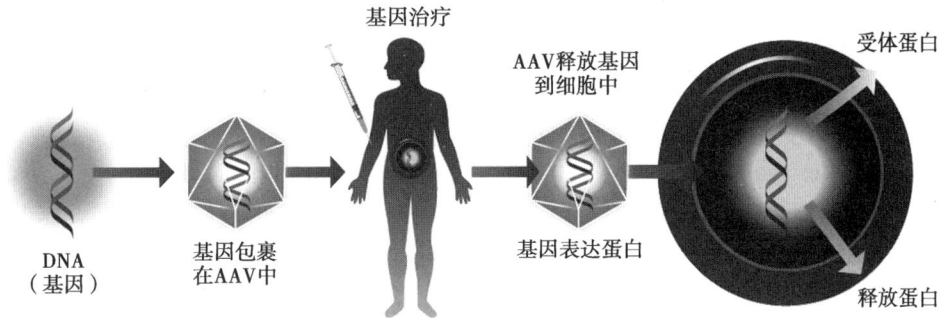

图 4-74　AAV 应用实例原理图

另外, AAV 病毒原液经浓缩后滴度可达 $1×10^{12}$v.g./mL。结合这两种性质, 无论是在局部还是整体, AAV 都能形成大面积的感染。

例如: 发表在 *Molecular Therapy* 的一项研究, 研究人员将多种类型的 AAV(剂量 $1×10^{11}$v.g.)通过尾静脉注射到小鼠体内, 检测第 7、14、28、90、120 天肝脏内病毒的 GFP 荧光信号(见文章图 2A)。研究发现, 大部分 AAV 病毒颗粒都能在第 7 天布满肝脏, 表现出了非常好的体内扩散效果(见文章图 2B, C)。

资料来源: Wang L, Wang H, Bell P, et al. 2010. Systematic evaluation of AAV vectors for liver directed gene transfer in murine models[J]. Mol Ther, 18: 118-125.

在另一项对比研究中, 将小鼠尾静脉注射 $1×10^{11}$v.g. 病毒(带有萤光素酶)后, 分别于第 14、29、56 天检测小鼠体内病毒的荧光信号, 发现扩散效果最好的 AAV9 型病毒颗粒在 14 天内就已经全身表达, 轻易突破了血脑屏障(见文章图 3)。

资料来源: Zincarelli C, Soltys S, Rengo G, et al. 2008. Analysis of AAV serotypes 1-9 mediated gene expression and tropism in mice after systemic injection[J]. Mol Ther, 16: 1073-1080.

2) AAV 在宿主细胞中长期表达: 宿主细胞中的 AAV 能保持长期的基因转录表达能力, 对于终末分化状态的细胞, 这个优点特别明显。这是因为绝大多数重组 AAV 不会整合到宿主细胞的基因组上, 而是形成附加体游离于细胞核中。只要细胞不分裂不凋亡, AAV 的持续作用时间可长达 2 年以上。另一方面, 分裂的细胞在细胞复制和分裂后会丢失附加体, 并因此失去外源基因的表达能力。因此, AAV 并不适合于分裂旺盛的体外细胞实验。

美国国立卫生院的 1 项研究中, 研究人员向 Ⅰb 型糖原积累病的模型小鼠体内(肝脏与骨髓)灌注 AAV8 病毒载体(剂量: $6×10^{13}$v.g./kg), 借助 AAV 将 *G6PT* 基因稳定表达于小鼠体内, 在长达 72 周的实验中, 小鼠的血糖保持正常水平, 与普通健康小鼠的代谢水平相近, 见图 4-75。

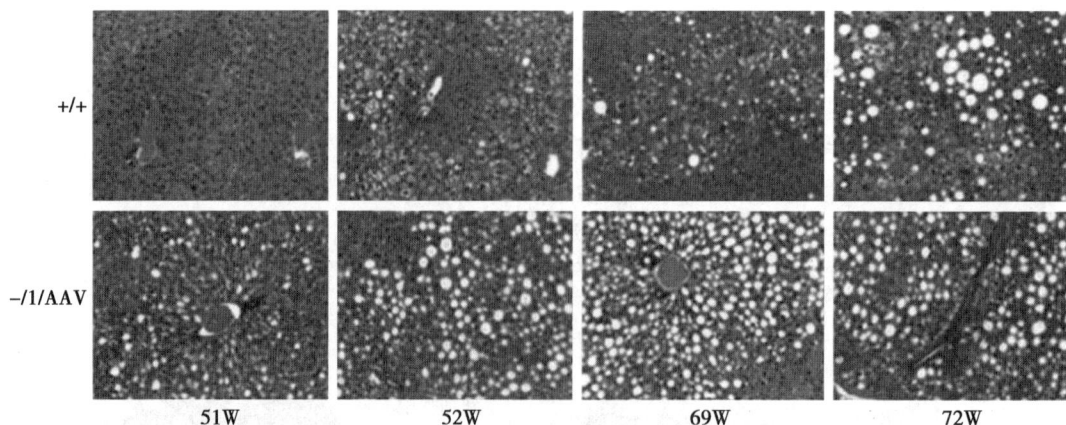

图 4-75　正常鼠及给予 AAV8 灌注的 Ⅰb 型糖原积累病的模型鼠肝脏 HE 染色

资料来源：Yiu W H，Pan CJ，Mead P A，et al. 2009. Normoglycemia alone is insufficient to prevent long-term complications of hepatocellular adenoma in glycogen storage disease type Ib mice［J］. J Hepatol，51：909-917.

2015 年 *Nature* 报道了 1 项 AAV 体内实验，为了研究 1 种新的 HIV-1 抗体 eCD4-Ig，研究人员向恒河猴体内注射了 2.5×10^{13} v.g. 剂量 AAV 载体，使 eCD4-Ig 抗体在猴子体内稳定表达了 40 周，并证实了该抗体的有效性，见图 4-76。

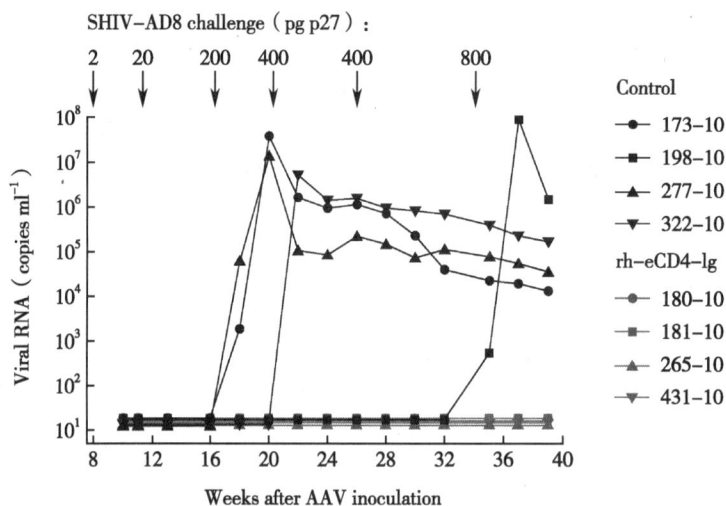

图 4-76　不同病毒滴度及不同时间点对照组和 AAV 注射组恒河猴体内 HIV 病毒复制量

资料来源：Gardner M R，Kattenhorn L M，Kondur H R，et al. 2015. AAV-expressed eCD4-Ig provides durable protectionfrom multiple SHIV challenges［J］. Nature，519：87-91.

十、生物信息学实践技术

在近年的研究中，生物信息学发挥的作用越来越突出，研究者在学习本节内容时可同步参见《生物信息学理论与技术》[1]。相关数据库可以自行查找网络相关生物信息学数据库。

---

[1]　王廷华，王廷勇，张晓. 生物信息学理论与技术［M］. 3 版. 北京：科学出版社，2015.

高通量测序相关分析流程

（1）mRNA 分析流程图，见图 4-77。

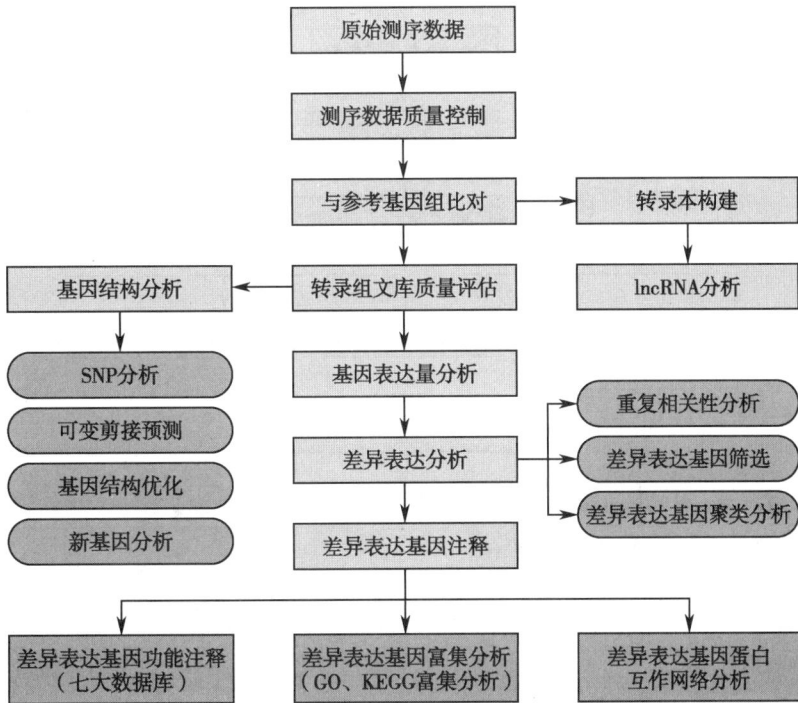

图 4-77　生物信息分析流程图（mRNA 部分）

（2）lncRNA 测序分析流程图，见图 4-78。

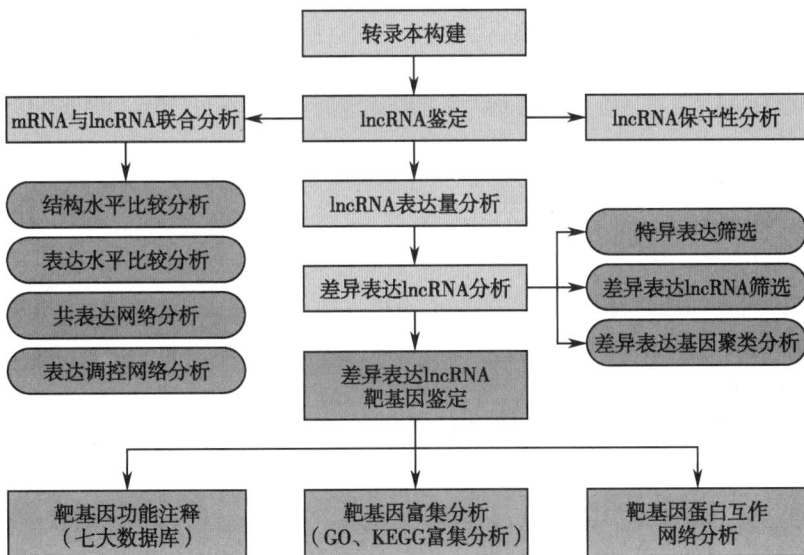

图 4-78　生物信息分析流程图（lncRNA 部分）

（3）microRNA 生物信息学分析流程图，见图 4-79。

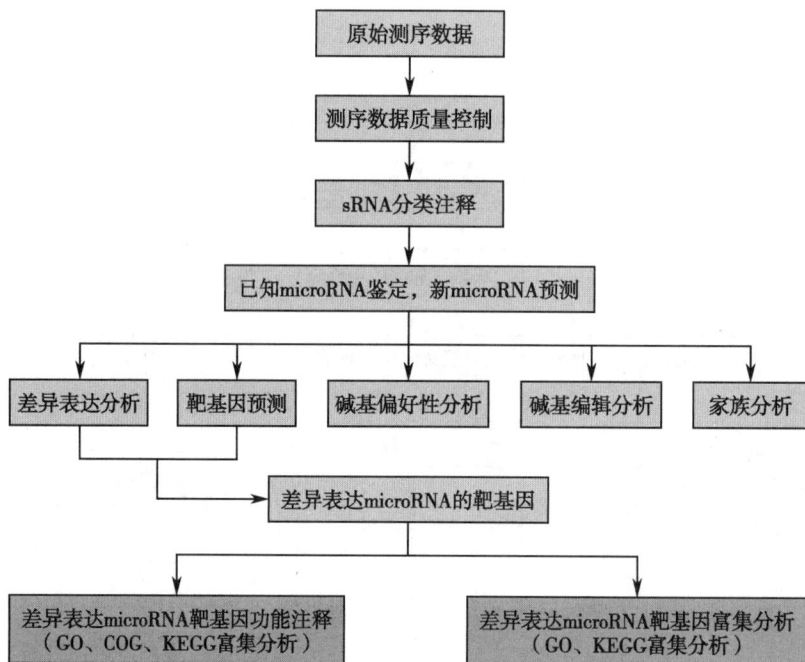

图 4-79 microRNA 生物信息学分析流程图

（4）测序相关分析内容，见表 4-22。

表 4-22 具体的 lncRNA、mRNA、microRNA 测序分析内容

	具体分析内容
标准分析	lncRNA 测序分析内容
	（1）测序数据产出统计
	（2）测序质量分布统计
	（3）测序碱基质量控制
	（4）RNA-Seq 整体质量评估：插入长度检验；测序随机性分析；测序饱和度分析
	（5）与参考基因组比对分析
	（6）转录本拼接
	（7）已知 lncRNA 比对分析与统计
	（8）候选 lncRNA 基本筛选
	（9）候选 lncRNA 编码潜能筛选（CPC 分析，CNCI 分析，pfam 蛋白结构域分析，phyloCSF 分析）
	（10）新预测 lncRNA 统计
	（11）lncRNA 位点分布与长度分析
	（12）lncRNA 表达定量分析
	（13）lncRNA 差异表达分析
	（14）样品间 lncRNA 相关性分析（含生物学重复样品）
	（15）lncRNA cis 作用靶基因预测

具体分析内容
标准分析

（16）lncRNA trans 作用靶基因预测

（17）lncRNA trans 作用靶基因共表达网络分析

（18）lncRNA 靶基因 GO 和 KEGG 富集分析

（19）lncRNA 序列保守性分析

（20）lncRNA 位点保守性分析

（21）lncRNA 特异性表达分析

（22）SNP 分析

（23）可变剪接鉴定

（24）基因结构优化分析

（25）mRNA 基因表达定量

（26）重复相关性检测（有生物学重复）

（27）差异表达基因筛选（两个或以上样品）

（28）差异表达基因聚类分析（两个或以上样品）

（29）差异表达基因的功能注释（两个或以上样品）

（30）差异表达基因 GO、KEGG 富集分析（两个或以上样品）

（31）差异表达基因蛋白互作网络

（32）lncRNA 和 mRNA 结构特征比较分析（转录本长度，外显子个数，开放阅读框长度）

（33）lncRNA 和 mRNA 共表达网络分析

（34）差异表达 lncRNA-mRNA 调控网络分析

小 RNA 测序分析内容

（1）测序质量值分布统计

（2）测序碱基质量控制

（3）测序数据产出统计

（4）样品间公共及特有序列分析（两个或以上样品）

（5）与参考序列进行比对

（6）与相关生物数据库（miRBASE，RepBASE，Rfam，SILVA，lncRNAs 等）及参考基因组（或转录组）比对，分类注释小 RNA

（7）microRNA 鉴定：已知 microRNA 鉴定

（8）microRNA 长度分布分析

（9）microRNA 基因组分布分析（针对有参考的物种）

（10）预测新 microRNA 及二级结构模式图绘制

（11）microRNA 碱基偏好性分析

（12）microRNA 碱基编辑分析

（13）microRNA 家族分析

（14）microRNA 定量分析

（15）microRNA 差异表达分析（重复相关性检测，差异表达筛选差异，表达 microRNA 统计）

（16）差异表达 microRNA 筛选

（17）差异表达 microRNA 聚类分析

具体分析内容	
标准分析	（18）microRNA 靶基因预测
	（19）差异表达 microRNA 靶基因注释
	（20）差异表达 microRNA 靶基因的 GO 分类
	（21）差异 microRNA 靶基因 GO 富集层次分析
	（22）差异 microRNA 靶基因的 COG 注释
	（23）差异 microRNA 靶基因 KEGG 注释
	（24）差异 microRNA 靶基因 KEGG 通路富集分析
高级分析	lncRNA、mRNA、microRNA 关联分析

十一、microRNA 靶基因预测及验证

1. microRNA 靶基因预测

作为一类生物体内重要的非编码小 RNA，microRNA 能够通过靶向作用调控许多基因。microRNA 和靶基因的作用模式相对简单，有许多权威数据库如 TargetScan（http://www.targetscan.org/）、Miranda（http://www.bioinformatics.com.cn/local_miranda_miRNA_target_prediction_120）、miRDB（http://mirdb.org/miRDB/）等可供参考。部分操作方法介绍如下：

通过 TargetScan 预测 microRNA 靶基因操作步骤：

（1）选择数据库，见图 4-80。

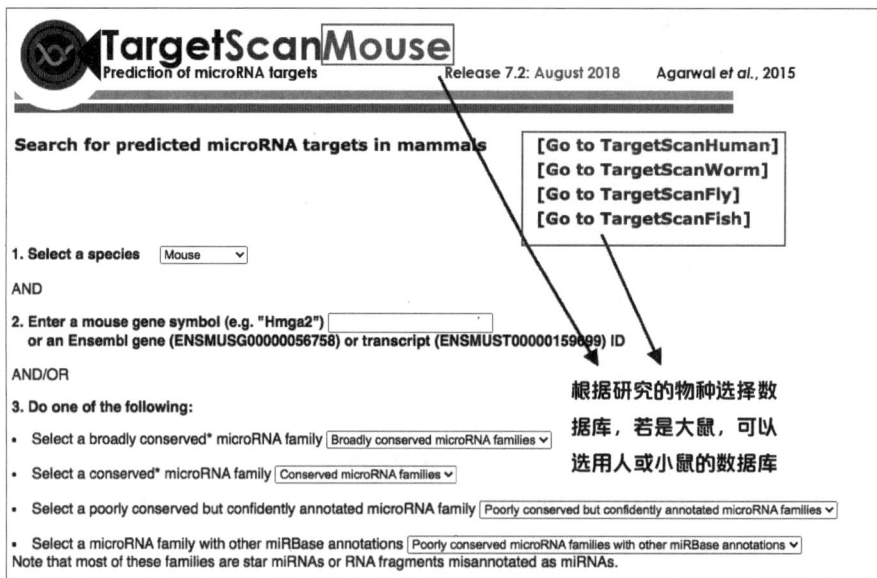

图 4-80　TargetScan 入口界面

（2）输入查询信息，见图 4-81。

（3）分析结果，见图 4-82。

A."Conserved"是指在不同物种之间的保守性，后面分值的参考价值不是特别大，只要能够预测到和目标 microRNA 有结合关系的靶基因，其都具有做靶点验证的意义。

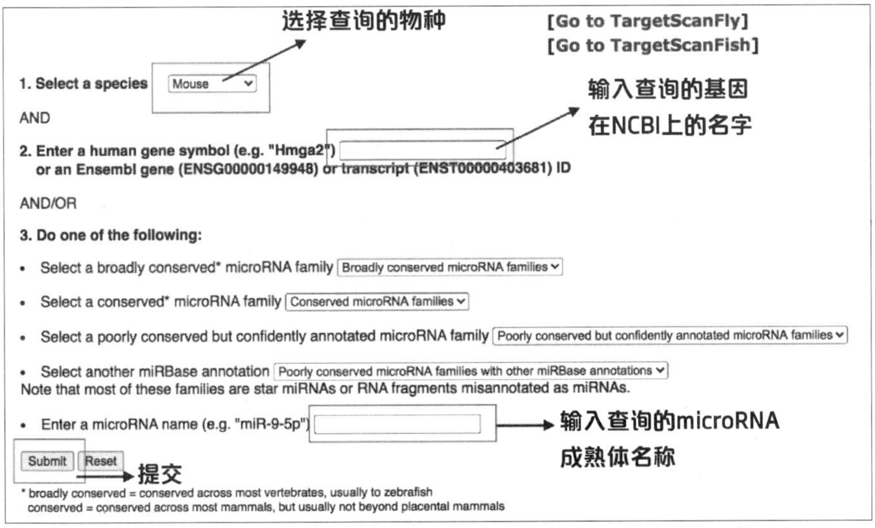

选择查询的物种

[Go to TargetScanFly]
[Go to TargetScanFish]

1. Select a species Mouse ▼

AND

输入查询的基因
在NCBI上的名字

2. Enter a human gene symbol (e.g. "Hmga2")
   or an Ensembl gene (ENSG00000149948) or transcript (ENST00000403681) ID

AND/OR

3. Do one of the following:

- Select a broadly conserved* microRNA family Broadly conserved microRNA families ▼
- Select a conserved* microRNA family Conserved microRNA families ▼
- Select a poorly conserved but confidently annotated microRNA family Poorly conserved but confidently annotated microRNA families ▼
- Select another miRBase annotation Poorly conserved microRNA families with other miRBase annotations ▼
  Note that most of these families are star miRNAs or RNA fragments misannotated as miRNAs.
- Enter a microRNA name (e.g. "miR-9-5p") ➡ 输入查询的microRNA
  成熟体名称

Submit Reset ← 提交

* broadly conserved = conserved across most vertebrates, usually to zebrafish
  conserved = conserved across most mammals, but usually not beyond placental mammals

图 4-81　查询信息的输入界面

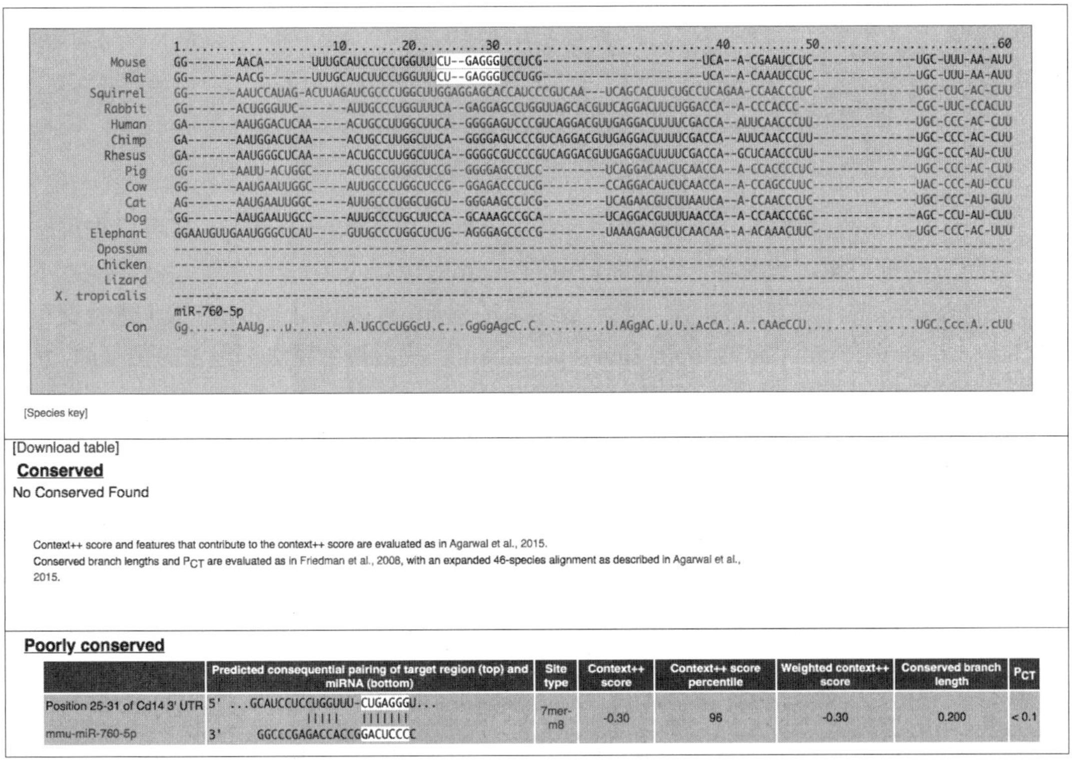

[Species key]

[Download table]

Conserved

No Conserved Found

Context++ score and features that contribute to the context++ score are evaluated as in Agarwal et al., 2015.
Conserved branch lengths and P_CT are evaluated as in Friedman et al., 2008, with an expanded 46-species alignment as described in Agarwal et al., 2015.

Poorly conserved

	Predicted consequential pairing of target region (top) and miRNA (bottom)	Site type	Context++ score	Context++ score percentile	Weighted context++ score	Conserved branch length	P_CT
Position 25-31 of Cd14 3' UTR	5' ...GCAUCCUCCUGGUUU–CUGAGGGU... ‖‖‖‖‖ ‖‖‖‖‖‖‖ mmu-miR-760-5p 3' GGCCCGAGACCACCGGACUCCCC	7mer-m8	-0.30	96	-0.30	0.200	< 0.1

图 4-82　查询结果界面

B．Miranda（又称 miRNA.org）：MiRanda 主要用来预测人、大鼠、小鼠、果蝇、线虫的 microRNA 和靶基因的结合位点，为阳性率相对较高的一个数据库，可以针对已知的 microRNA 预测其可能调控的所有靶基因，或者已知靶基因预测所有可能的 microRNA。

Miranda 首页面如图 4-83 所示。点击左侧 miRNA 框，可在弹出的页面输入 microRNA

名查询靶基因。点击 Target mRNA 框，可在弹出的页面输入基因名查询靶向的 microRNA。

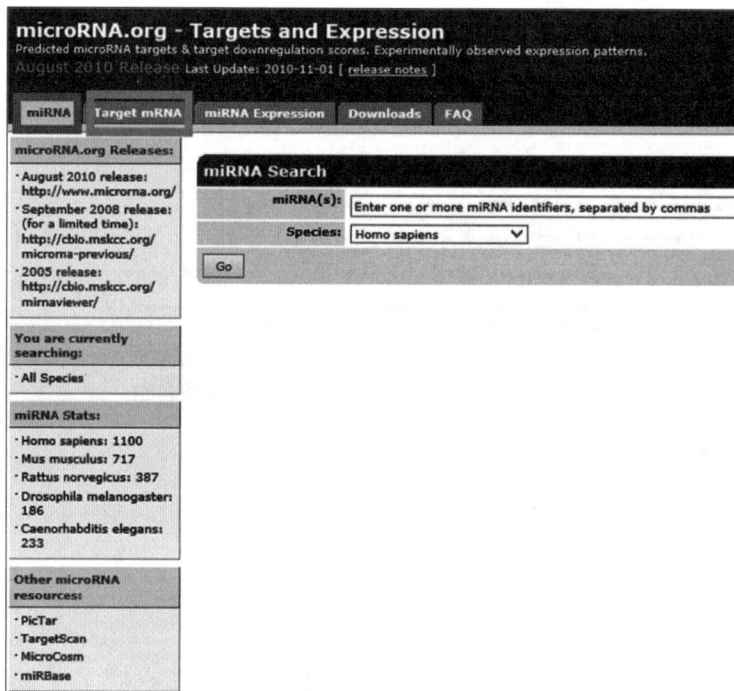

图 4-83　Miranda 首界面

C. miRDB 的首界面如图 4-84 所示。在上方的框中输入 microRNA 名可以查询靶基因。在下方的框中输入基因名可以查询靶向的 microRNA。

不同数据库的计算方法不同，从而造成结果的差异，可以利用 VENNY 2.1 进行交集分析（https://bioinfogp.cnb.csic.es/tools/venny/index.html），找出每个算法都包含的靶基因，从而用于后续实验检测。

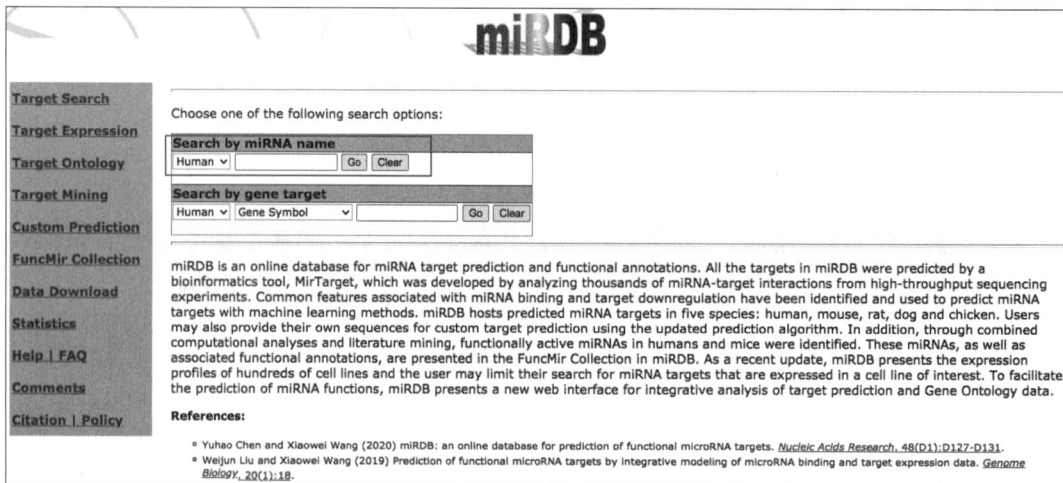

图 4-84　miRDB 首界面
矩形框代表点击选项

2. microRNA 靶基因验证实验

microRNA 靶基因主要通过双萤光素酶报告基因实验（luc）进行验证，该实验是通过将靶基因（预测能够与 microRNA 结合的基因）的 3′UTR 序列插入萤火虫荧光蛋白（firefly luciferase）的 3′UTR，从而使目标 microRNA 和所插入的序列结合，抑制萤火虫荧光蛋白的翻译，最终造成荧光值的下降。海肾素荧光蛋白（renilla luciferase）主要作为内参帮助去除组间转染效率差异。实验方法也可以理解为用荧光值来判断 microRNA 是否和靶基因结合。

萤光素酶报告实验所需材料

（1）细胞

常用工具细胞包括 293T、HEK293 等，需具备如下条件：

1）易转染且转染效率较高。

2）目的 microRNA 的表达水平极低或不表达。

（2）质粒

1）需要萤火虫萤光素酶 3′UTR 插入目的序列的载体，通常称为野生型质粒。注意，不一定插入靶基因 3′UTR 全长，可以只插入包括 microRNA 结合位点前后 200bp 左右的序列。

2）需要萤火虫萤光素酶 3′UTR 插入 microRNA 结合位点突变序列的载体，通常称为突变型质粒，是整个实验中至关重要的一部分。

（3）其他 microRNA 过表达载体：对照载体，包括萤火虫萤光素酶空载体、microRNA 空载体及海肾素荧光载体。

萤光素酶报告实验分组设计

关于 microRNA 靶基因验证的双萤光素酶报告基因实验分组，可以参照如下 *Cell* 文章中的经典 6 组法，见文章图 3、表 4-23。

资料来源：Shimono Y, Zabala M, Cho R W, et al. 2009. Downregulation of miRNA-200c links breast cancer stem cells with normal stem cells[J]. Cell, 138: 592-603.

表 4-23　具体实验分组

实验组序号	实验组名称即各实验组共转质粒说明	实验组详细说明
实验组 1	3′UTR-NC+miRNA-NC	靶基因 3′UTR 阴性对照质粒分别与 microRNA 及其对照质粒共转，作为阴性对照及整个实验体系对照
实验组 2	3′UTR-NC+miRNA	
实验组 3	3′UTR-WT+miRNA-NC	野生型靶基因 3′UTR 质粒分别与 microRNA 及其对照质粒共转，是体系中的目的实验组
实验组 4	3′UTR-WT+miRNA	
实验组 5	3′UTR-Mut+miRNA-NC	将靶基因 3′UTR 靶位点序列进行突变，将该突变质粒分别与 microRNA 及其对照质粒共转，与实验组 4 进行比较做进一步验证
实验组 6	3′UTR-Mut+miRNA	

真正关键的数据是第 4 组和第 6 组，即 microRNA 通过和靶基因结合抑制靶基因的翻译，从而导致萤火虫荧光素发光值下降（第 4 组数据值降低），当结合位点被突变后荧光值收复上升，证明 microRNA 确实通过结合位点调控靶基因（其他组数据值相当）。

第三节 实验数据统计分析

一、统计总概要

在具体的医学科研中,通过实验,研究者可以获得各种各样的数据,然而这些数据在获取过程中存在多种变异,其是否能反映客观事物的本质规律,就需要采用相应的统计学方法进行验证。

实验原始记录在统计分析中发挥着重要作用,应详细记录实验名称、步骤、结果、具体数据(或结果存放位置)、成败原因等,方便后续对统计结果进行综合分析。

在做统计之前,很关键的一步是将数据根据课题的设计进行分类整理,整理要求清晰明朗,一般常用 Excel 文档建立数据库。数据库一般采用最简单的二维表格形式,如表 4-24 所示。一组好的数据库数据可以直接应用于相关统计软件进行统计分析。

表 4-24 简单二维表举例

分组	1d	2d	3d
对照组	52	49	41
处理组	19	24	12

注:表内数值不代表具体含义

实际的统计需要统计分析软件,常用的统计软件有 SAS(Statistics Analysis System)、SPSS(Statistical Package for the Social Science)和微软公司电子表格系统 Microsoft Office Excel 等。SAS 以编程为主,主要针对各专业用户进行设计,其最大特点是功能强大,简短编程即可同时对多个数据文件进行分析。但对初学者或一般用户而言,编写与使用程序存在一定难度。

SPSS 使用相对方便简单,其最大特点就是采用菜单操作,方法齐全,可绘制图形、表格,较为方便,输出结果也比较直观。但其功能略显逊色,特别是难以同时分析处理多个数据文件。

Microsoft Office Excel 作为 Office 软件的一员被众多用户所熟知,是目前应用最为广泛的办公室表格处理软件之一。Excel 数据处理功能强大,具有函数运算、数据库、图表制作等功能,进行统计分析时具有易得、快速、直观、简单等优点,是建立数据库、进行常用统计分析的好工具。

前两者是国际上通用的统计分析软件。

在实际统计分析过程中,研究者需要根据实验设计方案和专业要求,灵活选择最为合适的统计学方法,切勿盲目套用公式。统计学最难的地方不在于如何运用统计软件,而在于基于专业角度选择最优统计学方法,然后将结论恰如其分地用于自己的专业解释中。具体的统计学方法可参见高等教育出版社的《医学统计学》。

二、临床 meta 分析

1. 概念

很多学者认为 meta 分析就是定量的系统评价,在进行系统评价时,优先考虑 meta 分析，当数据资料实在无法进行 meta 分析的情况下，才考虑做定性的系统评价。在搜索相关书籍时，如果以"系统评价"或"meta 分析"作为搜索词，得到的结果很少。研究者如果想要系统地学习 meta 分析，建议可以去查阅循证医学方面的书籍，如中南大学出版社的《实用循证医学方法学》。Meta 分析有广义和狭义之分。狭义的 meta 分析是一种对以往独立的研究结果进行定量综合的统计学方法。广义的 meta 分析不再局限为一种统计学方法，而是一个完整的科学研究过程，有完整的研究设计方案，包括提出问题、收集文献资料、提取数据、统计学处理、报告结果等一系列过程。

有学者将 meta 分析分为两类，一类是 Corchrane 系统评价类的 meta 分析，一类是非 Corchrane 系统评价类的 meta 分析。Cochrane 协作网是一个国际性的非营利的民间医疗保健学术团体。Corchrane 系统评价是指在 Cochrane 协作网统一工作手册指导下，以及在相应 Corchrane 专业评价组编辑部指导和帮助下完成并发表在 Cochrane 图书馆的系统评价，因其施行全程有严格的质量控制措施，其平均质量被认为比普通系统评价更高，是已公认最高级别的证据之一。但是它的申请难度较大，要求只有受过 Cochrane 协作网培训的团体组织才可在其网上进行申请，具体内容可参见人民卫生出版社的《系统评价、Meta- 分析设计与实施方法》。因为 Corchrane 系统评价类的 meta 分析要求高、难度大，其方法已经自成一个较为完整的体系，需要一个团队进行专业培训后才能执行（可以通过查看官方网站或者参加培训班了解相关内容），而实际情况可能达不到 Corchrane 系统评价的要求。因此，本部分主要介绍非 Corchrane 系统评价类 meta 分析的具体操作方法。

2. 特点

meta 分析主要是收集已经存在的研究文献并对其进行整理总结分析，主要是针对一些不确定或有争议的问题，例如，不同治疗方法的对比；对一个因子的研究结论不一致；某种疾病的病因来源等。因此 meta 分析很适合刚开始进行科研，但没有任何数据的研究者。

简单地来理解，meta 分析就是把很多具有一定同质性文献中的研究结果通过一种较为科学严谨的方法汇总在一起，得到一个总结果的分析。首先要明确研究目的，然后根据研究目的制订搜索策略以全面检索文献，根据研究目的确定文献的纳入标准、排除标准，确定要收集的数据，并且选择相应的效应量，最后计算出每篇纳入文献的效应量，赋予它们权重，将每篇文献的效应量乘以相应的权重，加起来就是总效应量。

3. 分析步骤

（1）提出问题，确定研究目标并制订研究计划：确定一个好的研究目的是 meta 分析成功的基础。选题要考虑课题的实际意义，学界对这个问题是否仍存在争议？现有的原始研究数量是否足够？对一些关键概念的界定是否清楚等问题。这些问题的回答要求研究者阅读一定数量的文献，对该选题有个大概的认识，这一步非常重要，因为研究目的决定了以下所有步骤该如何进行。

（2）收集文献：与普通的医学文献检索不同，做 meta 分析的文献检索要求文献尽可能全，而普通的医学文献检索要求检索结果与研究目的的契合程度。因此，为了尽可能全地搜集到有关研究目的的所有文献，首先需要制订一个合理的检索策略。一般来说，数据库要尽可能多，中文文献数据库至少应该包括 CNKI、维普、万方、CBM 等常用数据库，英文文献数据库一般可以尝试 PubMed、Science Direct、Web of Science、EBSCO 等，如果有与专业相关的数据库一定要进行搜索，也可以搜索 Cochrane 的数据库。搜索词也要尽可能全，要把所有近义词都考虑在内。搜索范围一般限定为"主题"或"摘要"，如果仅搜索"题目"范围太窄，可能得到的文献数目过少；搜索"全文"范围太宽，可能会得到很多与研究目的没有密切关联的文献。同时，在搜索时如果有未发表的文献也要考虑在内，如身边研究者已经完成了的但尚未发表的研究成果，或者一些仅发表了会议摘要的研究成果，以及一些因各种原因未登上网的学位论文等。

（3）确定纳入、排除标准，筛选文献：根据研究目的确定纳入、排除标准。标准不能太过宽泛，这样文献间的异质性太大，合并出来的结果没有太大实际意义。标准也不能太过细致，这样符合纳入条件的文献太少，无法进行 meta 分析。

（4）对纳入文献进行质量评价：对文献质量进行评价，能让读者通过该结果衡量该研究的可信度，也是保证合并结果科学性的重要环节。文献质量的评价方法有很多种，针对完全随机试验设计资料的有 CONSORT 声明、Jadad 量表、Delphi 清单、Chalmers 量表、Cochrane 工具等，针对非随机试验的工具有 Downs-Black 工具、Newcastle-Ottawa 量表等。

（5）设计数据提取表格，提取纳入文献的数据信息：数据提取表格根据研究目的而确定，其中大致包含两类信息，一类是需要进行分析的变量信息，一类是进行文献质量评价的变量信息。

在这个步骤中，需要确定效应量（effect size，也称效应尺度）。如果原始文献指标为二分类变量，可选择比值比（odds ratio，OR）、相对危险度（relative risk，RR）、率差（rate difference，RD）或率差倒数，为避免一例不良事件发生需要治疗的病例数（number needed to treat，NNT）或因需要治疗多少病例会导致一例不良事件（number needed to harm one more patients from the therapy，NNH）等指标作为效应尺度，其结果解释与单个研究指标相同；如果原始文献指标是定量变量，可选用加权平均差（weighted mean difference，WMD）或标准平均差（standardized mean difference，SMD）为效应尺度。WMD 为加权两均数差值，它消除了多个研究间绝对值大小的影响，能真实地反映实验效应大小，在 Revman5.0 以上版本中以平均差（mean difference，MD）表示。SMD 可简单地理解为两均数差值除以合并标准差，它不仅消除了多个研究间绝对值大小的影响，还消除了多个研究测量单位不同的影响，但对此项指标结果的解释需谨慎。

4. 将数据输入软件进行分析（异质性检验、合并效应量、发表偏倚）

在确定效应量后，可以采用相关软件进行分析。软件会自动对各研究进行异质性检验，根据异质性检验的结果确定分析的模型。如果检验后得出各研究间不存在统计学异质性，则可将每项研究看作同一总体中抽样而得，可应用固定效应模型（fixed effect model）分析资料；如果检验结果提示存在统计学异质性，则需要进一步分析异质性来源，根据异质性的大小确定是否直接使用随机效应模型（random effect model）对资料进行分析。若异质性较小，可直接用随机效应模型进行合并；若异质性较大，则需要采用亚组分析或敏感性分析，排除异质性来源之后，再进行效应尺度的合并。

确定使用固定效应模型还是随机效应模型后，将软件的相应结果输出即可。一般需关注合并的效应量及其 P 值，并输出森林图。

同时，一般对结果还应进行发表偏倚的评估，这也是保证合并结果科学性的措施之一，常用的方法有漏斗图，在漏斗图基础上改进的 Egger 线性回归法、Begg 秩相关法，以及失安全系数法等。

5. 常用软件

（1）Review Manager（RevMan）：Cochrane 协作网系统评价的标准化专用软件，其中包含 Cochrane 系统评价制作模板，同时具有该组织推荐的 meta 分析基本功能，操作简单、结果直观。该软件为免费软件，可在 http://www.cc-ims.net/RevMan/download.htm 下载。如果不是做 Cochrane 协作网的 meta 分析也可以使用该软件，只不过不能使用全部功能，而只能使用其中的统计分析功能。但其在评估发表偏倚时只能通过绘制漏斗图判断，主观性较大。

（2）Stata：可完成二分类变量和连续性变量的 meta 分析，也可进行 meta 回归分析，还可以绘制 meta 分析的相关图形，如森林图、漏斗图，是目前 meta 分析功能最强的软件。其他软件包括 R 语言、Meta-Analyst、Meta-Disc、ITC、WinBug 等也是比较常用的分析软件。

具体的使用方法可以参考《实用循证医学方法学》[1]。

三、临床病例数据分析

（一）概述

临床科研工作中，统计方法的正确选择需要考虑课题的研究目的、科研设计，以及病例收集到的数据类型、分布特征与所涉及的数据统计条件。此外，统计分析方法的选择应在科研设计阶段完成，而不应该在临床课题已结束，数据收集完成后再选。在对临床课题病例数据进行统计分析时，需要考虑以下四种因素。

1. 研究目的

不同研究目的对应的研究设计与数据分析方法具有一定差异，不同的统计分析方法也具有不同的分析功能，在进行统计分析之前一定需要先明确课题的研究目的，然后选择相应的统计分析方法。

统计分析方法，主要可以分为两类，统计描述（descriptive statistics）与统计推断（inferential statistics）：

（1）统计描述是指利用统计指标、统计图表，对数据资料进行最基本的统计分析，并描述数据资料的基本特征，如均数、标准差、全距、四分位间距及率等。一般是对数据资料的初步分析，为后续的深入分析提供参考。

（2）统计推断是指利用收集到病例数据所代表的样本信息对总体进行推断，包括参数估计与假设检验。如总体均数点估计、区间估计及 t 检验与方差分析等。

此外，若要研究某些变量之间的相互联系时，可以使用相关分析，用相关系数来衡量各因素间的关联程度与方向；若要研究某个变量与另一变量之间依存关系时，可以采用回归分析，用回归系数来反映两变量之间的依存程度。

2. 设计类型

不同研究设计对应不同的统计分析方法，也可得到不同的研究结论。在选择统计分析方法前，一定需要明确研究的设计类型，如完全随机设计的两组或多组比较与配对设计的两组或多组比较在选择方法时具有差异，重复测量设计的数据分析不可简单对每个时间点进行假设检验。

[1] 张天嵩，钟文昭，李博任. 实用循证医学方法学[M]. 2版. 长沙：中南大学出版社，2014.

3. 资料类型

一般收集病例数据资料包含的变量较多,这些变量一般可以分成两种数据类型:定量资料(quantitative data)和定性资料(qualitative data)。定量资料是指可以定量或准确测量的连续型资料,如身高体重;定性资料是指反映样本类别或者属性的变量,如性别、疾病严重程度等。其中定性资料又可分为有序分类资料和无序分类资料,无序分类资料表现为没有大小之分的属性,如性别;有序分类资料表现为各属性之间有等级之分,如疾病严重程度的"轻""中""重"等。不同的资料类型,对应不同的数据分析方法,如对定量资料的假设检验可以用 t 检验与方差分析,对定性资料的假设检验常用卡方检验与秩和检验。

4. 数据统计特征

在研究目的、设计类型及资料类型都考虑在内后,收集的病例数据该选用何种统计分析方法,还应考虑数据的统计特征。多数统计分析方法对数据特征有一定要求,如 t 检验要求数据服从正态性、线性回归的残差独立等条件,当某种数值资料为明显偏态分布时,则可能需要进行一定的数据转换或者改用非参数检验。在进行数据分析之前,明确临床课题研究的上述四种因素,是正确选择统计分析方法的基础。

(二)数据的统计描述

在临床课题数据收集完成后,研究者需要对资料进行统计分析。统计分析包括统计描述和统计推断两个方面的内容。统计描述是统计推断的基础,可分为定量资料的统计描述与定性资料的统计描述。

1. 定量资料的统计描述

对于定量资料的统计描述,主要从数据集中趋势与离散趋势两种角度进行。反映数据集中趋势的统计指标主要有均数(mean)、几何均数(geometric mean)与中位数(median)等;反映离散趋势的统计指标主要有标准差(standard deviation)、四分位间距(quartile)、全距(range)和变异系数(coefficient of variation)等。其中均数、标准差与变异系数适用于正态分布资料,几何均数、中位数、四分位间距与全距适用于偏态分布资料。一般在汇报结果时,需同时给出反映集中趋势与离散趋势的两种指标。

对定量资料是否服从正态分布可以通过正态性检验(偏度与峰度系数)来判断,也可通过频数分布图进行初判。同时也可使用箱式图来反映数据的集中与离散部分趋势。

2. 定性资料的统计描述

在临床课题病例数据中,大量资料都是按照事物的特征或属性进行分类的,这类资料称为定性资料,也称分类资料或计数资料,如性别、HIV 感染情况、病情轻重等[1]。对于定性资料的描述,一般可先绘制列联表,见表 4-25。列联表可列出每组中各种不同结局分类后的频数;描述频数分布的特征;便于进一步对分类资料的特征进行统计描述和统计推断。

表 4-25 列联表举例

性别	自感偏瘦	正常	自感偏胖
男	39	186	20
女	25	130	54

---

[1] 李晓松. 2014.医学统计学[M]. 第 3 版. 北京:高等教育出版社

除绘制列联表之外，也可计算相对数指标来描述定性资料的特征。相对数是两个有关联的数值之比，常用的相对数指标有率、构成比和相对比 3 种。

（1）率：指某现象实际发生数与某时间点或某时间段可能发生该现象的观察单位总数之比，用以说明该现象发生的频率或强度，分为频率与速率两种。

（2）构成比（proportion）：即比例，是指事物内部某一组成部分观察单位数与同一事物各组成部分的观察单位总数之比，用以说明事物内部各组成部分所占的比重，常用百分数表示。

（3）相对比：简称比（ratio），是两个有关联的指标之比值，用以说明一个指标是另一个指标的几倍或几分之几[1]。

3. 软件选择与操作简介

数据的统计描述理论简单易懂，各大软件也均有相应分析模板。对于非统计专业背景研究者而言，编者推荐使用操作简便的 SPSS 软件，其在分析模块（analysis）下的描述过程（descriptive procedure）有专门用于数据资料的统计描述。具体操作过程可参考张文彤主编的《SPSS 统计分析教程（基础篇）》。

（三）数据的差异性比较

临床病例数据收集完成后，一般需要对数据进行单因素统计分析，即比较两组或者多组之间，数据是否存在差异。在统计分析中，称之为假设检验（hypothesis testing），即使用样本信息推断总体间是否存在差异。假设检验是反证法原理在统计中的应用，其思想方法与基本步骤，研究者可参阅李晓松主编《医学统计学（第 3 版）》教材。本部分只对不同研究目的与数据类型对应选择何种统计分析方法进行归纳总结，见表 4-26。表中所涉及的统计分析方法，操作上可通过 SPSS 软件实现，在使用过程中需注意以下注意事项：

（1）假设检验是用样本信息推断总体，因此所搜集的样本信息对总体需要有很好的代表性；此外，如果研究方法不是抽样研究（如普查），即研究对象本身就是总体，则不需要进行假设检验。

（2）假设检验所得到的 P 越小，表明拒绝 H_0 假设犯错的可能性越小，而非表示两组的差距越显著。

（3）假设检验的结论不能绝对化，即便得到 $P<0.05$，差异具有统计学意义，也面临着犯错误的风险，因为尽管是一个小概率事件，但仍有可能会发生。

（4）多组间的比较得出有差异的结论之后，再进行两两比较时，不可简单地使用两两比较方法进行多次检验。比如，三组定量资料进行方差分析得出有差异、有统计学意义的结论之后，不能简单使用 t 检验进行 3 次两两比较，而应该根据相应数据特征选择相应的两两比较方法。在 SPSS 软件中，共提供了近 20 种比较方法，比较常用的是 SNK 法与 LSD 法。

（5）在进行假设检验时，经常会遇到一类错误与二类错误的说法。简单说，一类错误是指"本来没有差异，但是得到差异具有统计学意义"的结论，犯错的概率用 α 表示；二类错误是指"本来有差异，但是得到差异没有统计学意义"的结论，犯错的概率用 β 表示。通常所说的检验效能是指 $1-\beta$。

---

[1] 李晓松. 2014. 医学统计学[M]. 第 3 版. 北京: 高等教育出版社

（四）数据的关联性分析

在临床研究中，通常会涉及研究两个因素之间的关联性，分析其关联程度与方向。比如，吸烟与口腔黏膜病变之间的关系，饮酒与心血管疾病之间的关联等。对两个变量的关联性分析主要包括相关性分析与回归分析，相关的检验方法汇总内容见表4-27。在进行关联性分析时，需注意回归与相关的差异，回归是两个变量之间的依存程度，即A随B的变化而变化的程度；相关是指两个变量之间联系的紧密程度。相关操作可通过 SPSS 软件实现。

表4-26　单变量资料的统计分析方法

资料类型	数据特征	单组设计	完全随机设计		配对或配伍设计	
			两组	多组	两组	多组
定量资料	正态、方差齐	样本与总体均数比较的 t 检验	两样本 t 检验	单因素方差分析	配对 t 检验	随机区组设计方差分析
	非正态和/或方差不齐	Wilcoxon 符号秩检验	t 检验、Wilcoxon 秩和检验	Kruskal-Wallis H 秩和检验	Wilcoxon 符号秩检验	Friedman 秩和检验
定性资料	无序	二项分布直接计算概率法、正态近似法（Z 检验）	正态近似法（Z 检验）、四格表资料 χ^2 检验、Fisher 确切概率法	RxC 列联表资料 χ^2 检验、Fisher 确切概率法	配对设计四格表资料 χ^2 检验	配对 RxR 列联表 χ^2 检验
	有序	——	Wilcoxon 秩和检验	Kruskal-Wallis H 秩和检验	Wilcoxon 符号秩检验	

资料来源：李晓松. 医学统计学［M］. 第3版. 北京：高等教育出版社，2014.

表4-27　双变量（多变量）资料的关联性分析方法小结

分析类型		数据特征	分析方法
相关分析	定量资料	X、Y 服从双变量正态分布	直线相关分析
		X、Y 不服从双变量正态分布	Spearman 秩相关
	定性资料（$R×C$ 表）	双向无序	Pearson 列联系数、列联表的独立性 χ^2 检验
		双向有序、属性不同	Spearman 秩相关、线性趋势检验
		双向有序、属性相同	一致性检验（kappa 系数的假设检验）
回归分析	因变量为连续型定量变量，服从正态分布	一个因变量，一个自变量	直线回归分析
		一个因变量，多个自变量	多重线性回归分析
	因变量为定性变量		logistic 回归分析
	因变量为含有截尾数据的生存时间		COX 比例风险回归分析

资料来源：李晓松. 医学统计学［M］. 第3版. 北京：高等教育出版社，2014.

（五）常用的多因素分析方法简介

前述所提到的 t 检验、方差分析与卡方检验等，均属于单因素分析方法，然而单因素分析无法控制因素间混杂因素的干扰。因此，在进行临床研究中，为了控制混杂因素的影响，并研究多个因素间内部的相互联系及其对因变量的综合作用，研究者通常会使用多因素分析方法。常用的多因素分析方法包括多元线性回归、logistic 回归、COX 比例风险回归模型、判别分析、聚类分析等。本节将简要介绍上述各个方法中，较为常用的多元线性回归分析、logistic 回归模型与 COX 比例风险模型的原理与适用条件。

1. 多元线性回归分析

多元线性回归分析（multiple linear regression analysis）是一元线性回归分析或简单线性回归分析（simple linear regression analysis）的推广，它研究的是一组独立的自变量如何影响一个因变量。多元线性回归分析在医学研究中的用途相当广泛，是一种很重要的回归分析方法，也是其他多变量统计分析方法的基础。通过多元线性回归分析可以分析一个因变量与多个自变量之间的线性关系，用已知的自变量预测因变量的取值，从而达到筛选疾病的危险因素的作用。其应用条件如下：

（1）因变量与自变量之间具有线性关系。

（2）各观测值之间相互独立，它等价于残差之间相互独立，且 m 个自变量与残差之间相互独立。

（3）对于任意一组自变量，因变量均服从正态分布且方差齐，它等价于残差 ε 服从均数为 0、方差为 σ^2 的正态分布。

（4）m 个自变量之间不存在多重共线性。

在上述条件中，如果（1）得不到满足，会导致所获得的回归方程、假设检验、预测与估计失去意义；如果（2）中的"残差之间相互独立"得不到满足，会导致统计推断结果错误，如果"m 个自变量与残差之间相互独立"不满足，说明模型中缺少重要的自变量；如果（3）得不到满足，会导致回归系数的估计偏离真值，且影响统计推断结论的可靠性；如果（4）得不到满足，会导致回归系数估计的不唯一或回归系数标准误过大。

在使用多重线性回归时，需注意因变量必须是连续型定量变量，且服从正态分布；自变量可以是连续型定量变量或分类变量。同时，当自变量较多时，需慎用其中的逐步回归法。

在 SPSS 中，通过"analysis—regression—linear"过程可以轻易实现多元线性回归。

2. logistic 回归

当因变量是分类变量，且自变量与因变量不呈线性关系时，就不能满足多重线性回归模型的适用条件。此时，处理该类资料常用 logistic 回归模型。logistic 回归分析属于非线性回归分析，它是研究因变量为二项分类或多项分类结果与某些影响因素之间关系的一种多重回归分析方法。鉴于医学数据中结局变量多为无序分类变量或者等级变量，因此，logistic 回归在临床课题研究中具有较为广泛的应用。

该方法的主要原理为对因变量进行 logit 转换，研究 logit(P) 与自变量之间的线性关系，因此又被称为广义线性模型。偏回归系数表示在其他自变量固定的条件下，自变量每改变一个单位时因变量的平均改变量。它与比数比［优势比，也称 OR 值（odds ratio）］有对应关系。如因变量表示为发病情况，当 OR>1 时，表示该自变量为危险因素；当 OR<1 时，表示该自变量为保护因素。

根据因变量为二分类或多分类，logistic 回归可分为二分类 logistic 回归和多分类 logistic 回归。因变量为二分类变量时，根据设计类型的不同，可分别采用非条件 logistic 回归或条件 logistic 回归模型进行分析。非条件 logistic 回归分析可用于成组设计的病例对照研究或队列研究资料，条件 logistic 回归分析用于配对或配比设计的病例对照研究资料。因变量为多项分类资料时，可用多项式 logistic 回归模型进行分析，当因变量为等级资料时，则可用累积趋势的 logistic 回归分析。

在进行 logistic 回归分析时，需注意当自变量中存在分类变量时，需进行哑变量设置。在汇报回归结果时，需要给出各自变量的偏回归系数、标准误、OR 值、P 及 95% 置信区间。对于 logistic 回归的软件可通过 SPSS 中"analysis—regression—logit"模块进行。

3. COX 比例风险回归模型

在临床研究中，经常会遇到对患者接受某种治疗手段或者患某种疾病后的预后进行研究，通常会采用队列随访研究的研究设计。此时所获得的病例资料为生存资料，数据不仅包含生存时间，还包含反映是否会发生结局事件的结局变量。此时，要研究预后与多个影响因素之间的联系，可采用 COX 比例风险回归模型分析。

COX 回归可计算各因素对预后影响的相对危险度，与 logistic 回归类似。在使用 COX 比例风险回归模型时，需要注意其应用的两个前提假设。

（1）比例风险假定：各危险因素的作用不随时间变化而变化。因此应注意 COX 回归模型要求风险函数与基准风险函数呈比例。如果这一假定不成立，则不能用 COX 回归模型进行分析。

（2）对数线性假定：模型中的协变量应与对数风险比呈线性关系。

4. 多因素回归模型的建模策略与步骤

在临床研究中，根据数据类型与研究目的选择了相应的分析方法后，其建立模型的过程尤为重要。它包括两重含义，一是正确选择模型的变量，二是正确设立模型的函数形式（它在很大程度上又取决于变量的正确设置）。本节以 logistic 回归为例，简单介绍多元回归分析的建模策略。

（1）各变量单因素分析：通常从考察每个自变量与因变量之间的二元关系入手。对于连续变量，可绘制频数分布图，了解其分布特征，必要时可对连续型变量进行分组，观察各组变化，也可拟合单变量 logistic 回归模型，了解其是否具有统计学意义。对于分类变量，可列出与结果变量的交叉列联表，并进行似然比检验（等价于拟合单变量 logistic 回归）。

（2）部分多因素分析：在简单的二元分析完成后，再考虑做多元分析，并探讨自变量纳入模型时的适宜尺度（一般以 $P<0.25$ 作为候选变量标准），以及自变量间必要的变量转换，如高度相关应考虑数据变换。

（3）多因素的逐步筛选：任何单变量检验中 $P<\alpha$ 者，以及被认为是具有生物学意义的变量均应成为多变量模型的候选变量，此处 α 通常高于 0.05，一般为 0.25，逐步筛选方法包括：前进法、后退法、逐步向前法、逐步向后法。"前进法"善于发现单独作用较强的变量，而"后退法"善于发现联合作用较强的变量。

（4）在多因素模型基础上考虑是否有必要纳入交互作用项。

（5）自变量选择时应注意的问题：

1）引入混杂因素，不是根据似然比检验或是模型拟合效果判断，是根据引入后处理因

素 β 改变是否足够大来判断。

2）自动选择仅仅依据统计学标准进行操作，它只是变量筛选和建立模型的初始步骤，主要用于探索性分析。这样的机械选择可能选择到专业上无意义的变量或排除专业上有意义的变量。因此，研究者应仔细考查和评价变量筛选的过程，直至模型的"最终"建立，而不是单纯依赖于计算机。

3）当二次项与一次项变量对模型建立有冲突时，优先考虑一次项变量的作用。

（6）模型结果的解释与检验：

1）系数解释：β 为暴露与非暴露优势比之对数值，一般表示 x 变化一个单位，logit(P) 的改变量。模型参数估计：因变量为二分类，分析应建立在二项分布基础上，常用极大似然比法。

2）变量的假设检验：沃尔德检验、似然比检验、比分检验，似然比检验最可靠，沃尔德检验未考虑各因素综合作用，存在共线性时结果不可靠，且参数可信区间是基于沃尔德检验算法而来，使用时应注意。

（7）模型评价：

1）增加新变量时做似然比检验。

2）拟合优度检验。

a. 卡方检验：适用于分类资料，不适合格子数很小的情况，$P<0.05$ 时拟合效果不理想。偏差 deviance(D) 值越大，效果越好。

b. Hosmer-Lemeshow：含有连续性变量的模型，不显著拟合效果良好。

c. 信息测量指标：AKaike 信息标准（AIC），较小时拟合模型较好，常用于比较不同样本的模型，或非嵌套关系的模型。

3）残差分析：包括残差、标准化残差、D 残差、LOGTT 残差与学生化残差，残差图为一平行带则拟合良好。

4）极端值检查。

5）预测准确性：如类 R^2 指标。

6）回归诊断：①因变量数据结构问题，过离散、特异值。②自变量结构问题，空单元、完全分离、多元共线性。

（六）统计分析方法的软件操作

上述的多因素分析均可以通过 SPSS、SAS 等常用统计软件实现，操作过程并不复杂，可参考下述两本专著：张文彤主编《SPSS 统计分析教程（高级篇）》及张家放主编《医用多元统计分析方法》，二者分别对 SPSS 及 SAS 的使用做了较为详细的介绍。对应数据统计方法的选择参照表 4-26。本节以 SPSS 21.0 为例介绍部分统计方法的简要操作步骤，仅供参考。

1. 独立样本 T 检验

根据表 4-26，当数据符合独立样本 T 检验条件，需要进行两两比较时，使用 SPSS 21.0 操作步骤如下：

（1）将数据在 Excel 表中整理成如下形式，见图 4-85。

（2）打开 SPSS 软件，然后在 IBM SPSS Statistics 21 对话框中选中"◎输入数据"，并点击"确定"，见图 4-86、图 4-87。

（3）在页面左下角选"变量视图"，见图 4-88。

图 4-85 数据整理

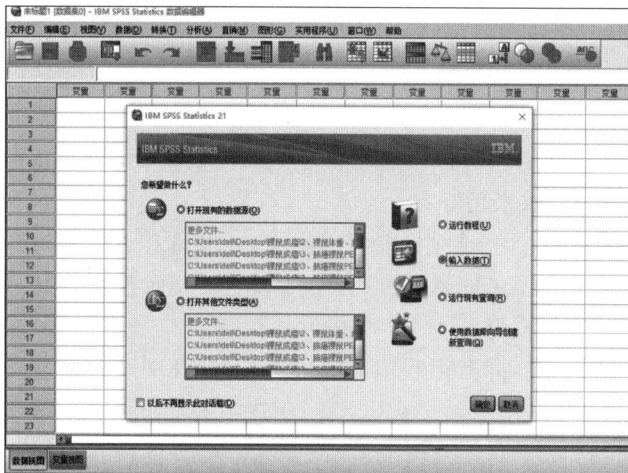

图 4-86 SPSS 软件打开 1

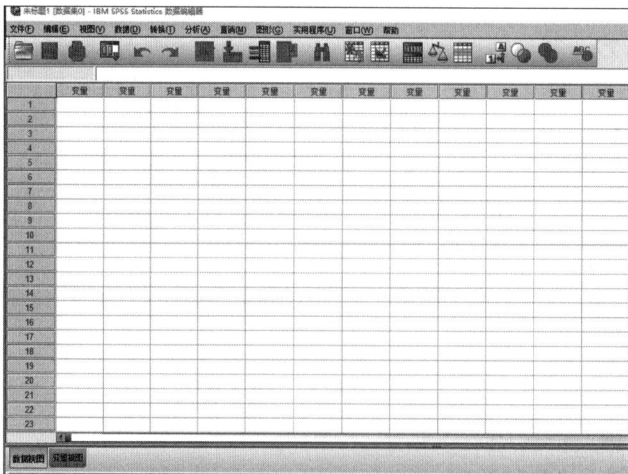

图 4-87 SPSS 软件打开 2

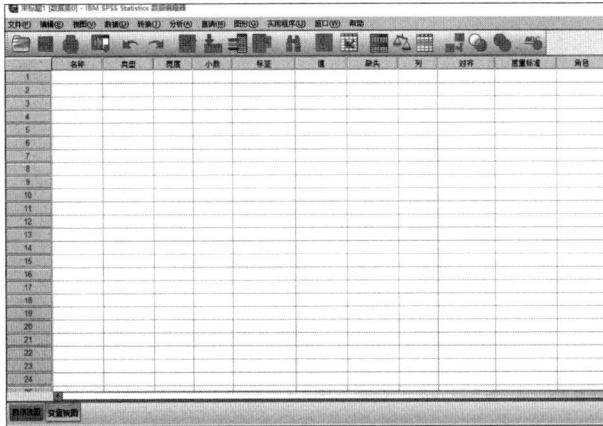

图 4-88　定位变量视图

（4）在"名称"栏键入分组"Group"和组间需要比较的项目如"凋亡率"；在"类型"栏选"数值"，宽度选 8 位；小数位数分组选 0，项目数据选 7 位；在"值"栏点击快捷图标，打开值标签对话框，然后将具体的组用数据字符命名，如 1=Control，2=Aucan 等，最后点击"增加"，并"确定"。具体见图 4-89～图 4-91。

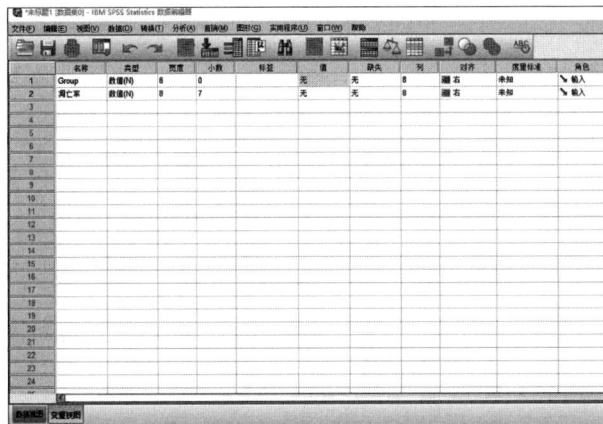

图 4-89　定义分组与变量

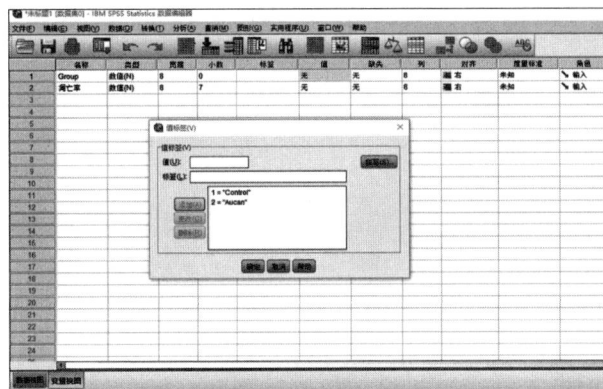

图 4-90　组赋值 1

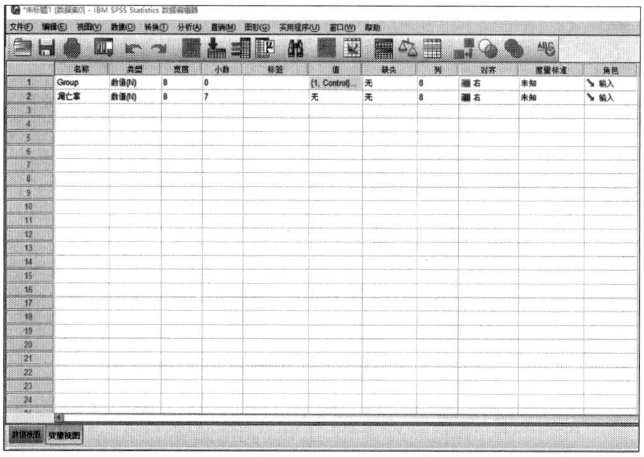

图 4-91　组赋值 2

（5）在页面左下角选中"数据视图"，键入组与具体数据，见图 4-92、图 4-93。

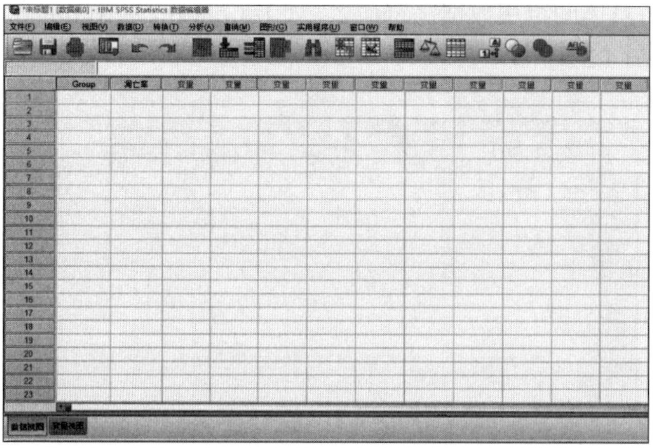

图 4-92　定位数据视图

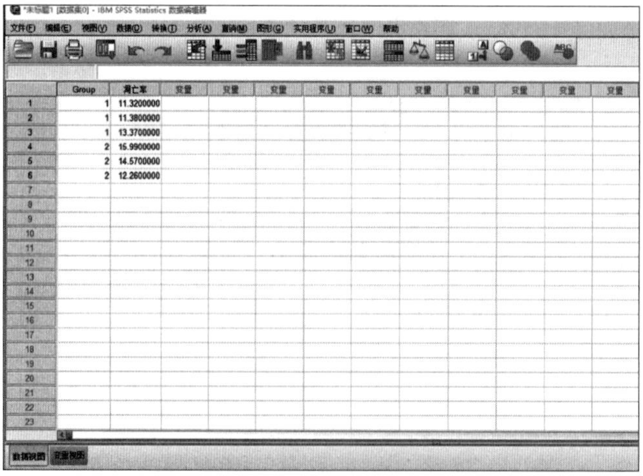

图 4-93　输入数据

（6）数据输入完成后，单击"分析"→选择"比较均值"→单击"独立样本 T 检验"→弹出相应对话框，将"凋亡率"导入"检验变量（T）"，Group 导入"分组变量（G）"；然后点击"定义组（D）…"，弹出相应对话框键入相应组，最后点击"继续"和"确定"进行两组之间的 T 检验，见图4-94～图4-98。

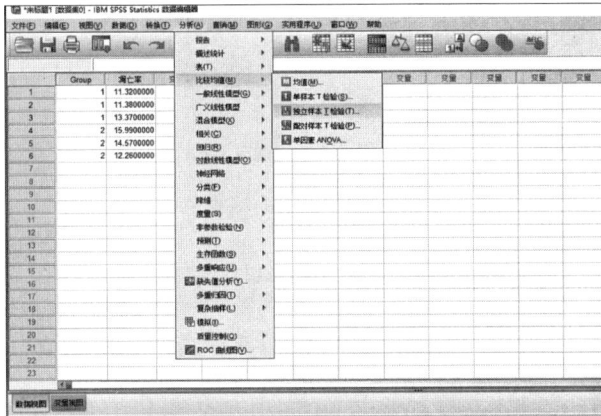

图 4-94　独立样本 T 检验分析 1

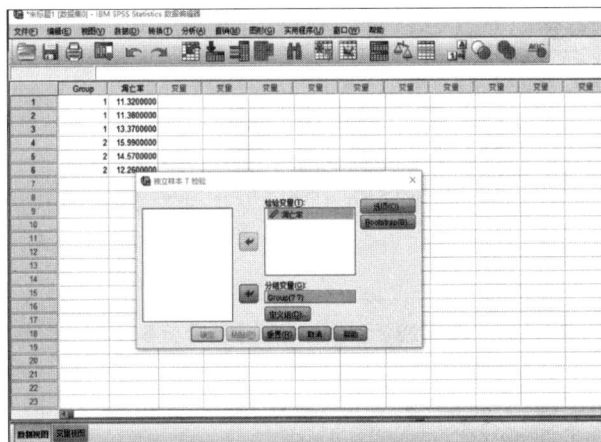

图 4-95　独立样本 T 检验分析 2

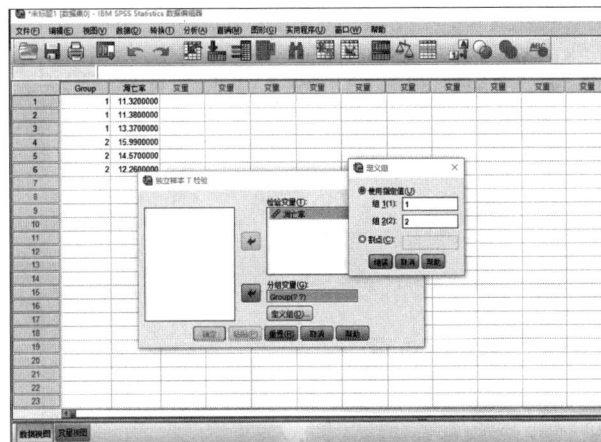

图 4-96　独立样本 T 检验分析 3

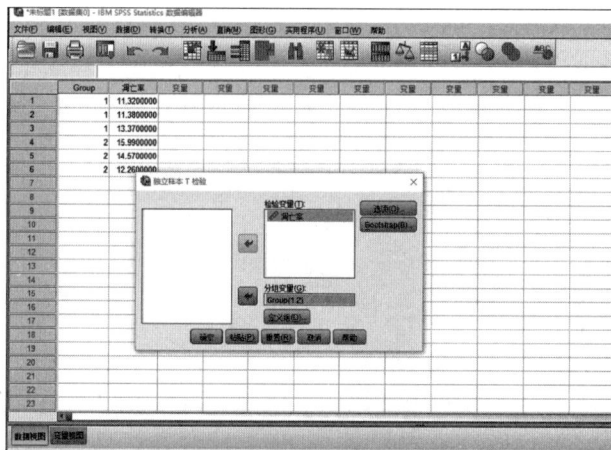

图 4-97　独立样本 T 检验分析 4

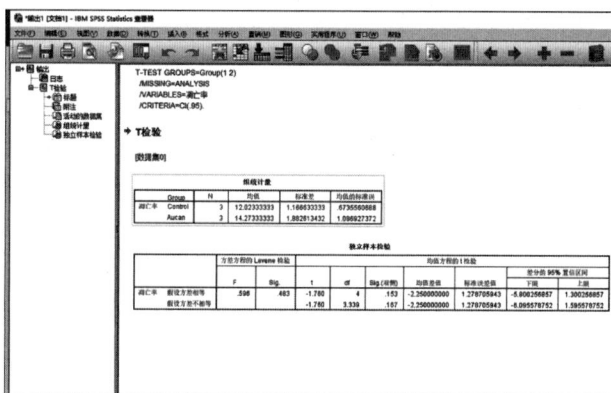

图 4-98　独立样本 T 检验分析 5

（7）最后点击任务栏图标"图注"导出统计结果，在弹出的对话框中选要存入的位置和文件格式，并"确定"，见图 4-99。

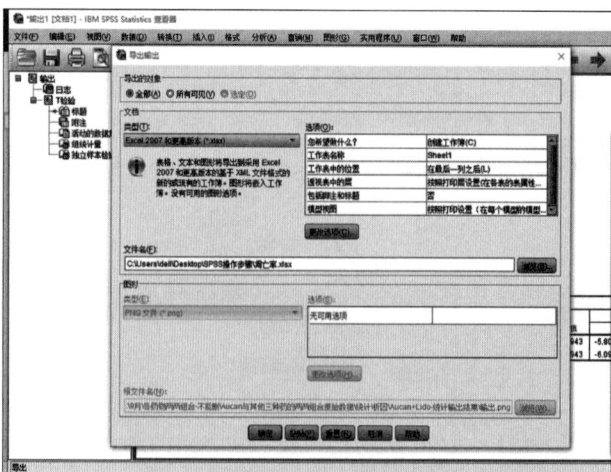

图 4-99　导出 Excel 格式结果

2. 完全随机设计（单因素）方差分析　用于三组及以上单因素方差分析，具体适用范围参照表 4-26。

（1）将数据在 Excel 表中整理。

（2）打开 SPSS 软件，在 IBM SPSS Statistics 21 对话框中选中"◎输入数据"，并点击"确定"。

（3）在页面左下角选"变量视图"。

（1）～（3）步骤与上述 T 检验相同。

（4）在"名称"栏键入分组 Group 和组间需要比较的项目如"凋亡率"；在"类型"栏选"数值"，宽度选 8 位；小数位数分组选 0，项目数据选 7 位；在"值"栏点击快捷图标，打开值标签对话框，然后将具体的组用数据字符命名，如 1=Control，2=Aucan，3=OGD 等，最后点击"增加"，并"确定"，具体见图 4-100。

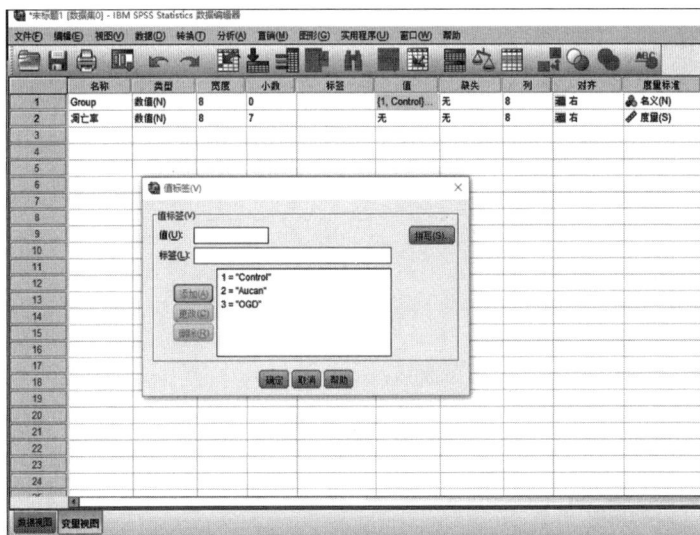

图 4-100　组赋值

（5）在页面左下角选中"数据视图"，键入组与具体数据；数据输入完成后，单击"分析"→选择"比较均值"→单击"单因素 ANOVA..."→弹出相应对话框，将"凋亡率"导入"因变量列表（E）"，Group 导入"因子（F）"；然后点击"两两比较（H）..."，弹出相应对话框选中"LSD"和"Dunnett's T3"，再点击"选项（O）..."选中 3 项，最后点击"继续"和"确定"进行 3 组之间及以上的单因素方差分析，见图 4-101～图 4-105。

（6）最后导出统计结果。与导出 T 检验结果步骤相同。

注意事项：

（1）独立 T 检验只用于两组之间的比较。

（2）单因素方差分析用于三组及以上组与组之间的比较。

（3）同质性检验用于看方差是否齐。若 $P \leqslant 0.05$，方差不齐；若 $P \geqslant 0.05$，方差齐。

（4）若方差不齐，数据参照 Dunnett's T3；若方差齐，数据参照 LSD。

将上述两种常用的统计分析方法操作流程总结如下，见图 4-106、图 4-107。

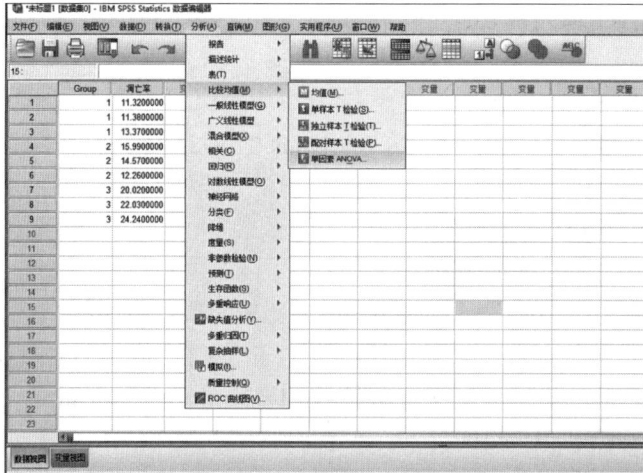

图 4-101　单因素方差分析 1

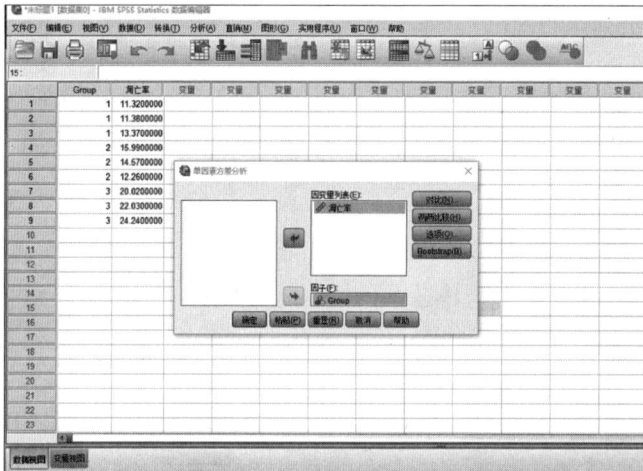

图 4-102　单因素方差分析 2

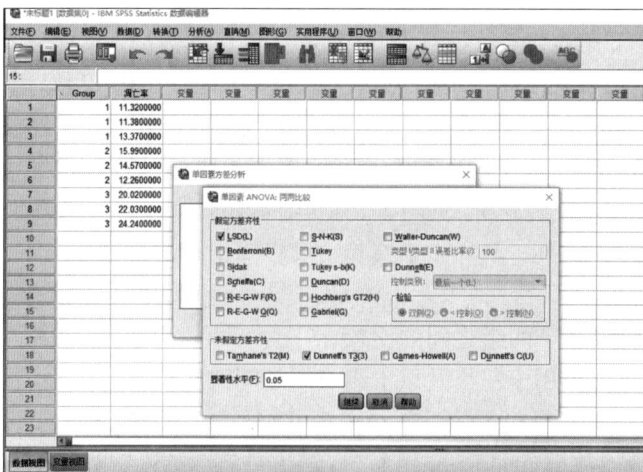

图 4-103　单因素方差分析 3

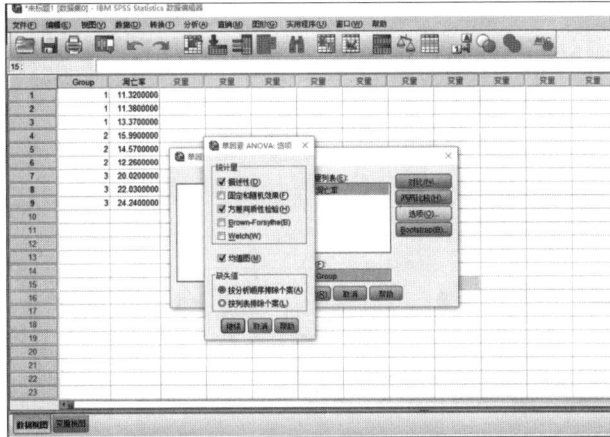

图 4-104 单因素方差分析 4

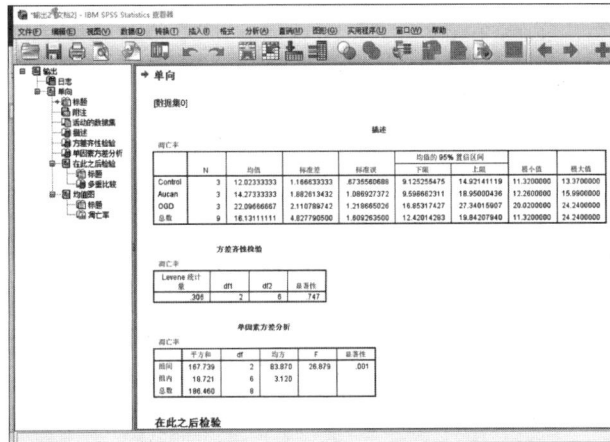

图 4-105 单因素方差分析 5

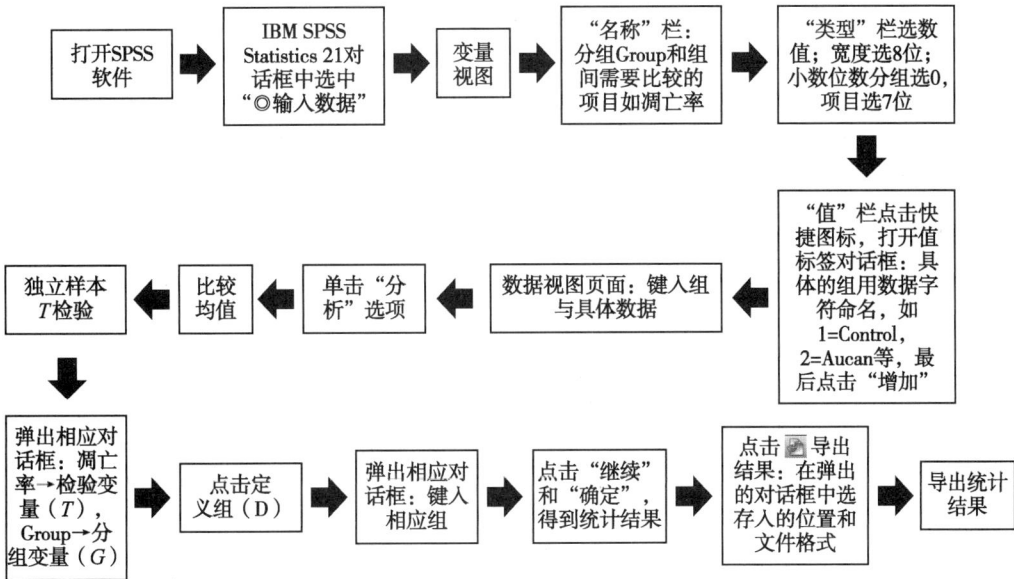

图 4-106 独立 T 检验操作流程图

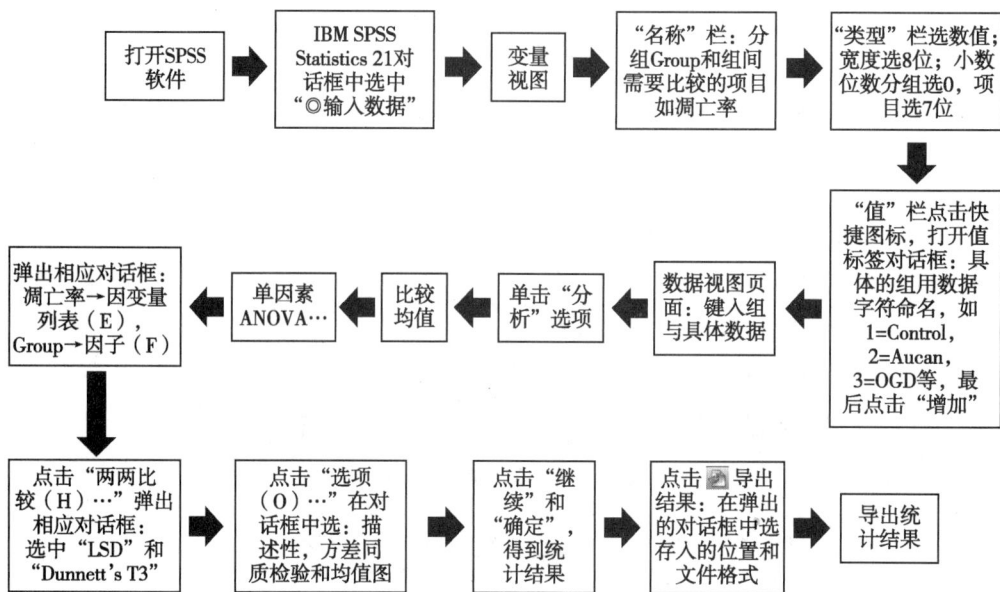

图 4-107　单因素方差分析操作流程图

第四节　实 验 作 图

实验数据的作图类型包括表格、柱形图、折线图、饼图、生存分析图等。研究者在展现实验结果前需要熟知表格 / 图形的要求，并选择合适的作图软件对统计后的实验数据进行作图。

一、作图要求

图形相关参数应符合投稿要求（根据研究者投稿的期刊决定），包括如下几方面。

1）分辨率：大多期刊对不同的图会有不一样的要求，一般情况下，纯黑白图要求最高，1 200dpi 以上；有颜色深浅差别的灰度图，也是最常用的形式，要求最低，300dpi；彩色图与黑白图的组合，要求居中，600dpi 以上。建议研究者在做实验阶段保存高分辨率的原始图，一般 600dpi，分辨率太高会导致图片过大，投稿时增加上传难度。

2）图片格式：大多期刊要求图片为 TIFF 格式或 EPS 矢量图，并作为独立文件保存。不推荐研究者使用 bmp 或者 jpg，因为这些格式包含的信息量比较少，即使可以转换为 TIFF 格式，但是质量也会下降（部分图像信息会丢失）。

3）图片大小：图片大小在印刷排版时会比较讲究，不同期刊的要求会有差异，研究者可以根据杂志要求设定图片大小，避免后期重复工作。

4）图片色彩要求（仅对彩色图适用）：一般有两种情况——①RGB 颜色，用于数码设备上；②CMYK 为印刷业通用标准。两者有差异，建议研究者尽量保存 RGB 模式的图片，除了发表论文，制作 PPT（PowerPoint）报告时 RGB 模式也更适用。

5）字体符合杂志社的要求（Times New Roman/Arial）。

（2）同类型文字的字号保持一致（横纵坐标字号，图题字号）。

（3）线条粗细保持一致（如横纵坐标都是 2 磅）。

（4）准确、清楚、有条理的图片标记，插图上所有元素位置要对齐。

（5）插图内容应占据整张插图的 90% 以上空间，四周不能留太多空白区域，避免占版面。

以上作图要求，仅供参考，具体作图时需要根据投稿杂志的要求进一步细化。

二、常用作图软件

常用作图软件简单介绍如下：

（1）Excel 虽然在处理图表时功能强大，可以做数据直方图、曲线图、饼状图、条形图等，但是，它生成的图，分辨率有限。图片的导出只能通过复制、截图或者用 Photoshop，前两者分辨率可能不满足要求，后者操作更复杂。

（2）Origin 和 Originpro 这两个都是 OriginLab 公司研发的专业制图和数据分析软件，简单易学、功能齐全、操作也很简单，可以满足大部分科学研究的统计、作图、函数拟合等要求，尤其适合曲线、曲面的图。

（3）GraPhpad Prism 是一个简单易用的医学绘图软件，功能非常强大，几乎能制作所有医学研究所需的统计与作图。除了作图之外，它还能将不同的图组合之后导出，但是形式比较单一。

（4）Statistical Product and Service Solutions（SPSS）是统计分析软件，它的主打功能是数据统计分析，其作图功能也很齐全。

（5）MATLAB：有强大的数据处理和出色的显示能力，几乎能做所有的图片处理，但是首先要学会 MATLAB 的编程。

三、作图简要操作步骤

本节主要介绍利用 Photoshop、Excel、GraphPad Prism 作图的简要步骤。

（一）利用 Photoshop 调整图像大小参数

图形参数可以通过 Photoshop 进行设置，操作步骤如下：

（1）打开 Photoshop 后，首先打开一张图片（文件—打开—找到图片），然后点击"图像—图像大小"，见图 4-108～图 4-110。

（2）打开图像大小页面后，将方框中 3 个选项的钩去掉，见图 4-111。

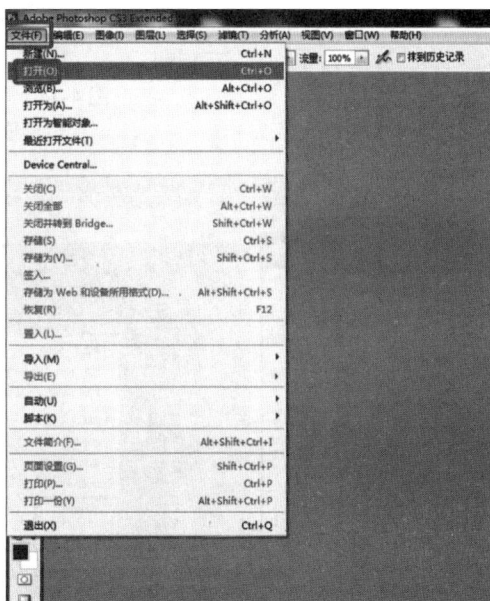

图 4-108　在 Photoshop 中打开图片窗口 1
矩形框代表点击选项

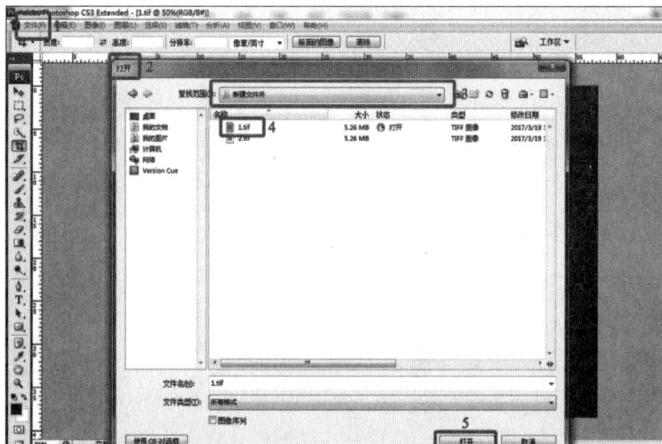

图 4-109　在 Photoshop 中打开图片窗口 2
矩形框代表点击选项，数字代表点击顺序

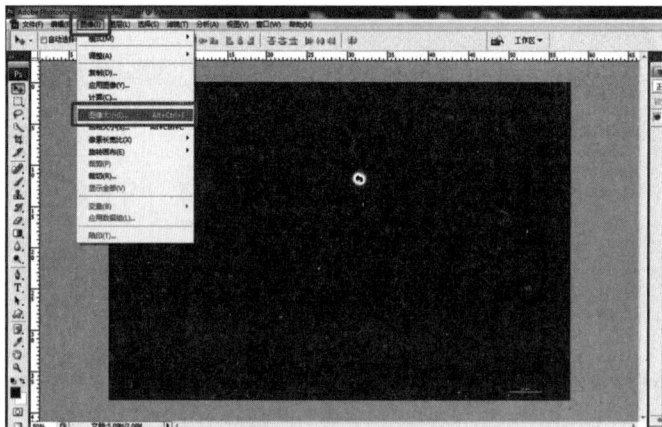

图 4-110　选择图像大小界面
矩形框代表点击选项

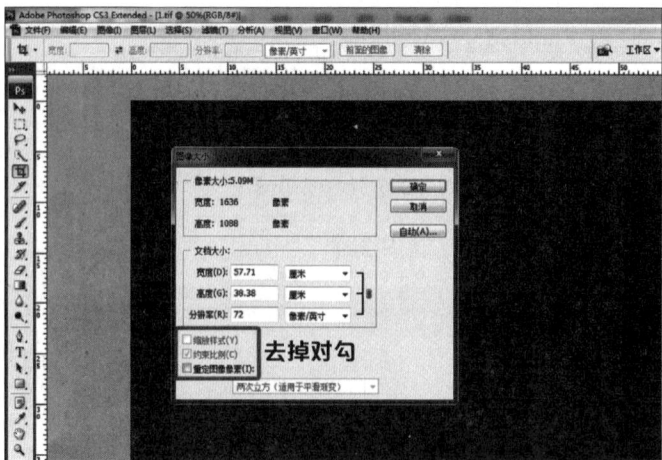

图 4-111　图像大小参数设置界面

（3）修改图片分辨率，且分辨率参数修改后，图片像素大小不会发生变化，见图4-112、图4-113。

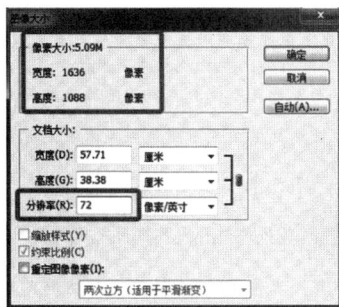

图4-112 分辨率调整前参数界面
矩形框代表分辨率参数位置

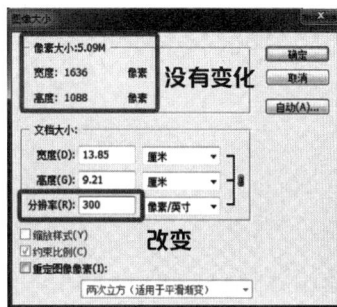

图4-113 分辨率调整后参数界面

（二）Excel作图简要步骤

1. 柱状图制作方法

（1）首先将需要作图的数据，按照均值、标准差形式依次输入Excel表格中，见图4-114。

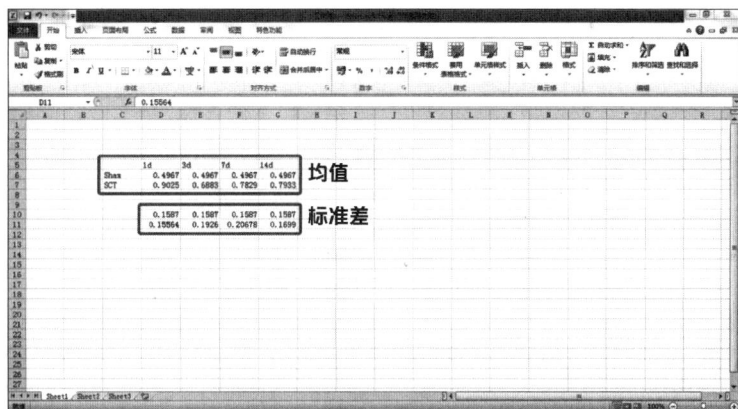

图4-114 在Excel中按照均值、标准差排布数据界面

（2）选中数据（均值），见图4-115。

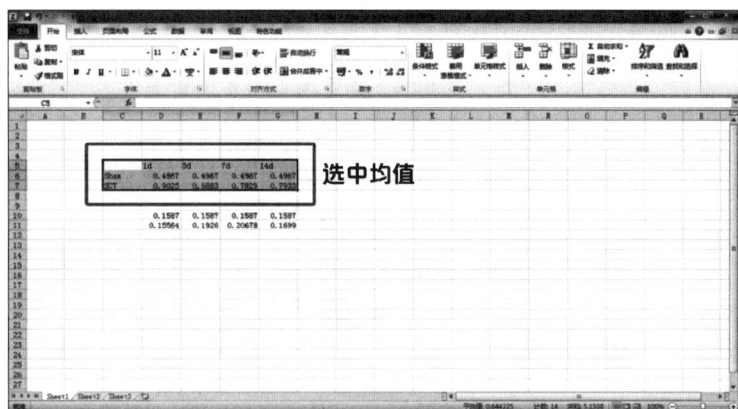

图4-115 均值选中界面

（3）点击"插入—柱形图—二维柱形图"，见图4-116、图4-117。

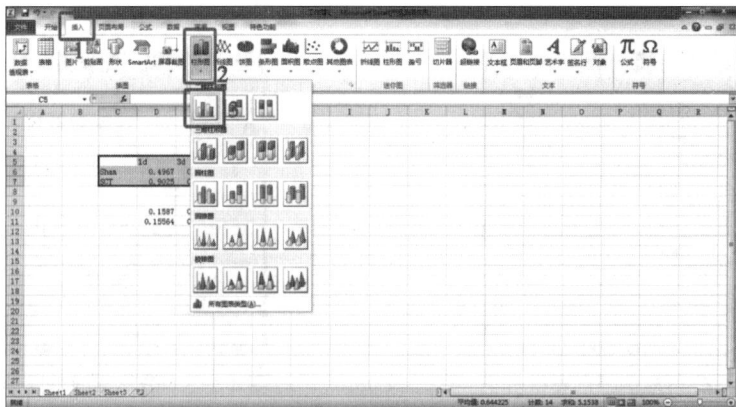

图4-116 图形样式选择
矩形框代表点击选项，数字代表点击顺序

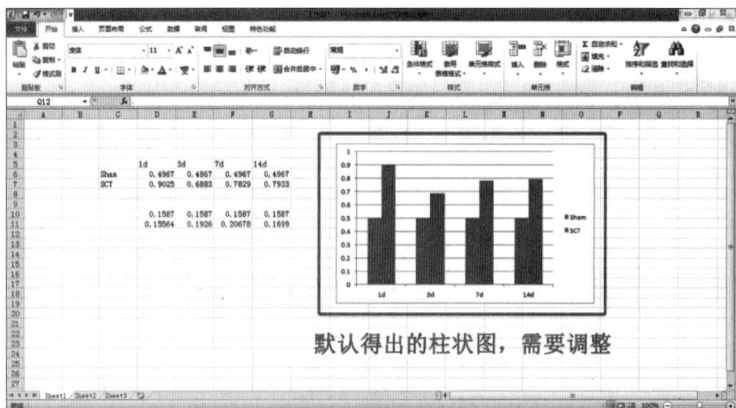

图4-117 根据数据得出的柱形图

（4）根据杂志要求，或图形的美观，对柱形图选择相应的色彩，例如，点击"设计"，选择"样式26"，图形的色彩会更亮（原图），见图4-118、图4-119。

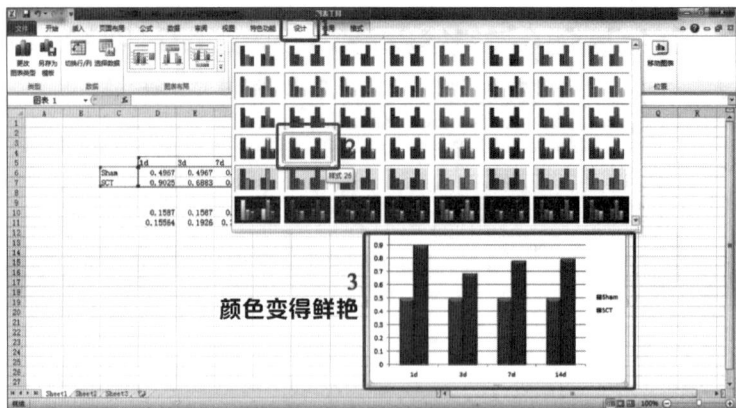

图4-118 在设计中更改图形样式
矩形框代表点击选项，数字代表点击顺序

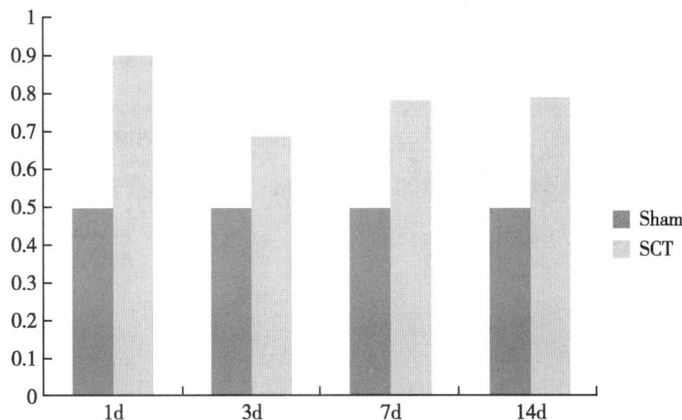

图 4-119　未更改样式前的原图

（5）图形参数调整：为了图形的美观，需要适当调整横、纵坐标的字体及线条颜色、粗细，一般情况下，字体选择"Times New Roman"，字号选择"20 号，加粗"，线条颜色"黑色"，线型"2 磅"，见图 4-120、图 4-121。进一步点击横排网格线，删除，见图 4-122。

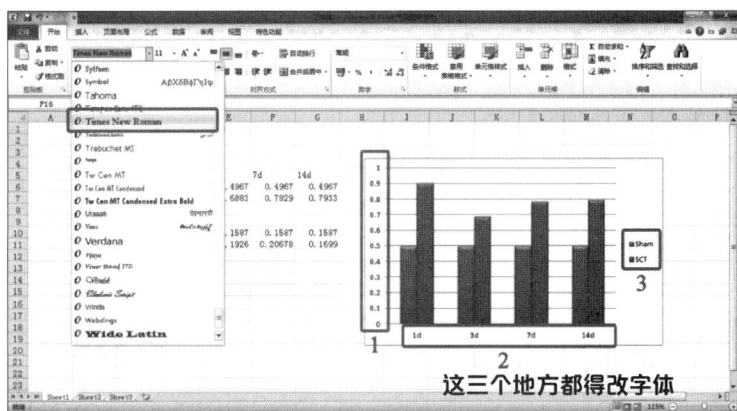

图 4-120　柱形图字体参数设置
矩形框代表点击选项，数字代表图形参数更改位置顺序

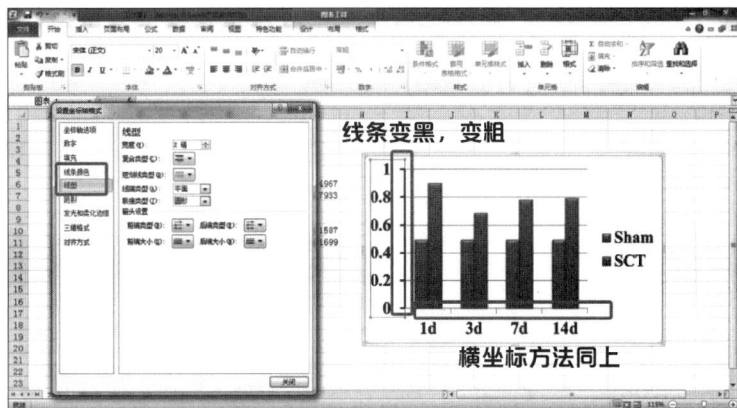

图 4-121　柱形图线条参数设置
矩形框代表点击选项

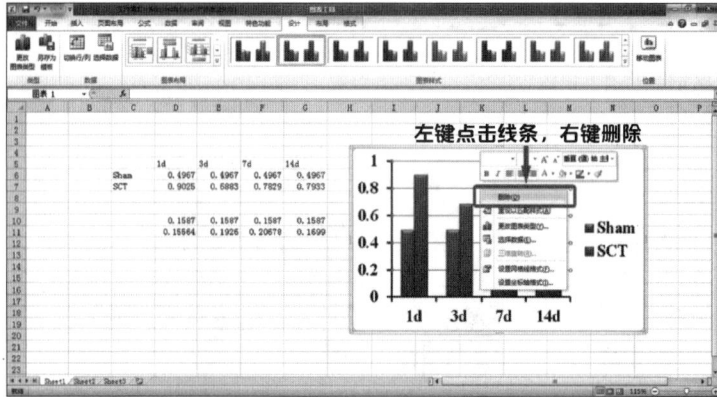

图 4-122　删除柱形图网格线

（6）添加误差线：点击柱形图左边条形，选择"布局—误差线—其他误差线选项—自定义—指定值"。再点击"自定义错误栏—正错误值—负错误值"，依次选中对应数值，便可以得出误差线，见图 4-123、图 4-124。根据柱形图，适当调整误差线的线形，可选择"1.3磅"，见图 4-125，右边条形的标准差同上方法添加。

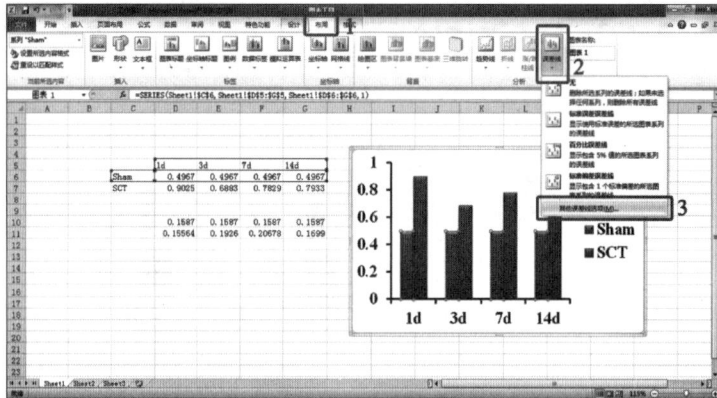

图 4-123　添加误差线界面 1
矩形框代表点击选项，数字代表点击顺序

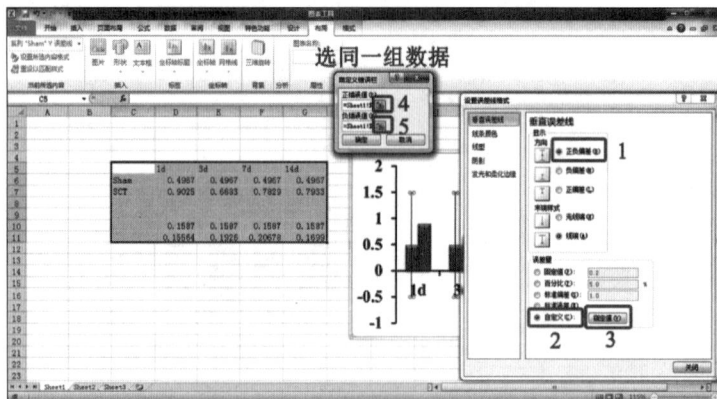

图 4-124　添加误差线界面 2
矩形框代表点击选项，数字代表点击顺序

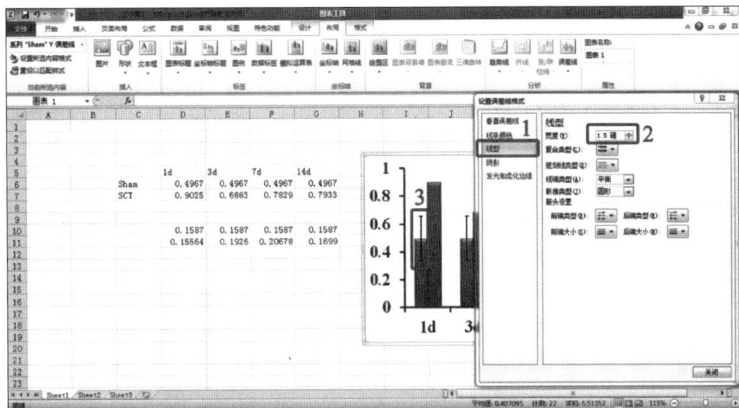

图 4-125　误差线参数设置界面
矩形框代表点击选项,数字代表点击顺序

（7）添加纵坐标：点击"插入—文本框—横排文本框"，输入内容，调整字体为"Times New Roman"，字号"20 号，加粗"，并点击圆点，逆时针方向旋转纵坐标，见图 4-126、图 4-127。纵坐标逆时针旋转后，移动至左边，点击"线条颜色—无线条"去掉边框线条，见图 4-128。

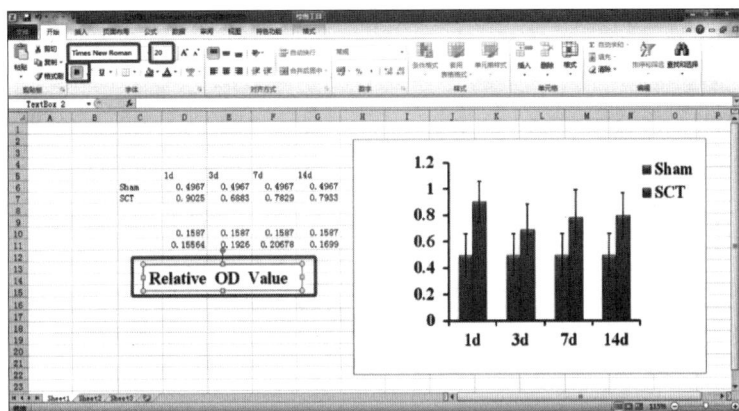

图 4-126　添加纵坐标,并设置坐标字体、字形参数
矩形框代表点击选项

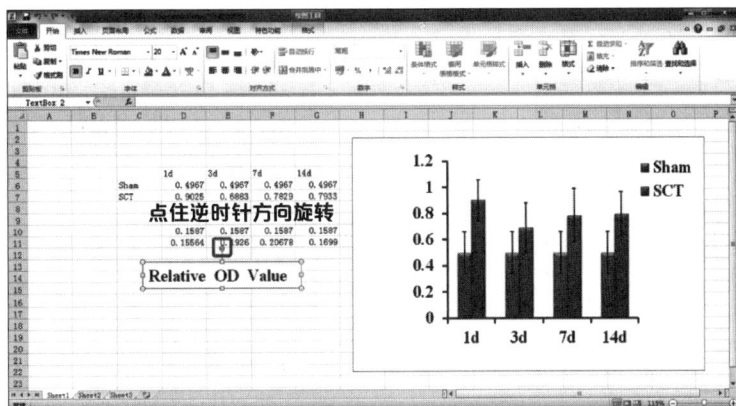

图 4-127　旋转纵坐标

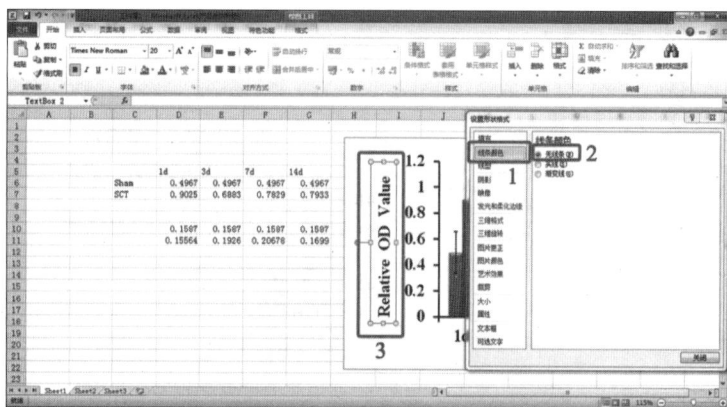

图 4-128 纵坐标边框线设置

矩形框代表点击选项,数字代表点击顺序

(8) Photoshop 中完善图形:选中做好的柱形图,点击"PrtSc"键(目的是复制图片)。随后打开"Photoshop",点击"文件—新建",选中"国际标准纸张—A4—分辨率 300—RGB 颜色",见图 4-129。点击"Ctrl+V",会出现 Excel 表,点击"放大镜图标",放大图像,剪切,见图 4-130。图片剪切后,最终得出的图片,见图 4-131。

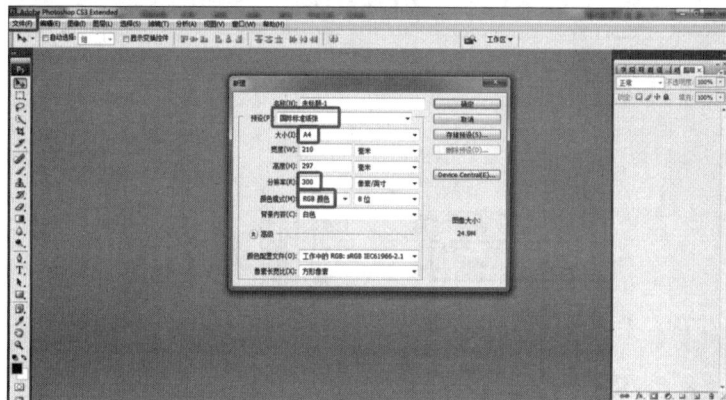

图 4-129 Photoshop 中新建画布及参数设置

矩形框代表新建画布及参数设置

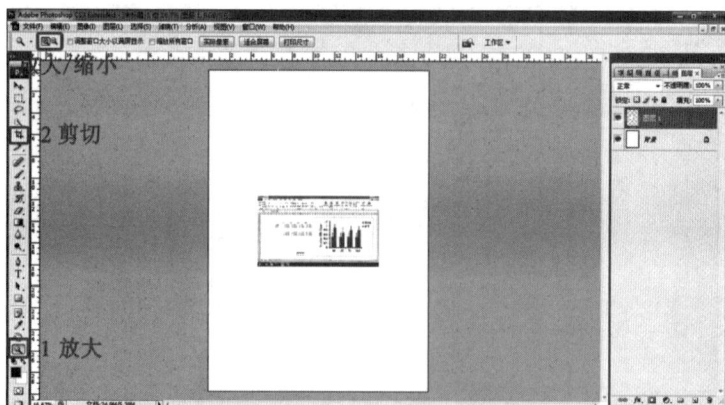

图 4-130 将 Excel 中的图粘贴到 Photoshop 中

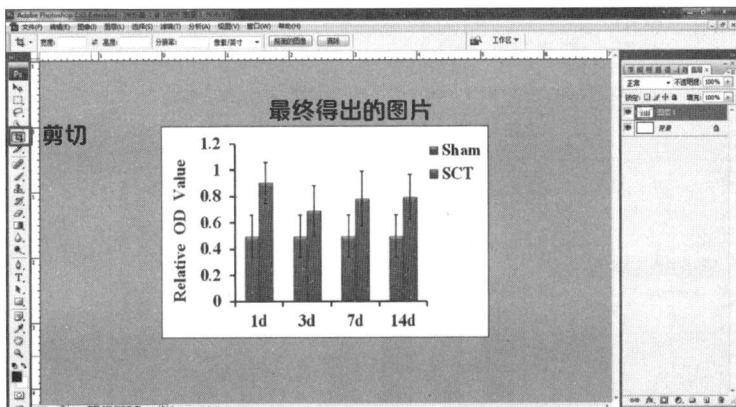

图 4-131　剪切后的图片

（9）添加差异线：点击"视图—标尺"，点击标尺范围内任意空白处，拉出线条至所需要画差异线的位置，见图 4-132。再点击"直线工具"，便可画出线条，要求粗细"2 磅"（根据图形的大小适当调整），之后，点击"T"字图标，可以添加文字或"*/#"等差异符号，见图 4-133。

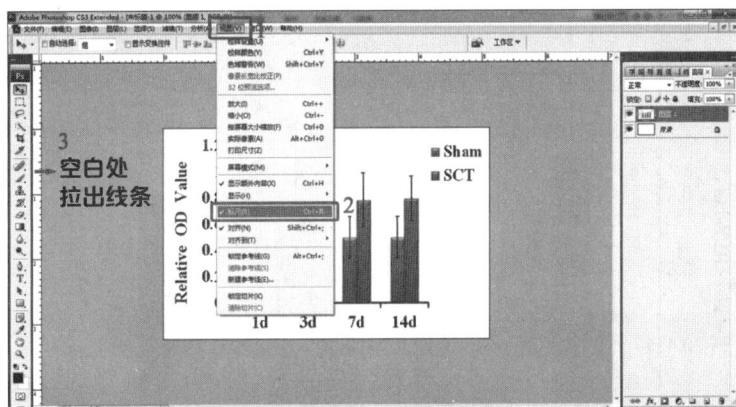

图 4-132　添加标尺
矩形框代表点击选项，数字代表点击顺序

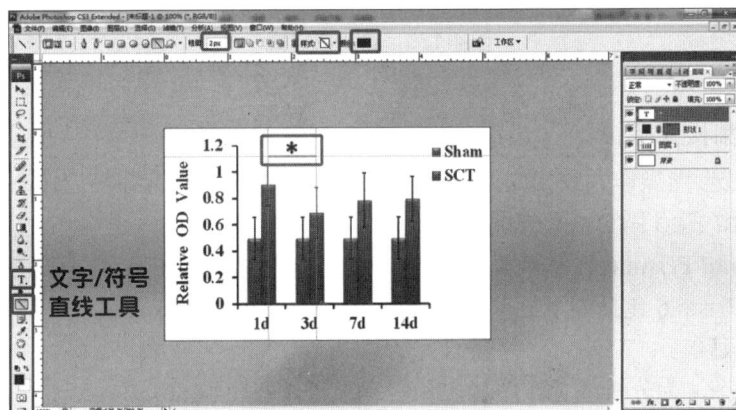

图 4-133　添加统计学差异符号
矩形框（上排）代表统计学差异符号参数调整位置，矩形框（下排）代表统计学差异符号

（10）图形储存：点击"文件—存储为—命名—TIFF 格式"，见图 4-134，图 4-135。

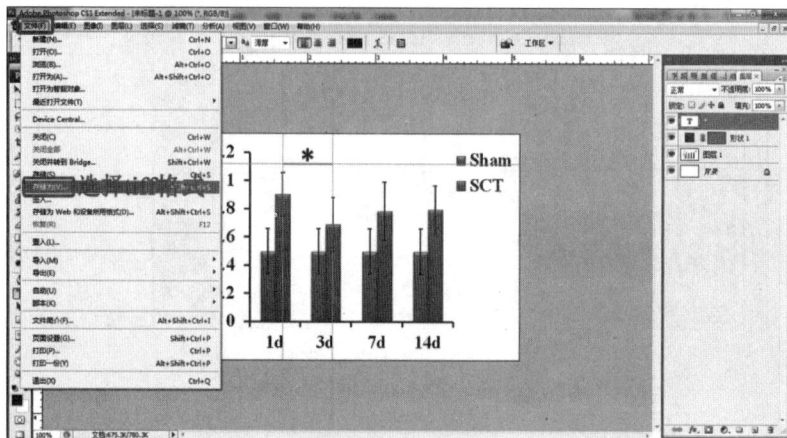

图 4-134　图片储存

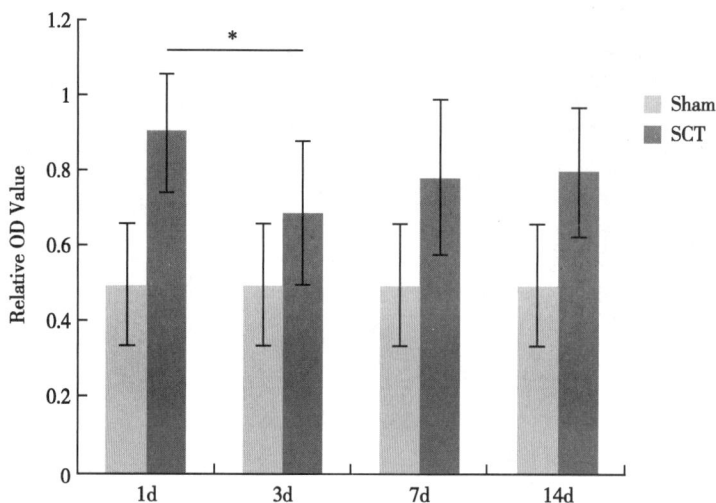

图 4-135　最后图样式

2. 折线图制作方法

折线图和柱形图操作大致相同，输入数据后，在图相应位置选择相应作图类型即可。

（三）GraphPad Prism 6 作图简要步骤

1. Graphpad Prism 6 软件界面分区

Graphpad Prism 6 包括如下五个数据表单区：数据表区、信息表区、结果显示区、图片生成区及构图排版区。

（1）数据表区：为分析或者作图输入和组织数据，见图 4-136。

（2）信息表区：用于记录分析的实验数据、实验细节及实验的常量等，见图 4-137。

（3）结果显示区：展示数据的分析结果，可以将部分结果表复制、粘贴在图中，见图 4-138。

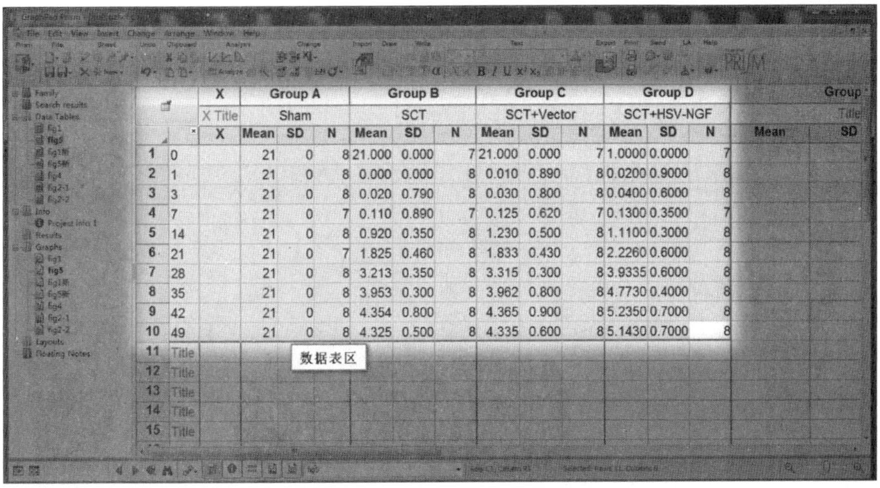

图 4-136　GraphPad Prism 数据表区

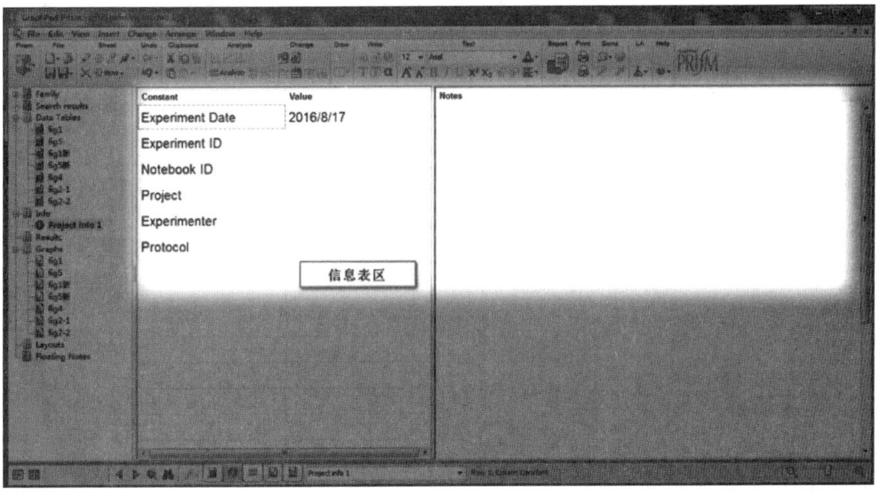

图 4-137　GraphPad Prism 信息表区

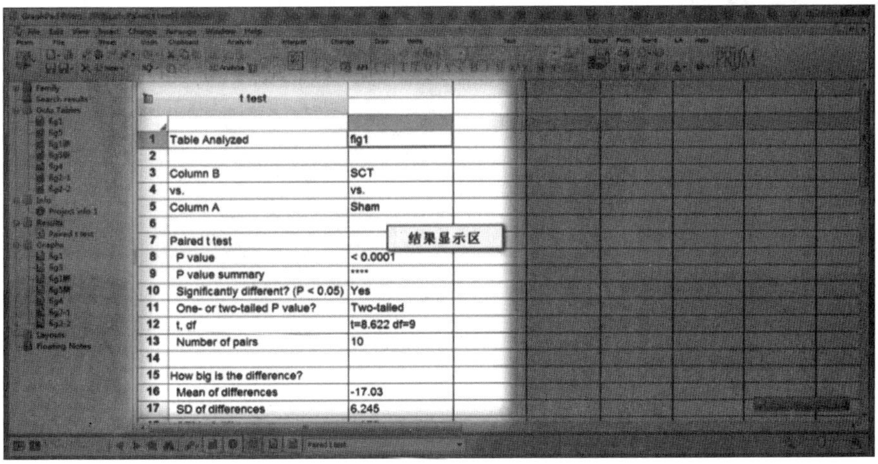

图 4-138　GraphPad Prism 结果显示区

（4）图片生成区：将数据录入数据表中，选择相应的图表类型，GraphPad Prism 6 会根据录入的数据自动生产相应的图片。同时研究者可以根据实际需要对图片参数进行修改，见图4-139。

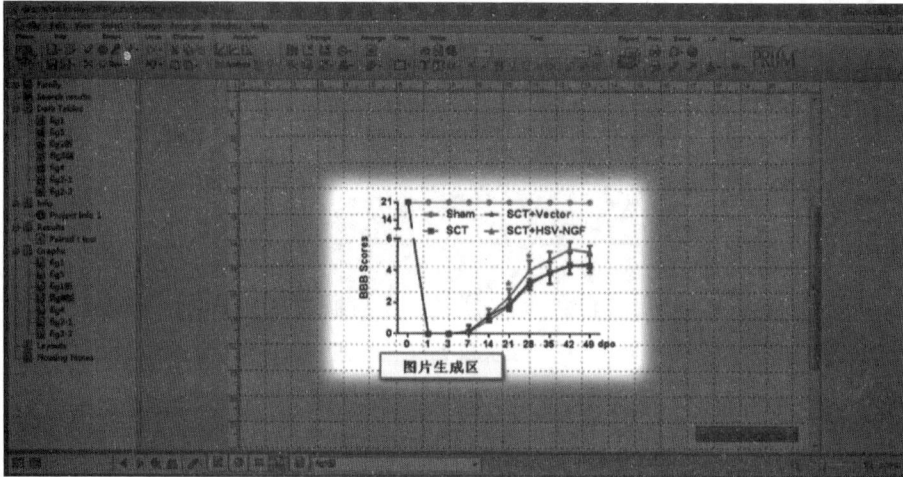

图4-139　GraphPad Prism 图片生成区

（5）构图排版区：主要作用是将几个图表或者表单整合到一个构图中，用于图片的打印和发表。也可以直接用 PPT 或 Word 将构图导出，可以简单代替 Photoshop 组图排版的功能，见图4-140。

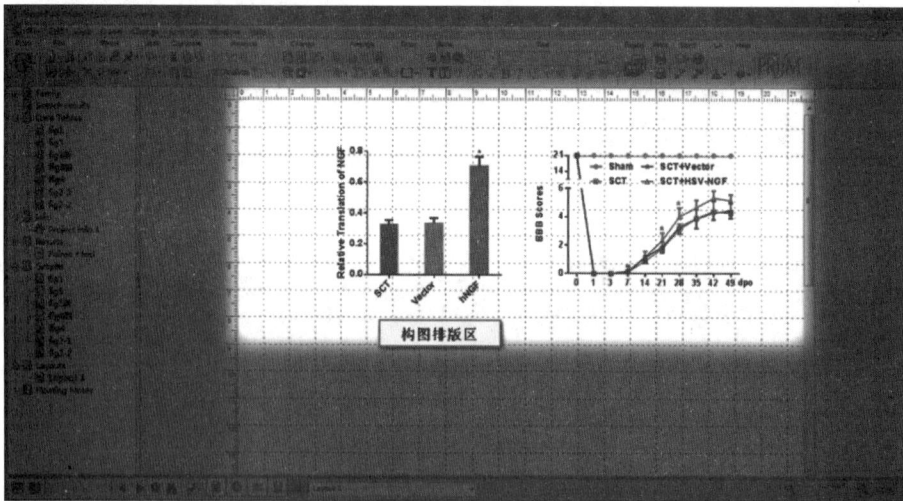

图4-140　GraphPad Prism 构图排版区

2. Graphpad Prism 6 折线图制作

折线图为统计图中很常见的一类图，它的特点是可以显示随时间而变化的连续数据，因此每个数据点都有一个相应的 X 轴值和 Y 轴值，一般利用 GraphPad Prism 中数据表类型的 XY 图（XY graphs）做折线图。

本节以表4-28数据为例[1]，详细说明 GraphPad Prism 6 创建折线图的方法：

表4-28　大鼠脊髓损伤及单纯疱疹病毒携带的神经生长因子注射后BBB评分

Group	Sham			SCT			SCT+Vector			SCT+HSV-NGF		
Time (day)	Mean	SD	N	Mean	SD	N	Mean	SD	N	Mean	SD	N
0	21	0	8	21	0	7	21	0	7	21	0	7
1	21	0	8	0	0	8	0.01	0.89	8	0.02	0.9	8
3	21	0	8	0.02	0.79	8	0.03	0.8	8	0.04	0.6	8
7	21	0	7	0.11	0.89	7	0.125	0.62	8	0.13	0.35	7
14	21	0	8	0.92	0.35	8	1.23	0.5	8	1.11	0.3	8
21	21	0	7	1.825	0.46	8	1.833	0.43	8	2.226	0.6	8
28	21	0	8	3.213	0.35	8	3.315	0.3	8	3.933 5	0.6	8
35	21	0	8	3.953	0.3	8	3.962	0.8	8	4.773	0.4	8
42	21	0	8	4.354	0.8	8	4.365	0.9	8	5.235	0.7	8
49	21	0	8	4.325	0.5	8	4.335	0.6	8	5.143	0.7	8

（1）打开文件，选择数据源类型：打开 GraphPad Prism 6 软件，选择图表类型为 XY 图（XY graphs），折线图图标，根据图4-141 所标顺序依次操作。

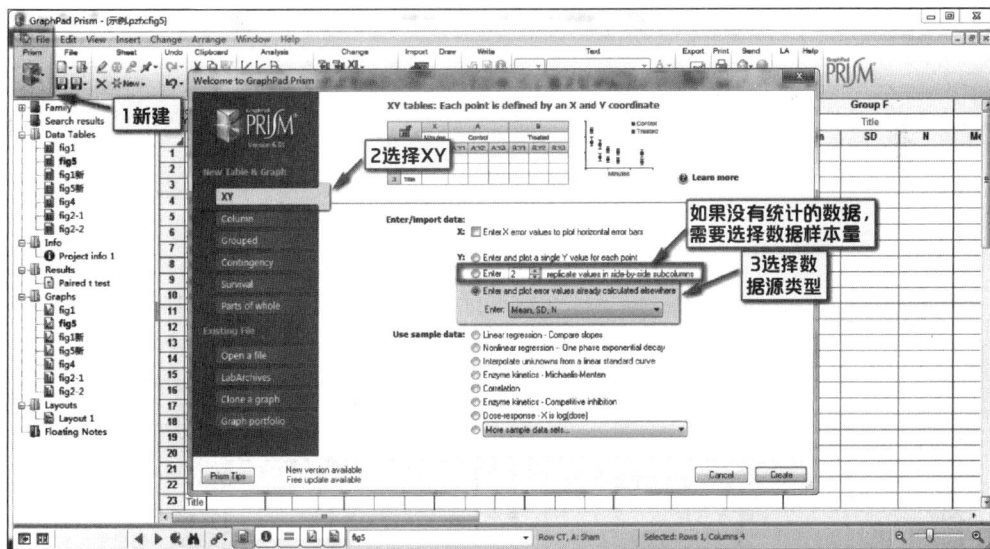

图4-141　第一步：新建折线图，选择数据类型

（2）数据输入：点击新建按钮后，得到数据输入界面。每列表示一组。共四组，按照图4-142 所示输入分组和数据，注：该软件不识别中文。

---

[1] Chen ZW，Wang HP，Yuan FM，et al. 2016. Releasing of herpes simplex virus carrying NGF in subarachnoid space promotes the functional repair in spinal cord injured rats[J]. Curr Gene Ther，16: 263-270.

	X	Group A			Group B			Group C			Group D		
	X Title	Sham			SCT			SCT+Vector			SCT+HSV-NGF		
	X	Mean	SD	N	Mean	SD	N	Mean	SD	N	Mean	SD	N
1	0	21	0	8	21.000	0.000	7	21.000	0.000	7	21.0000	0.0000	7
2	1	21	0	8	0.000	0.000	8	0.010	0.890	8	0.0200	0.9000	8
3	3	21	0	8	0.020	0.790	8	0.030	0.800	8	0.0400	0.6000	8
4	7	21	0	7	0.110	0.890	7	0.125	0.620	7	0.1300	0.3500	7
5	14	21	0	8	0.920	0.350	8	1.230	0.500	8	1.1100	0.3000	8
6	21	21	0	7	1.825	0.460	8	1.833	0.430	8	2.2260	0.6000	8
7	28	21	0	8	3.213	0.350	8	3.315	0.300	8	3.9335	0.6000	8
8	35	21	0	8	3.953	0.300	8	3.962	0.800	8	4.7730	0.4000	8
9	42	21	0	8	4.354	0.350	8	4.365	0.900	8	5.2350	0.7000	8
10	49	21	0	8	4.325	0.500	8	4.335	0.600	8	5.1430	0.7000	8

图 4-142 第二步：输入四组数据和不同时间点的数据

（3）选择图表类型：单击图表生成区后，选择图表类型（折线图、柱状图、多分组柱状图、饼图、生存曲线等），然后单击"OK"会自动生成图表，见图 4-143、图 4-144。

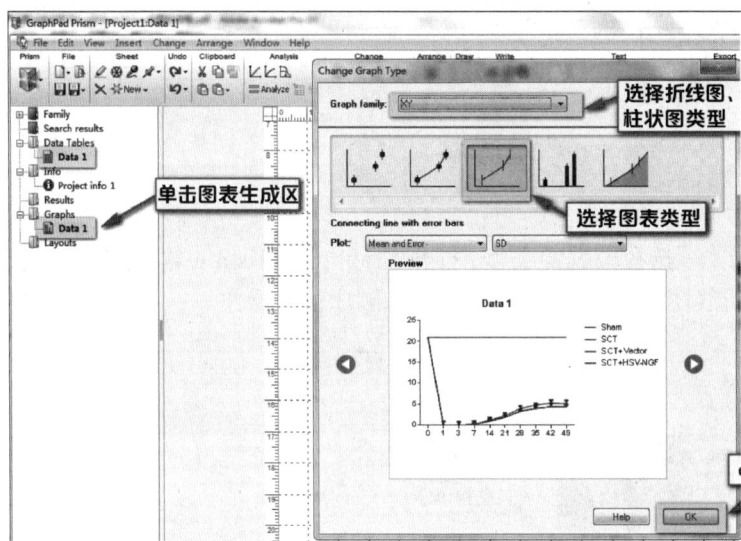

图 4-143 第三步：选择图表类型

（4）修改坐标文字：图表的横纵坐标和数据标识等外观可以通过图 4-145 所示进行修改。

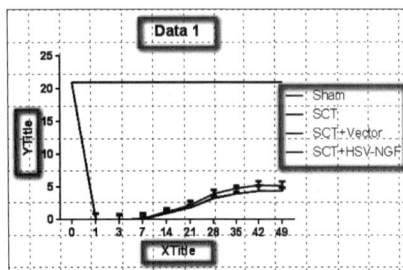

图 4-144 生成默认折线图

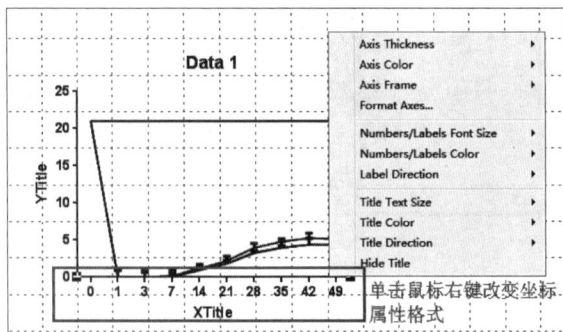

图 4-145 第四步：修改坐标文字

（5）纵坐标分段显示：实际作图过程中，往往由于纵坐标最大值太大，或者两组之间数据差异较大，会造成图上各组数据区分度不明显。将纵坐标分段显示可更好展现出各组之间数据的差异。

操作方法为：首先，在纵坐标处右键单击选择"Format Axes"，选择"Left Y axis"→"Two segments"，在"Bottom"中设置"Range"和"Major ticks interval"，随后设置"Top"中的"Range"和"Major ticks interval"，最后单击"OK"，具体操作见图 4-146、图 4-147，最后得出的图形见图 4-148。

图 4-146　纵坐标分段显示设置 1

图 4-147　纵坐标分段显示设置 2

图 4-148　纵坐标分段显示图

（6）填充颜色和图案设置：在要改变颜色或图案的柱子上单击鼠标右键，选择"Format Graph"（意思就是改变这一组图表的显示格式），选择"Show symbols"（标识格式）和"Show error bars"（误差线标识格式），见图 4-149。此处也可以选择快速填充方案或者使用系统默认的配色方案（推荐使用色彩差别较大的黑白默认图表方案用于文章发表）。随后，通过单击"T"（输入文本）加入各组之间统计学差异标识符（常用 * 或 # 表示）。

（7）排版布局：点击左边的"Layouts"（排版布局），选择相应的排版样式，并将"Graphs"中的图片拖曳至排版样式中，调整大小，加入图表的注释，完成排版，见图 4-150、图 4-151。

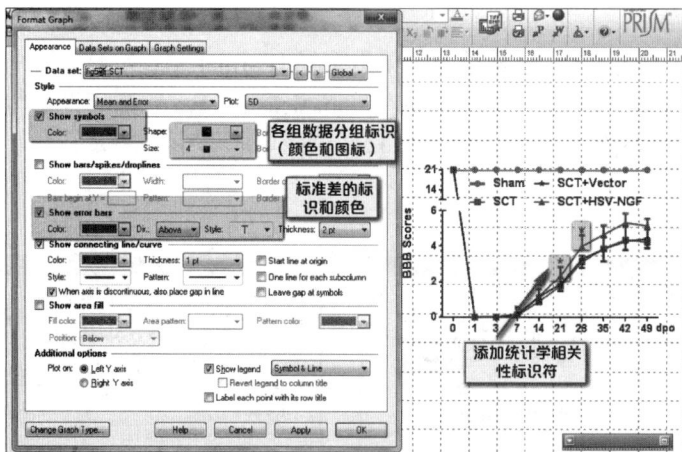

图 4-149　修改标识符和标准差格式

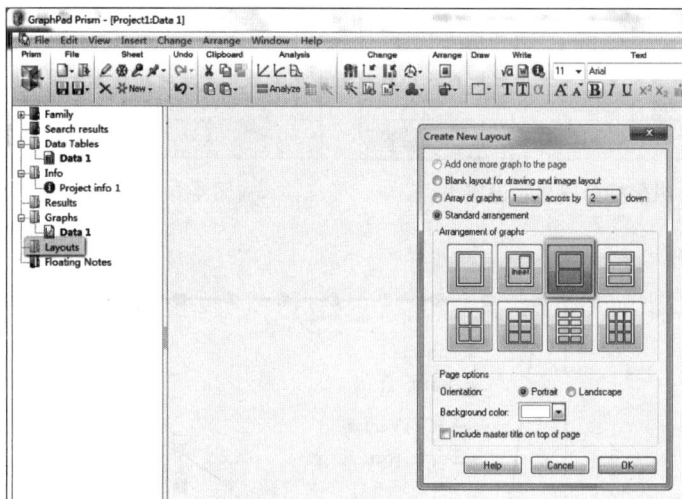

图 4-150　排版布局选择

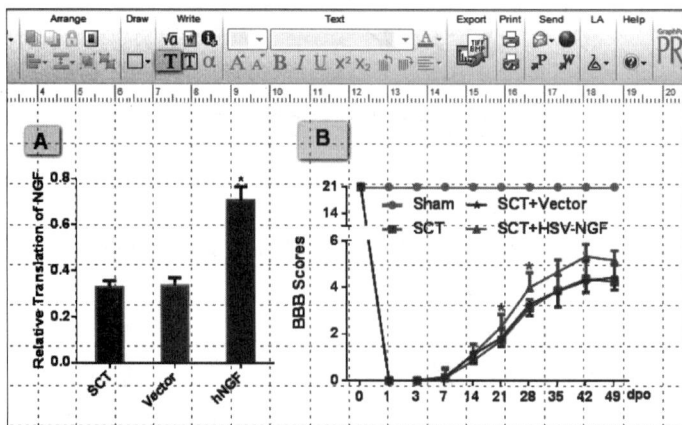

图 4-151　排版后图片

（8）图片导出：选择上方工具栏中的"Export"（导出）工具，按照杂志要求选定参数后导出图片，见图4-152。

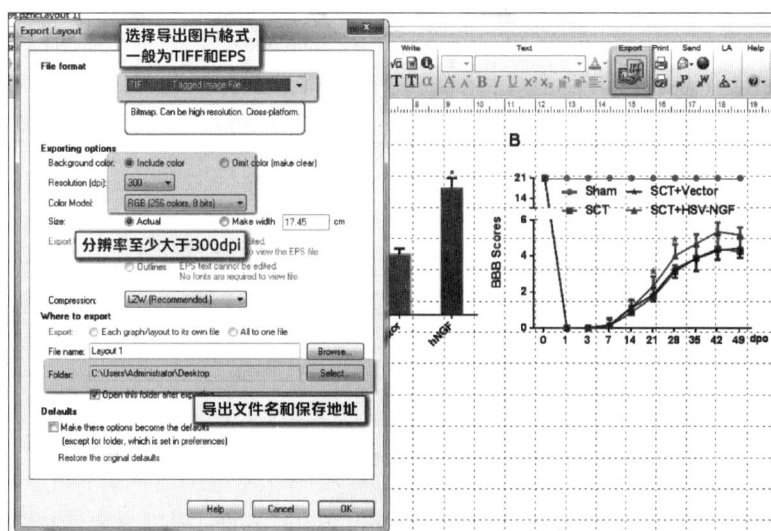

图4-152　图片导出

3. Graphpad Prism 6柱形图制作

（1）打开GraphPad Prism软件，依次点击选择"XY"等类型，"Enter and plot error values already calculated elsewhere"，并在"Enter"中选择"Mean&SD"即均值与标准差，再点击"Creat"，见图4-153。

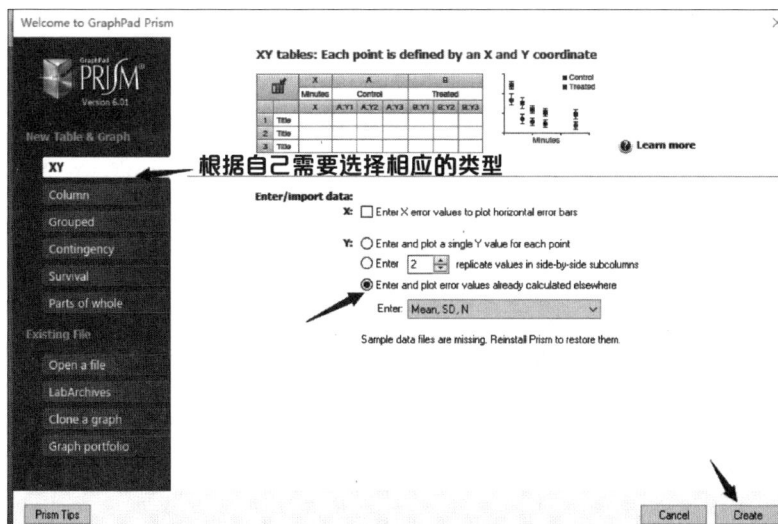

图4-153　创建新的数据表格
箭头代表点击选项

（2）双击"Data Tables"下的"Data1"进行命名，并将均值与标准差复制到相应的表格中。Excel表数据，见表4-29，复制后数据格式见图4-154。

表 4-29 拟作图数据整理

		N	均值	标准差
FAM69C	OGD	6	894.333 333 33	536.906 944 141
	nc	3	327.666 666 67	294.486 558 833
	reagent	6	325.333 333 33	214.799 130 973
	siRNA	3	189.333 333 33	225.633 183 139

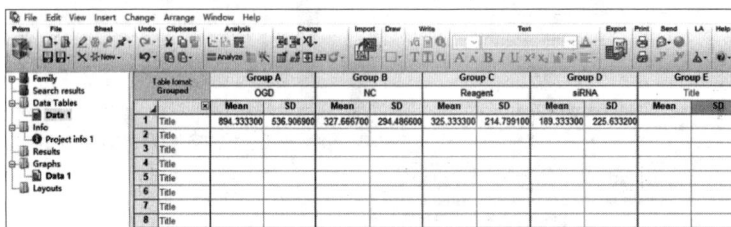

图 4-154 数据复制到 Graphpad Prism 数据表格中

（3）点击"Graphs"下的"Data1"，出现"Graph family"界面，根据需要选择相应图形类型，点击"OK"，见图 4-155、图 4-156。

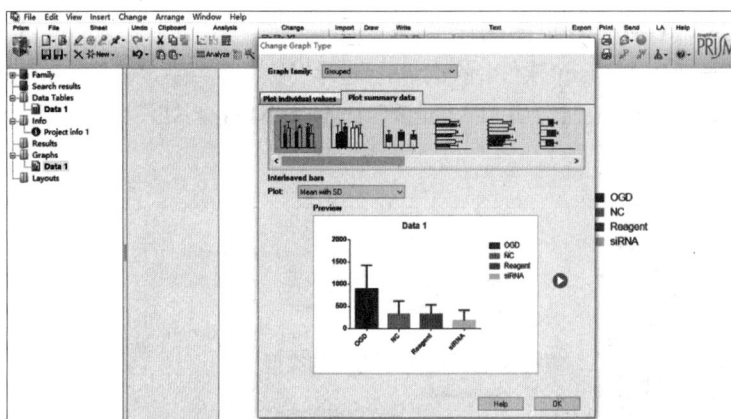

图 4-155 选择合适的图样式

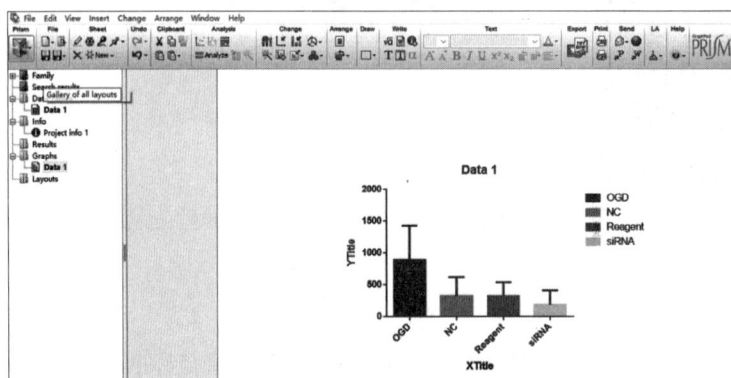

图 4-156 得出的初图

（4）根据要求，通过图 4-157 所示功能区域修改字体、字形，加上标题、标出误差线等，得到最终图 4-158。

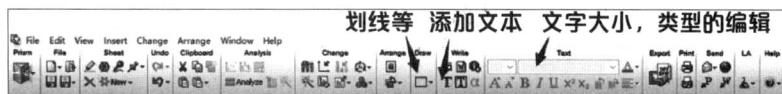

图 4-157　功能区域

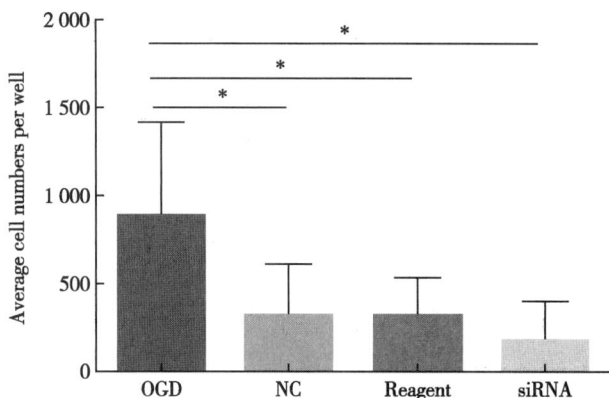

图 4-158　修改后最终图

（5）保存，同上面折线图保存方法。

若要继续作图，可直接点击"File → New → New Data Table and Graph"后出现以下界面重新开始作图，见图 4-159。

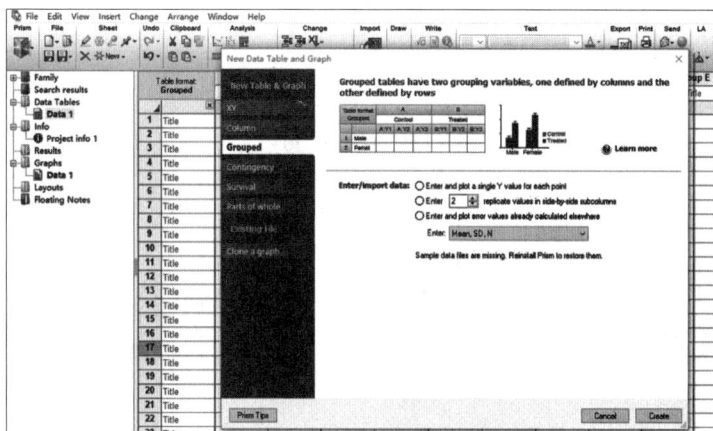

图 4-159　建立新的数据表格

四、原始图片采集及版图制作注意事项

1. 照相机拍摄类照片

（1）注意摄入参照物。如需比较拍摄物尺寸大小，旁边应放钢尺做参照，如肿瘤体积、裸鼠大小等。

（2）推荐以浅蓝布作为背景进行拍摄，注意减少血渍及其他污染物的干扰，保证后期排版时图片背景一致。

（3）仔细检查相机设置，分辨率越高越好，推荐 2 560dpi×1 920dpi 及以上分辨率，具体大小后期可以根据杂志社要求调整。

（4）对焦准确，不要逆光拍摄，拍摄时及时检查效果并挑选可用图片，正确命名，将原始照片以 TIFF 格式长期保存（不要用 Word 或 PPT 保存，会降低图片的分辨率）。

2. 条带类图片

条带类图片（如 Western blotting 条带）在拼图前，需要通过 Photoshop 软件进行裁剪和预处理，并添加箭头和分子量等文字说明。插图时应注意：

（1）保持凝胶完整。

（2）拍照或扫描时应尽量设置较高的分辨率（不低于 300dpi），保存为 TIFF 格式备用。

3. 显微镜、电镜、共聚焦显微镜图片

这类照片包括黑白图和彩色图。拼图前，往往需要预处理添加标尺和调整大小等。

图片要点为：

（1）尽量获取高分辨率图片，不低于 600dpi，保存为 TIFF 格式备用。

（2）至少在同批次、同参数系列照片中的一张上添加标尺。

4. 版图制作

（1）排列图片时，尽量保持整版图片是整齐，色调一致，避免有缺口。

（2）最后组合的图片，不要合并图层，如果要合并，则一定保存未合成版本。

（3）Excel 或 Graphpad prism 作图时尽量保证每个直方图的大小、形状、字体、线型等参数一致，且字体清晰可见，如图 4-160。

（4）Photoshop 中处理图片和排版前，建议研究者先在纸上设计好排版样式，且保留一份原始图片，节约电脑操作时间。

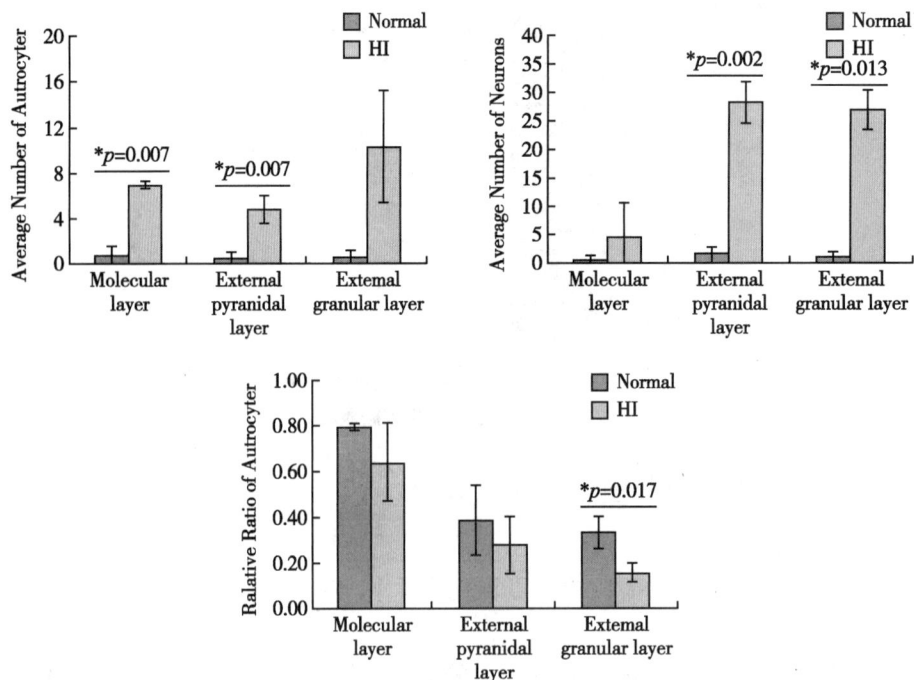

图 4-160 举例图

第五章

SCI 论文写作

第一节　SCI 背景知识

一、SCI 概念

SCI 即《科学引文索引》(*Science Citation Index*)，是美国科学情报研究所(ISI)出版的一部世界著名的期刊文献检索工具。它收录全世界出版的数、理、化、农、林、医、生命科学、天文、地理、环境、材料、工程技术等自然科学各学科的核心期刊 3 700 多种。通过其严格的选刊标准和评估程序来挑选刊源，SCI 收录的文献能够全面覆盖全世界最重要和最有影响力的研究成果。

二、SCI 影响因子

ISI 每年出版《期刊引用报告》(*Journal Citation Reports*，JCR)，JCR 对 SCI 收录的(包括 SCI-Expanded，SCI 核心期刊)期刊之间引用和被引用数据进行统计、运算，并针对每种期刊定义了影响因子等指数加以报道。

一种期刊的影响因子(impact factor，IF)，指的是该刊前两年发表的文献在当前年的平均被引用次数。一种刊物的影响因子越高，表明其刊载的文献被引用率越高，一方面说明这些文献报道的研究成果影响力大，另一方面也反映出该刊物的学术水平高。

第二节　SCI 论文写作方法

一、SCI 论文要求

(一) SCI 论文研究要求

编辑所需，见图 5-1。自我评价意义，见图 5-2。

(二) 优秀 SCI 论文写作要求

写好 SCI 论文所需条件公式为：

$$优秀的 SCI 论文 = 硬条件 + 阅读 + 积累 + 模仿 + 专业修改$$
$$硬条件 = 创新 + 数据真实可靠$$

本处将硬条件放在首位，是因为思路的创新性和实验数据的可靠性是写好一篇 SCI 的文章必须具备的两个重要条件。

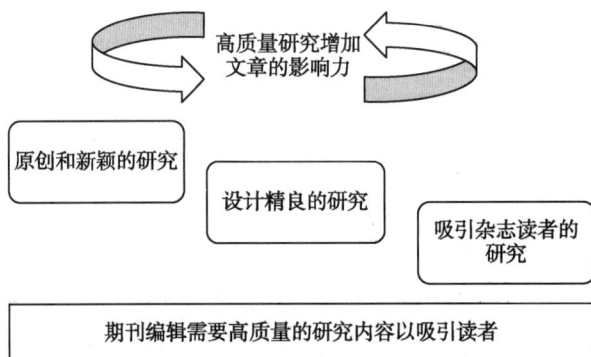

图 5-1 期刊编辑所需的研究要求

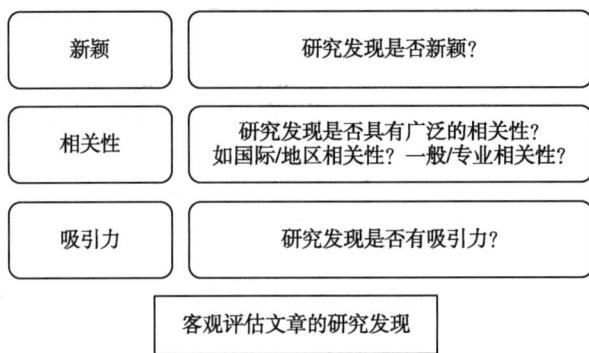

图 5-2 评估研究发现

1. 思路的创新包括原始创新和二次创新

（1）原始创新：如果研究者对某个领域进行了长时间的研究，且率先开展研究并解决了该领域某些关键问题，这类文章就具有原始创新性。

（2）二次创新：如果最近三年有不同的作者发了两篇文章，一篇文章报道因素 A 对脊髓损伤有很大影响，另外一篇报道因素 B 对脑损伤有很大影响，那么研究者就可以参考以上两位作者的研究方法，研究因素 A 和因素 B 对神经再生的影响。这类文章属于二次创新。

2. 实验数据的可靠性

若要保证实验数据可靠，研究者首先需要进行证伪思考，证伪思考是科学创新思维的基本要求，即不能先入为主地认为实验结果是正确的，而是收集证据来说明该实验结果是正确的。

3. 阅读，积累，模仿

即检索阅读已经发表了的优秀文献，积累、总结并模仿作者好的写作方法。

4. 专业修改

此步亦很重要，特别是对于初次进行 SCI 写作的研究者。初稿完成后，建议作者请有经验的专家进行修改，通过英文编辑机构、审稿专家对文章进行专业润色。

二、SCI 论文写作框架

SCI 论文写作之前，作者需要熟知文章的主要结构内容，以论著为例：

（1）题目（title）。

（2）摘要（abstract）。

（3）前言（introduction）。

（4）材料和方法（materials and methods）。

（5）结果（result），包括图注（figure legends）。

（6）讨论（discussion）。

（7）结论（conclusion）。

（8）参考文献（reference）。

标题和摘要是一篇文章最开始吸引读者的地方，大部分读者都会优先看标题和摘要。所以，这两部分内容在写作时非常重要。

三、SCI论文撰写步骤及技巧

根据研究者的经验总结，SCI论文可以按照如下顺序写作：

（1）前言（introduction）。

（2）材料和方法（materials and methods）。

（3）结果（result）及图注（figure legends）。

（4）前言（introduction）。

（5）讨论（discussion）。

（6）结论（conclusion）。

（7）摘要（abstract）。

（8）标题（title）。

具体每部分写作要点及技巧如下：

1. 前言

（1）前言重点是提出研究的意义和解决问题的思路，包括如下内容要点。

1）介绍拟研究领域的工作现状、存在的问题。

2）拟解决问题的思路，工作的重大意义。

3）如果有实验基础，可以在前言中结合工作基础提出设想。

（2）前言写作要点见图5-3。除图中的写作要点外还包括需要做这项研究的原因，以及回答"Why（为什么做）"，已知内容占90%，提出问题占10%。在综述基础上回顾知识，提出问题。阐述研究目标，如模型创新、现象创新、功能创新、老因子新部位等。

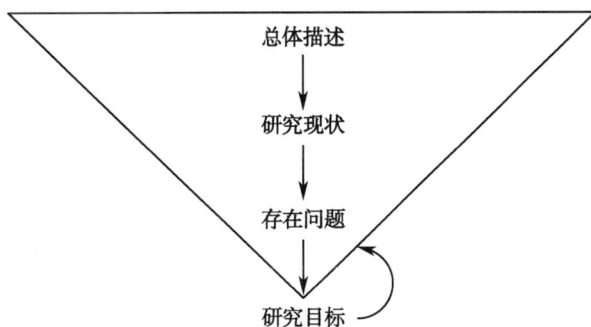

图 5-3　前言写作要点

（3）写作技巧：以课题"神经干细胞移植对脊髓全横断大鼠运动行为和大脑运动皮质 Caspase（胱天蛋白酶）-3 表达的影响"为例，该课题在写前言时需要弄清楚几个概念，按照"ABCD"四个方面进行写作：

A. 实验模型——脊髓全横断大鼠。

B. 实验干预措施——神经干细胞移植。

C. 实验行为学检测——大鼠运动行为。

D. 实验分子检测——大脑运动皮质 Caspase-3 表达。

写作时需要把握如下几点：

1）讲清楚 A 概念，以及介绍脊髓损伤的相关临床背景，这里可以根据情况将 C 概念带入，篇幅为 2～5 句话。

2）B 概念，神经干细胞移植的背景和研究情况。

3）D 概念，Caspase-3 的介绍。

4）根据上面的介绍总结目前存在的问题及研究空缺部分，提出本实验的研究目标。剖析例子见图 5-4。

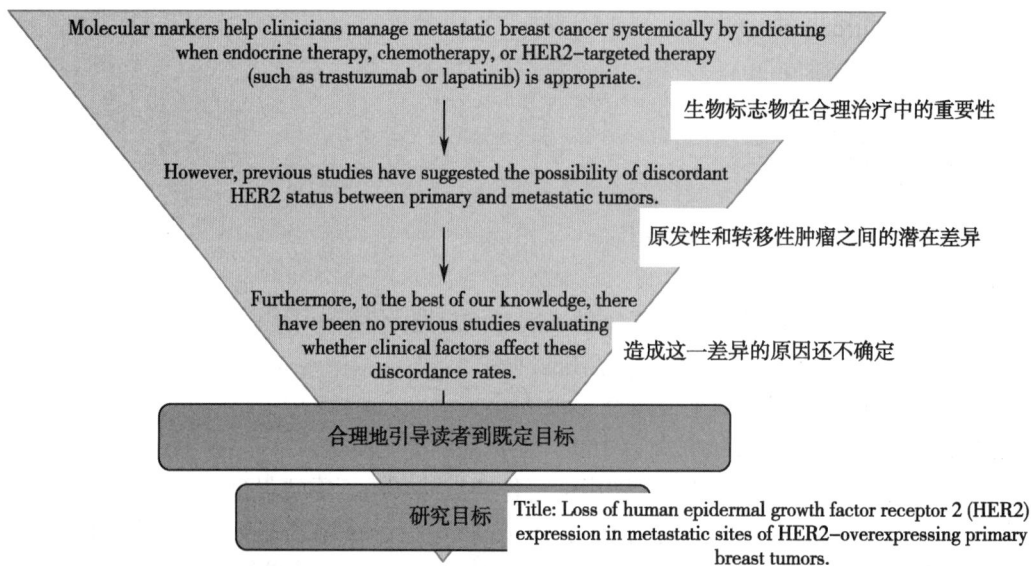

图 5-4 前言剖析例子

2. 材料和方法

（1）方法部分内容概要：

1）写出实验中所用的方法。

2）写实验方法时要尽可能详细，保证其他研究者能够重复实验。

3）根据目标杂志，参考刊物中的"materials and methods"进行写作。

（2）材料方法的写作要点，总结如图 5-5 所示。总的原则是实验可重复。

（3）常用实验方法介绍：

1）动物与分组。

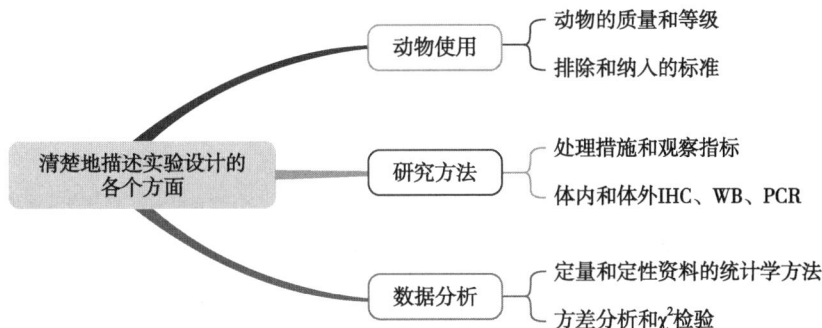

图 5-5　材料方法的写作要点

2）模型制备。

3）载体构建（过表达，RNA 干扰等）。

4）载体注射。

5）行为学评分。

6）取材，组织学。

7）细胞培养（过表达，RNA 干扰等）。

8）免疫组织化学染色（IHC）。

9）qPCR。

10）Western blotting（WB）。

11）统计学分析。

（4）方法写作技巧

通过网上搜索或查阅文献，参照其他研究者的写作方法（最好参照目的杂志的其他文章）完成本研究的方法写作。

3. 实验结果及图注

（1）结果总体概要：

1）将所有的实验结果整理成图和表，尽力挖掘图和表中的信息，通过图表找出实验结果的变化规律和表达趋势，并合理安排图和表，尽可能用图，进一步提炼出科学结论。此处的作图软件推荐 Graphpad prism 5/6，相关方法参照第四章。

2）尽可能和不同的研究人员探讨实验结果，实验结果的关键点，综合不同看法，凝练写作思路。

3）边做边写：尽可能完成图表制作的同时进行结果文字描述。

（2）结果写作要点总结：见图 5-6。

（3）案例分析：见图 5-7。图中第二个结果描述优于第一个，因为第一个仅仅在解释。在第二个中需要注意颜色加深的部分，这类词是 SCI 写作中常用的词汇，需要不断积累。

（4）结果描述技巧：

1）总的描述：围绕发现分别阐述变化趋势，先描述组间，再描述组内（可以有浓缩的小标题或主旨句，再根据标题进行结果描述），给出 P 值，以及有无统计学意义，多组进行比较时，还应说明与损伤组比较治疗组是否有效，与正常组比较是否回到正常水平。

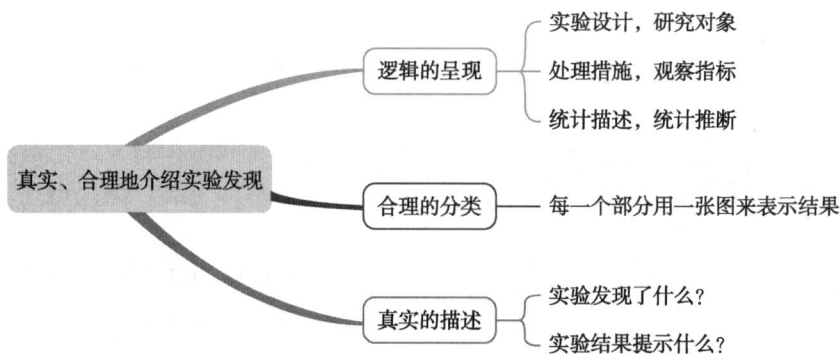

图 5-6　实验结果写作要点

2）主要包括的内容：①结果所涉及的组别；②用的具体方法；③比较的结果：检测指标的变化趋势，有无统计学意义。如 RT-PCR（反转录 PCR）显示，与假手术组比较，手术后第 3 天、7 天脑源性神经营养因子（BDNF mRNA）水平明显增加，差异有统计学意义（提供 P 值）。组内：手术后第 7 天、14 天比第 3 天明显增加，且都高于假手术组（提供 P 值）。

以下结果描述谁更为恰当？

1. Drug A is more effective in treating liver cancer as we observed a 32.7% decrease in tumor size compared with only a 22.1% decrease after Drug B treatment.

2. The efficacy of Drug A was **significantly** higher than that for Drug B, with decreased tumor sizes of 32.7% and 22.1% (**$P<0.05$**), respectively. √

图 5-7　SCI 实验结果描述举例

3）查阅相关文献，借鉴文章中好的写作方法完成结果描述。

4）文字描述后附上图、表格及图注。图注主要用于说明图片和表格代表的意思，前面同样要有小标题。图注首先用一句话概括图表的内容，如脊髓损伤后 BDNF 蛋白、基因的表达变化及定位。随后分开描述每张图，如（A）RT-PCR；（B）WB；（C）IHC。举例如下：

Fig.1 Construction of identification of the plasmid Lv-shNtn-1.

（A）Clone information of Lv-shNtn-1：Catalog No.：HSH022735-HIVmU6，Accession No.：NM_004822.2.（B）Determining the effective fragment in the PC12 cell line. The netrin-1 level was compared by RT-PCR，using β-actin as an internal control. M，DNA marker；F1，treatment with No.1 siRNA fragment；F2，treatment with No.2 siRNA fragment；F3，treatment with No.3 siRNA fragment；F4，treatment with No.4 siRNA fragment.（C）RT-PCR determination of the netrin-1. Y axis shows the average relative expression of netrin-1. The data was shown as mean ± SEM. *$P<0.05$，#$P<0.01$.（D）HT 1080 cells were transfected by Lv-shNtn-1. Virus production carrying the mCherry FP can be visualized as red glow underAfluorescent microscope. Scale bar=25μm. RT-PCR，reverse transcription-polymerase chain reaction. [1]

5）P 值可以在图上，也可以直接提供在图注里面。

6）结果描述需要根据逻辑一一展开。

7）结果整理清单：统计学和图片都完成后需要整理文件夹，主要包括：①图片结果描述和图注（可附上合并图及作图文件）；②原始图片（来源，特殊说明）；③选取的图片；④处

---

[1] Han X F，Zhang Y，Xiong L L，et al. 2017. Lentiviral-mediated netrin-1 overexpression improves motor and sensory functions in SCT rats associated with SYP and GAP-43 expressions［J］. Mol Neurobiol，54：1684-1697.

理后的图片(特殊说明);⑤原始数据;⑥统计学处理数据;⑦整理的数据及均数、标准差表格。

4. 前言

在结果整理完之后需要重新回到前言部分,根据实际结果再次补充前言,查漏补缺。如果最终结果确定的目标是通过高通量筛选而得出,此时需要补充相关目标分子的研究情况。

5. 讨论

(1)讨论总概述:

1)提出目前研究结果的亮点,该研究解决的问题,说明的道理及所具备的研究意义。

2)目前研究结果和其他研究者类似结果的异同,如果不同,需要讨论产生该差异的可能原因。

3)如果此次研究结果中出现非常新的内容,用以前其他研究者的理论很难解释,此时就可以提出假设理论进行全新解释,原则是做到自圆其说。

4)该研究不足之处、是否还有尚未解决的问题以及对未来研究的展望等。

(2)讨论写作要点如图 5-8 所示。

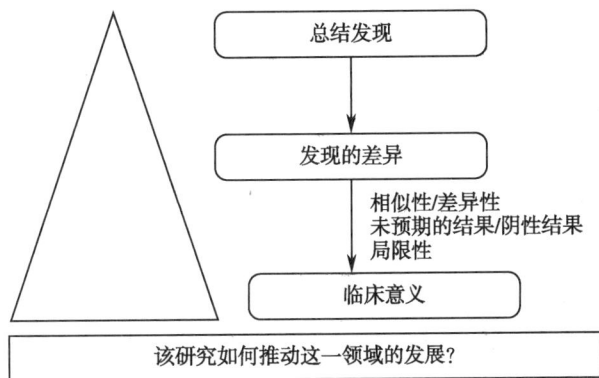

图 5-8 讨论写作要点

(3)讨论写作技巧:讨论部分需要紧紧围绕结果,着重介绍研究者的发现,可借鉴高分文章写作方法,结构与注意事项如下。

1)第一段:浓缩结果介绍,总结该研究的发现(3~5 句话),如"本实验发现了什么结果(是对结果各部分的精练总结,如某模型后神经行为学明显受损),说明了什么问题,提示了什么道理"。例如,本实验发现损伤后 3 天、7 天、14 天 BDNF 明显增加,说明 BDNF 在脊髓损伤后可以上升,提示 BDNF 可能参与了脊髓损伤过程。总之,原则是以本实验结果为主进行阐述。

2)后面几段可以分为行为学、形态学、分子机制结果,按照分级标题进行分段论述。每段首句为该段的中心句,即该项结果的精华,后面引用 3~8 篇参考文献对其加以论证、比较,最后一句再次总结强调本实验中该结果所提示的道理。最后一段再次总结,如:"综上,本实验说明……"或是验证其他研究者的结果,或是得出了新结论。

3)引用文献时注意不能描述太复杂,如果阐述的某个观点比较新,就可论述为"什么作者,通过什么方法,得到什么结果,说明什么问题,提示什么道理",若是比较传统的观点,就可以直接引用参考文献摘要中的结论部分。

4）讨论与前言的区别：前言引用文献较多，阐述背景，总结文献提出开展本研究的原因，和创新点并确定目标；讨论主要讲本实验结果的研究价值，引用文献是配角，每一段都有中心句，即围绕中心主题句引用文献支持结果，见图5-9。

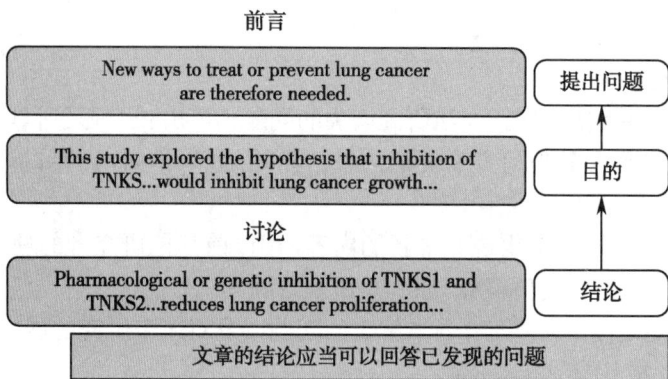

前言

| New ways to treat or prevent lung cancer are therefore needed. | → 提出问题 |

| This study explored the hypothesis that inhibition of TNKS...would inhibit lung cancer growth... | 目的 |

讨论

| Pharmacological or genetic inhibition of TNKS1 and TNKS2...reduces lung cancer proliferation... | 结论 |

文章的结论应当可以回答已发现的问题

图 5-9　讨论与前言融会贯通

综合前言、方法、结果、讨论部分的写作，可以将 SCI 写作总结为"沙漏理论"，见图5-10。

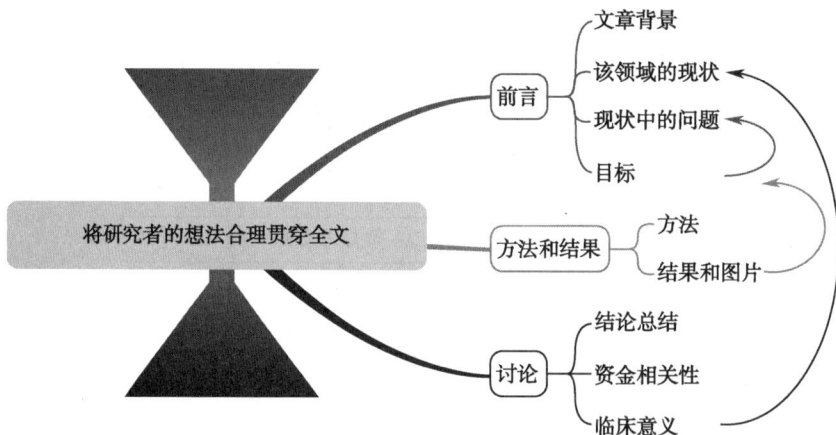

图 5-10　SCI 写作"沙漏理论"

6. 摘要

（1）摘要总概要

摘要是对整篇文章的高度总结和完美展现，也是吸引读者的很重要的部分。在上述各部分基础上完成摘要写作，其内容包括：

1）研究目的。

2）研究方法。

3）研究结果。

4）重要结论。

（2）摘要的写作要点如图5-11所示。

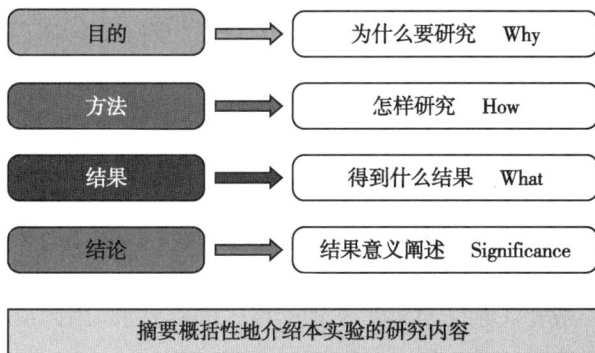

图 5-11　摘要的写作要点

（3）摘要写作技巧

1）建议研究者先完成其余部分写作后再写摘要。

2）摘要写作时，建议研究者多参照文献（尤其是目标杂志中的文献）中的写法。

7. 标题

（1）标题总概要

一般最后完善标题，主要注意以下两点：

1）标题要说明研究的内容，是对一篇文章研究内容的概括。

2）标题要有一定的吸引力。

（2）标题的写作要点，总结如图 5-12 所示。

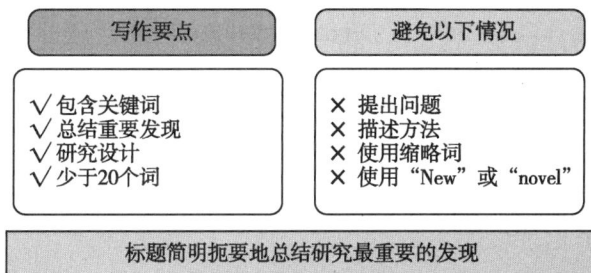

图 5-12　标题写作要点

（3）案例分析，见图 5-13。作者可以首先排除题目 3，因为使用了疑问句；而题目 1 是平铺直叙，主要是描述方法，没有突出重点，不能吸引读者的眼球；题目 2 则清楚地描述了文章的主要发现和价值，因此题目 2 更好。

（4）标题拟定技巧

1）首先是严格遵循以上标题的拟定要点，避免错误写法。

2）根据 ABCD 课题设计理论，把握总的原则。例如，可把标题描述为 A 基因通过 B 机制影响 C 疾病的 D 功能，如果是药物实验，则加上药物 E。

3）建议作者多参考、借鉴其他研究者的

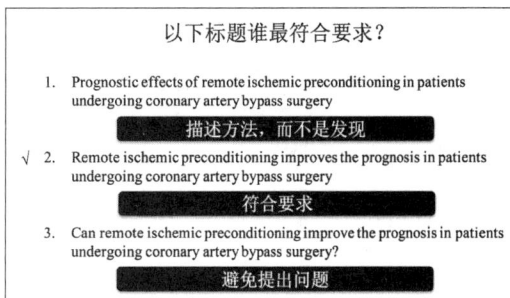

图 5-13　标题举例

写法，特别是参照目标杂志或影响因子更高杂志中的标题。

四、文献管理

1. 文章中参考文献要求

（1）量的要求：一般 20～40 篇不等，前言和讨论基本上各占一半。

（2）质的要求：中文文章一般要求中英文文献各占一半左右。英文文章原则上全为英文文献。

（3）格式要求：一般相关杂志对参考文献的格式都有要求，因此应严格按照其提供的模板排布参考文献。

2. 文章中文献插入方法

根据作者需要可以选择手动排布文献，但很耗时，本节主要介绍 EndNote X7 文献管理软件，EndNote X9，操作类似于 EndNote X7。

（1）EndNote X7 工作流程导图，见图 5-14。

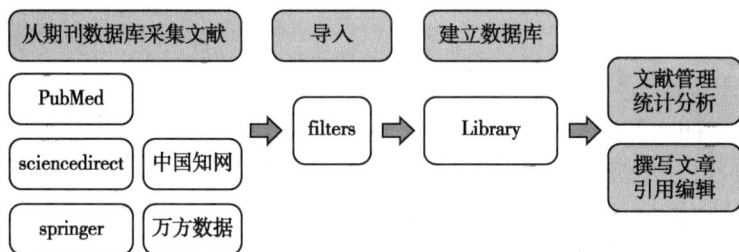

图 5-14 EndNote 工作流程导图

（2）安装 EndNote X7 后，进入 EndNote X7 主界面（安装时可以选择中文版，也可以选择英文版），中文版界面简介见图 5-15。英文版快速工具栏 - 输出格式选择，见图 5-16。英文版快速工具栏介绍，见图 5-17～图 5-20。熟悉相关界面后，可以根据程序主窗口右下角布局按钮"Layout"设置界面。

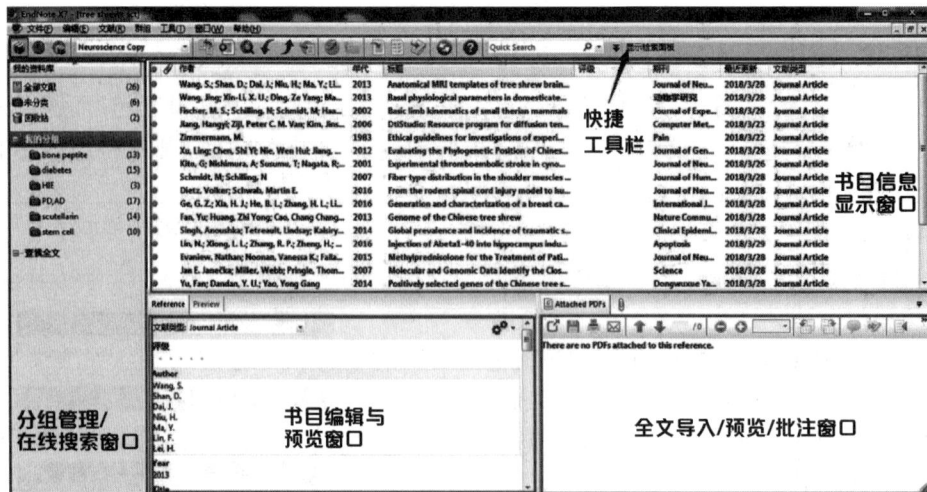

图 5-15 EndNote 界面

图 5-16 输出格式界面

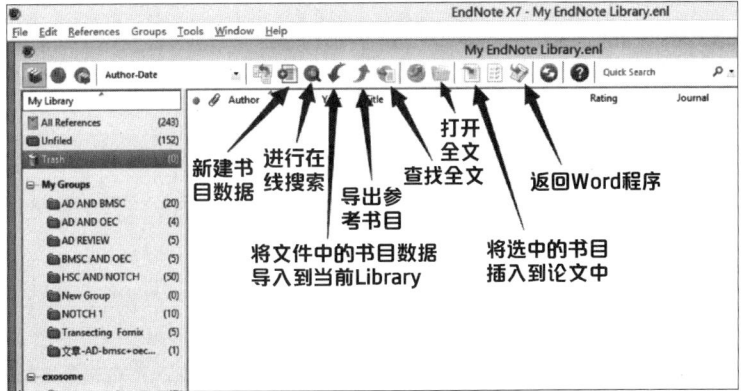

图 5-17 快速工具栏：菜单功能介绍（1）

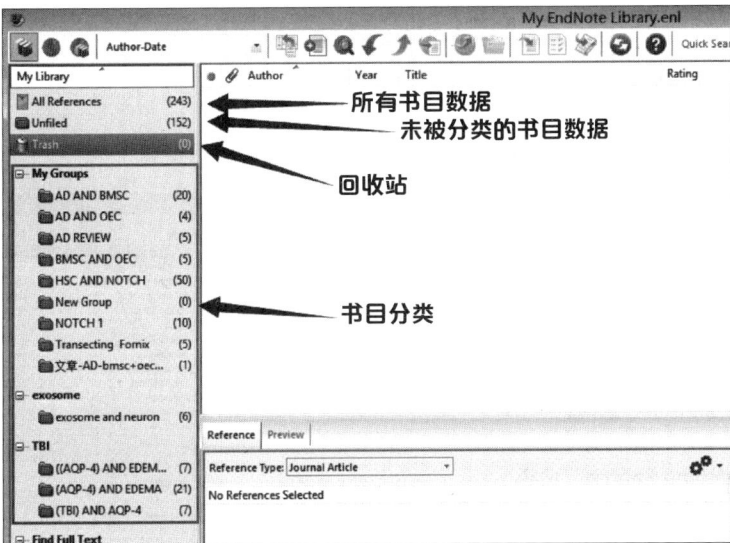

图 5-18 快速工具栏：书目相关介绍（2）

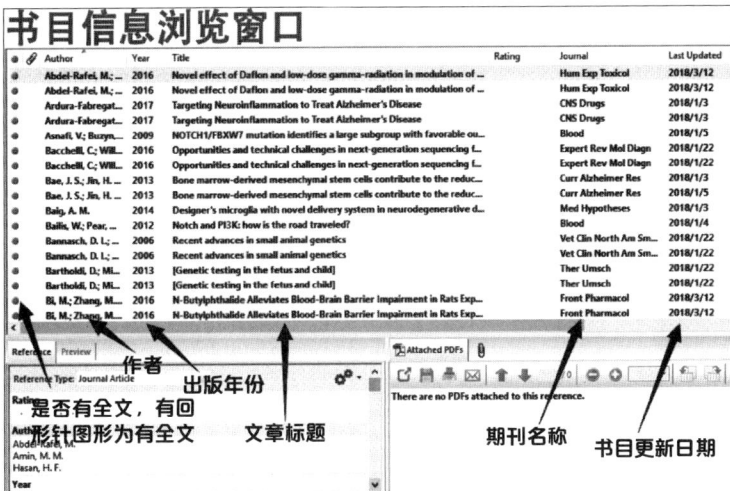

图 5-19 快速工具栏介绍（3）

233

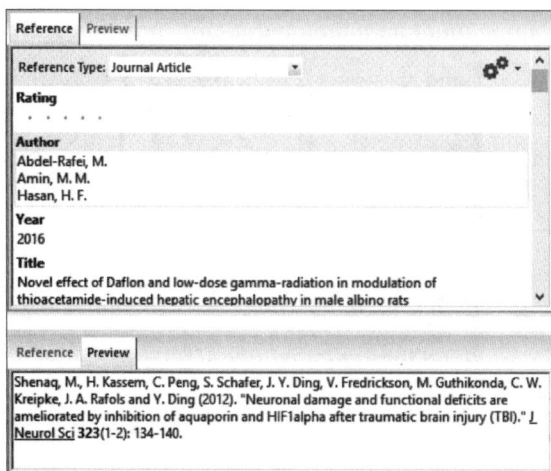

图 5-20　书目信息编辑窗口及输出格式预览窗口

（3）建立数据库将文献插入文章中

1）在线搜索，见图 5-21～图 5-23。

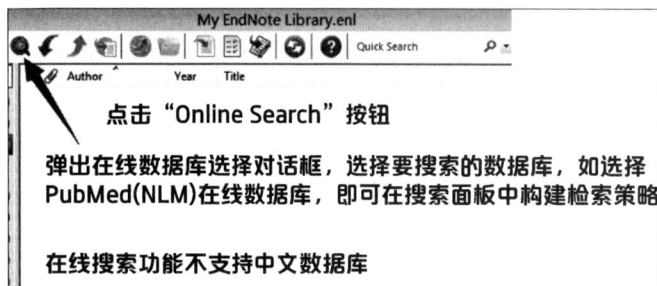

图 5-21　在线搜索入口

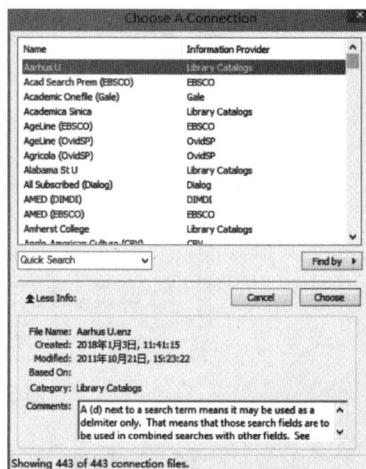

图 5-22　在线搜索数据库界面

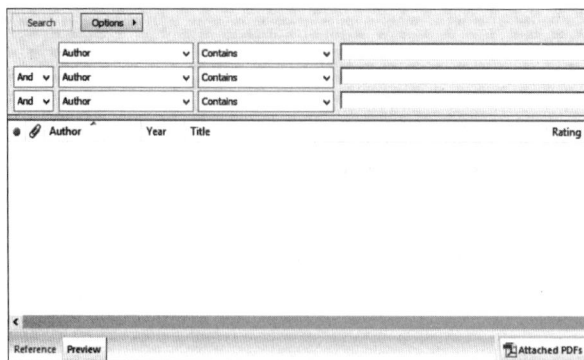

图 5-23　在线搜索文献界面

2）导入 PDF 文件中的书目数据，见图 5-24、图 5-25。

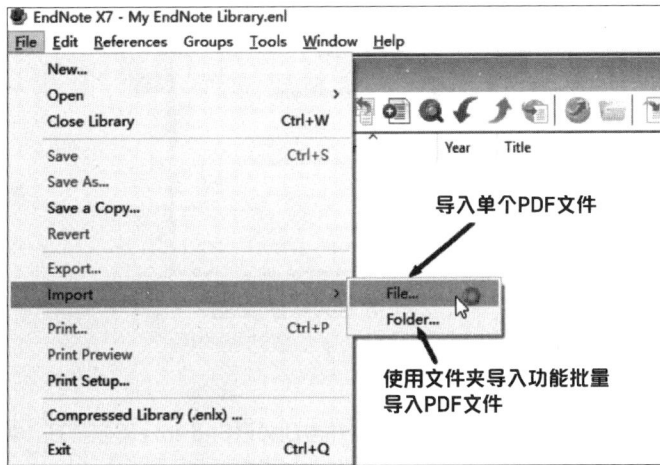

图 5-24　导入 PDF 文件窗口

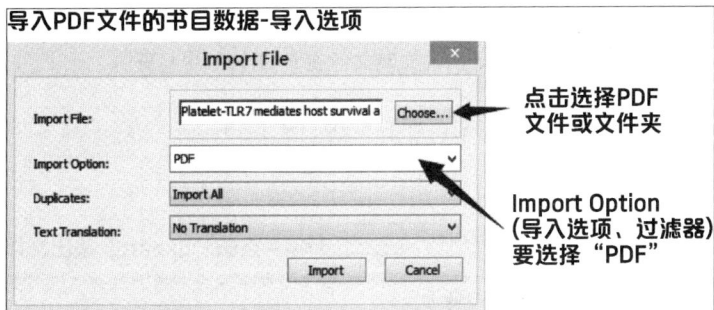

图 5-25　导入 PDF 书目数据参数选择界面

3）导入 PubMed 搜索的数据，见图 5-26～图 5-28。

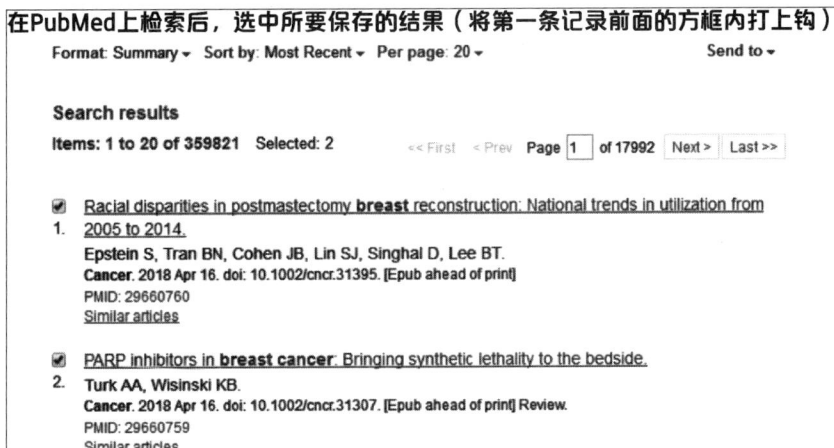

图 5-26　选中所需导出的文献

点击搜索结果显示页面右上角的"Send to"按钮，弹出Choose Destination下拉菜单，选中"Citation manager"，然后点击"Create File"

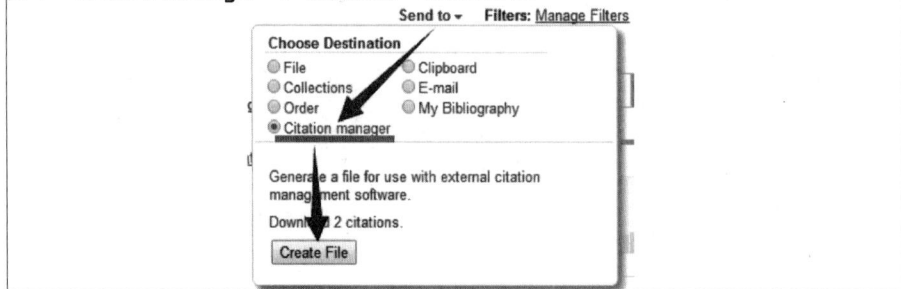

Send to ▾ Filters: Manage Filters

Choose Destination
- ○ File
- ○ Collections
- ○ Order
- ● Citation manager
- ○ Clipboard
- ○ E-mail
- ○ My Bibliography

Generate a file for use with external citation management software.

Download 2 citations.

[Create File]

图 5-27　导出文献参数选择
箭头代表导出文献参数选择选项

系统将会自动下载一个名为file backend.cgi的文件并自动关联EndNote程序打开，将所选中的结果导入EndNote

		Author	Year	Title	Rating	Journal	Last Updated
●		Jin, H. K.; Bae, J. ...	2009	Amyloid beta-derived neuroplasticity in bone marrow-derived mesench...		Cell Prolif	2018/1/3
●		Katsuda, T.; Tsuc...	2013	Human adipose tissue-derived mesenchymal stem cells secrete functio...		Sci Rep	2018/1/3
●		Lee, J. K.; Jin, H. ...	2009	Bone marrow-derived mesenchymal stem cells reduce brain amyloid-be...		Neurosci Lett	2018/1/3
●		Lee, J. K.; Jin, H. ...	2010	Bone marrow-derived mesenchymal stem cells attenuate amyloid beta-...		Curr Alzheimer Res	2018/1/3
●		Lee, J. K.; Jin, H. ...	2010	Intracerebral transplantation of bone marrow-derived mesenchymal st...		Stem Cells	2018/1/3

图 5-28　导出的文献文件在 EndNote 中打开

4）导入 ScienceDirect 搜索的数据，见图 5-29、图 5-30。

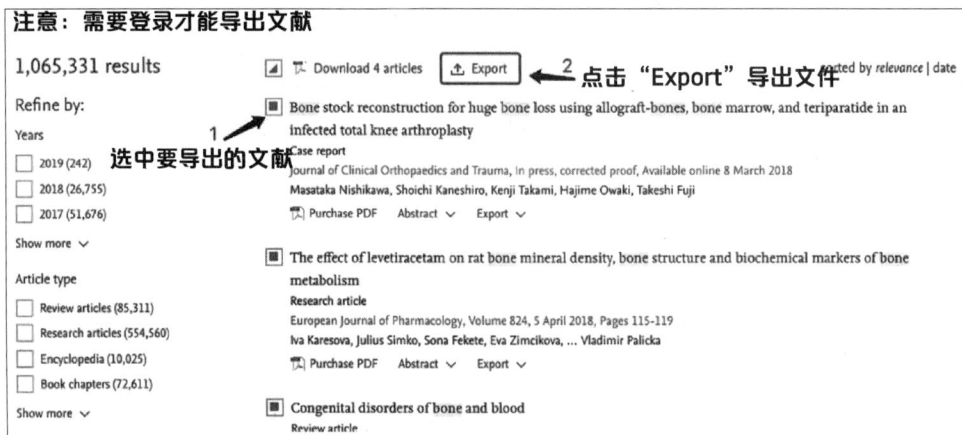

注意：需要登录才能导出文献

1,065,331 results 　　　☑ ⬇ Download 4 articles 　 ⬆ Export 　←　2 点击"Export"导出文件 　sorted by relevance | date

Refine by:

Years
- ☐ 2019 (242)
- ☐ 2018 (26,755)
- ☐ 2017 (51,676)

Show more ∨

Article type
- ☐ Review articles (85,311)
- ☐ Research articles (554,560)
- ☐ Encyclopedia (10,025)
- ☐ Book chapters (72,611)

Show more ∨

■ 选中要导出的文献 1　Bone stock reconstruction for huge bone loss using allograft-bones, bone marrow, and teriparatide in an infected total knee arthroplasty
Case report
Journal of Clinical Orthopaedics and Trauma, In press, corrected proof, Available online 8 March 2018
Masataka Nishikawa, Shoichi Kaneshiro, Kenji Takami, Hajime Owaki, Takeshi Fuji
⬇ Purchase PDF 　Abstract ∨ 　Export ∨

■ The effect of levetiracetam on rat bone mineral density, bone structure and biochemical markers of bone metabolism
Research article
European Journal of Pharmacology, Volume 824, 5 April 2018, Pages 115-119
Iva Karesova, Julius Simko, Sona Fekete, Eva Zimcikova, ... Vladimir Palicka
⬇ Purchase PDF 　Abstract ∨ 　Export ∨

■ Congenital disorders of bone and blood
Review article

图 5-29　ScienceDirect 中文献导出界面：选中所需的文献
数字代表点击顺序

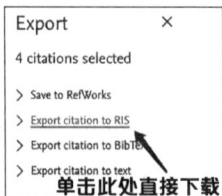

Export 　　　　　　×

4 citations selected

> Save to RefWorks
> Export citation to RIS
> Export citation to BibTeX
> Export citation to text

单击此处直接下载

图 5-30　ScienceDirect 中文献导出界面：选择导出格式

5）导入 CNKI 搜索的数据，见图 5-31～图 5-34。

在CNKI的搜索结果页面，选中需要保存的结果，在左上角点击"导出与分析-导出文献"按钮，打开文献管理中心页面

		检索范围：总库 主题：骨折手术 主题定制 检索历史					共找到 49 条结果 1/3

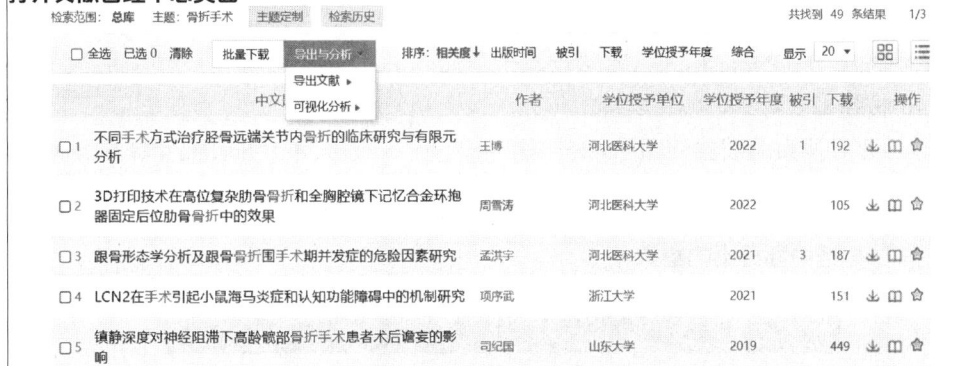

图 5-31　CNKI 文献导出（1）
矩形框代表点击选项

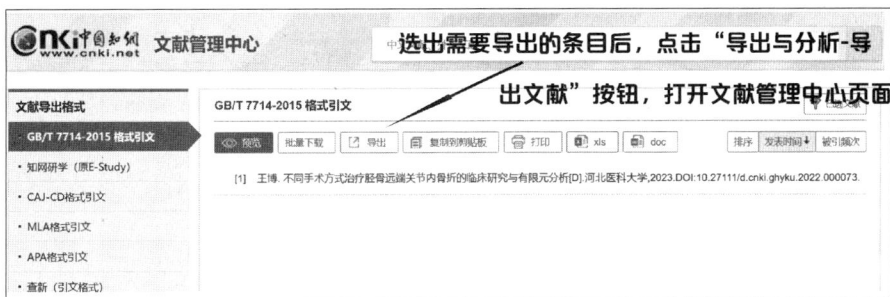

图 5-32　CNKI 文献导出（2）

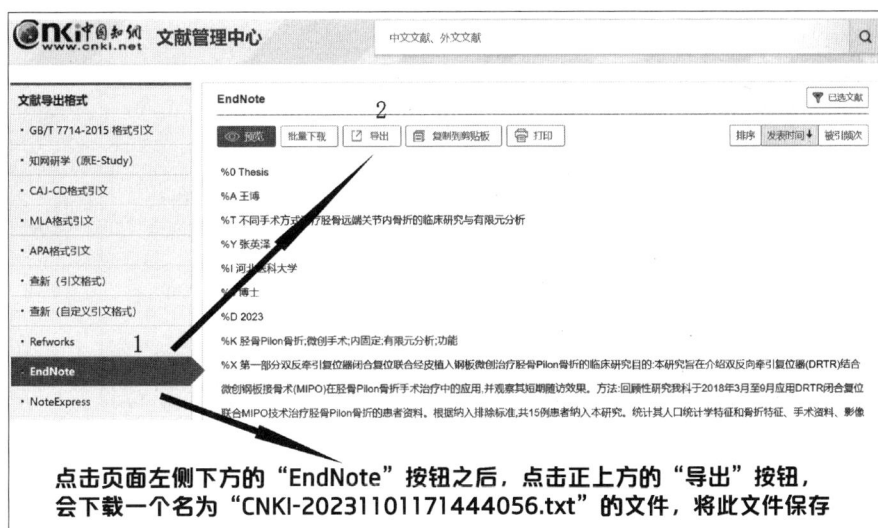

图 5-33　CNKI 文献导出（3）
数字代表点击顺序

打开 EndNote 程序点击快速工具栏上的
"Import"按钮图注弹出"Imoport File"对话框,点击
"Choose"按钮找到图 5-33 下载并命名为"CNKI-
635069821414687500.txt"的文件,在 Import Option
下拉菜单中选择"EndNote Import",然后点击下面
的"Import"按钮即可导入,见图 5-34。

6)导入万方搜索的数据,见图 5-35～图 5-37。

7)链接 PDF 全文,见图 5-38。

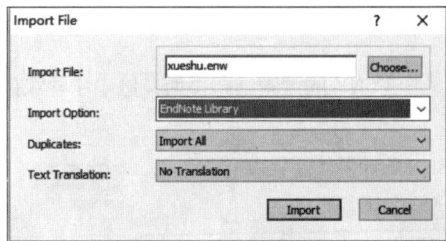

图 5-34 EndNote 中导入 CNKI 文献

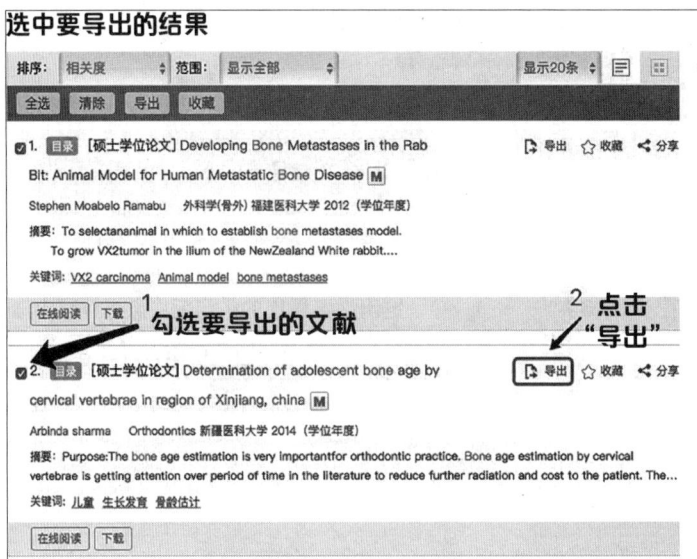

图 5-35 万方数据库中文献导出(1)
数字代表点击顺序

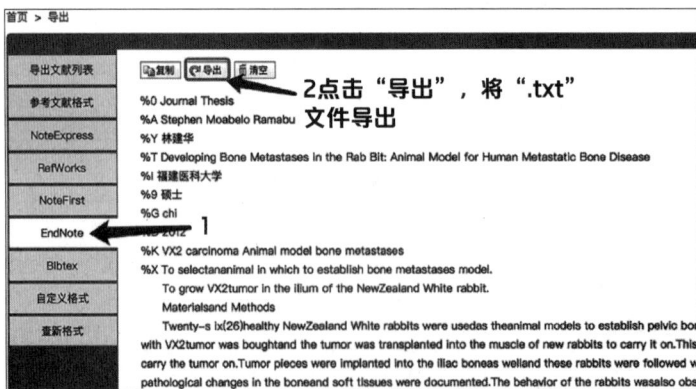

图 5-36 万方数据库中文献导出(2)
数字代表点击顺序

打开 EndNote 程序,点击快速工具栏上的"Import"按钮图注弹出"Import File"对话框,
点击"Choose"按钮找到图 5-36 下载并命名为"2018-04-18.txt"的文件,在 Import Option 下

选择"EndNote Library"，然后点击下面的"Import"按钮即可导入。见图 5-37。

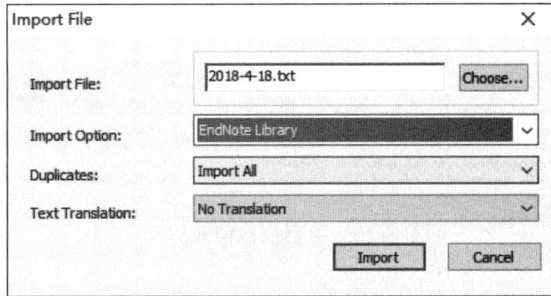

图 5-37　EndNote 中导入万方文献

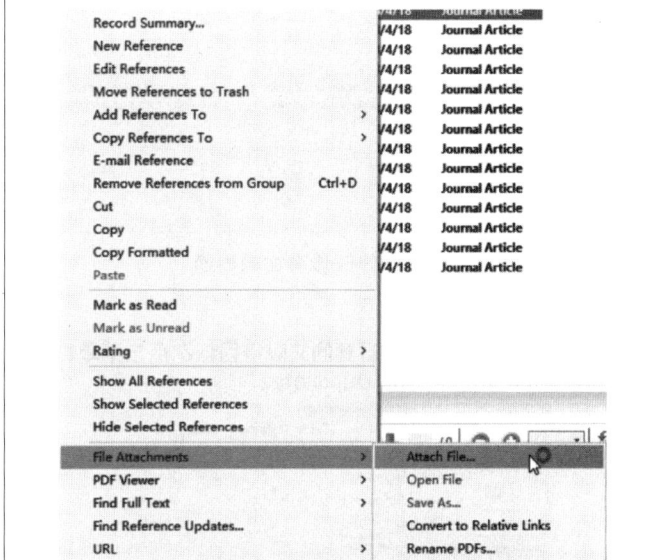

图 5-38　EndNote 中链接 PDF 全文

8）在线搜索 PDF 全文，见图 5-39。

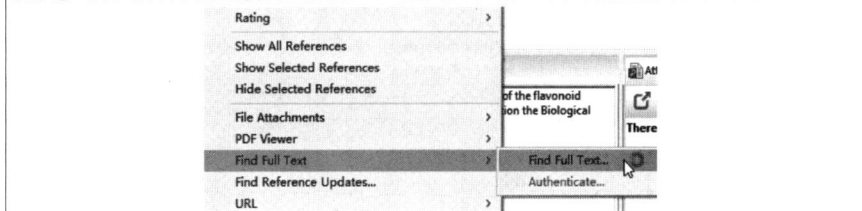

图 5-39　在线搜索 PDF 全文

9）修改书目信息，见图 5-40、图 5-41。去除重复文献，如图 5-42 所示。

有些时候导入的数目数据是不完整的或者格式不规范，这时需要手动来修改或者补全这些信息，如下面这条书目缺少作者信息，并且标题的格式不规范

		Author	Year	Title		Rating	Journal	Last Updated	Reference Type
●		Asnafi, V.; Buzyn,...	2009	NOTCH1/FBXW7 mutation identifies a large subgroup with favorable ou...			Blood	2018/1/5	Journal Article
●		Jin, H. K.; Bae, J. ...	2009	Amyloid beta-derived neuroplasticity in bone marrow-derived mesench...			Cell Prolif	2018/1/3	Journal Article
●		Lee, J. K.; Jin, H. ...	2009	Bone marrow-derived mesenchymal stem cells reduce brain amyloid-be...			Neurosci Lett	2018/1/3	Journal Article
●			2010	Intracerebral transplantation of bone marrow-derived mesenchymal stem c...		★ ★ ★ ★	Stem Cells	2018/4/18	Journal Article
●		Lee, J. K.; Jin, H. ...	2010	Bone marrow-derived mesenchymal stem cells attenuate amyloid beta-...			Curr Alzheimer Res	2018/1/3	Journal Article
●		Lee, J. K.; Schur...	2012	Soluble CCL5 derived from bone marrow-derived mesenchymal stem c...			Stem Cells	2018/1/3	Journal Article
●		Munoz, J. L.; Gre...	2012	Feline bone marrow-derived mesenchymal stromal cells (MSCs) show si...			Differentiation	2018/1/3	Journal Article
○		Zhang, P.; Zhao, ...	2012	Effects of lateral ventricular transplantation of bone marrow-derived mesen...			Neural Regen Res	2018/1/3	Journal Article
○		Bae, J. S.; Jin, H. K...	2013	Bone marrow-derived mesenchymal stem cells contribute to the reduction ...			Curr Alzheimer Res	2018/1/3	Journal Article
●		Dogan, A.; Yalvac...	2013	Effect of F68 on cryopreservation of mesenchymal stem cells derived fr...			Appl Biochem Biotech...	2018/1/3	Journal Article
●		Katsuda, T.; Tsuc...	2013	Human adipose tissue-derived mesenchymal stem cells secrete functio...			Sci Rep	2018/1/3	Journal Article

图 5-40　书目信息修改界面

选中要修改的条目，在左下会有一个名为"Reference"的信息修改窗口，即可进行修改

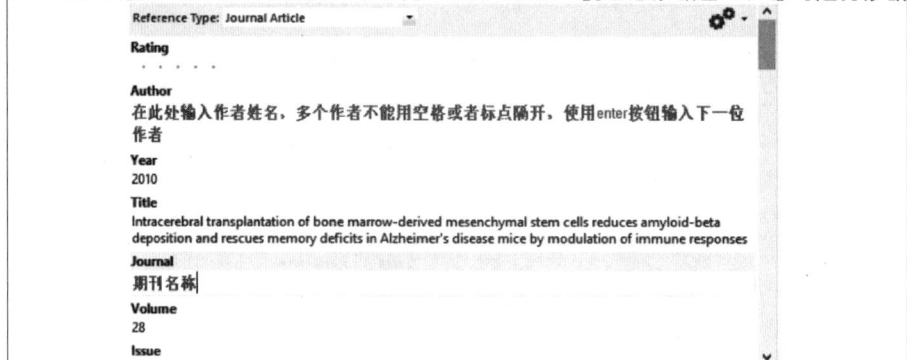

Reference Type: Journal Article

Rating

Author
在此处输入作者姓名，多个作者不能用空格或者标点隔开，使用 enter 按钮输入下一位作者

Year
2010

Title
Intracerebral transplantation of bone marrow-derived mesenchymal stem cells reduces amyloid-beta deposition and rescues memory deficits in Alzheimer's disease mice by modulation of immune responses

Journal
期刊名称

Volume
28

Issue

图 5-41　修改参考文献界面

去重功能用于数据库内重复的文献条目依次点击菜单栏"Reference"-"Find Duplicates"

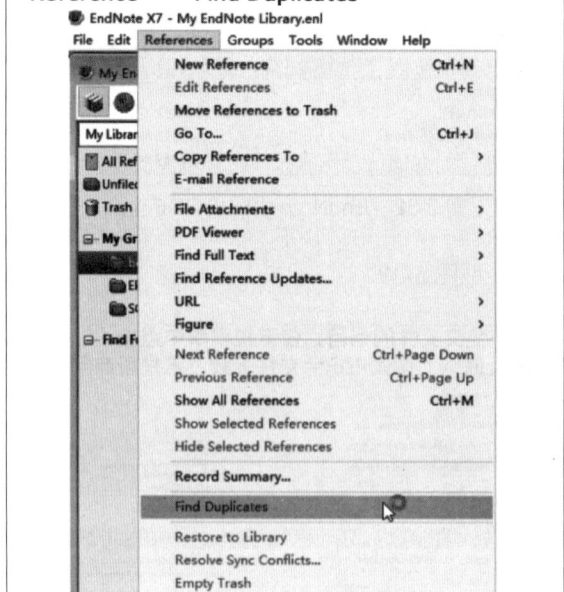

EndNote X7 - My EndNote Library.enl

File　Edit　References　Groups　Tools　Window　Help

New Reference	Ctrl+N
Edit References	Ctrl+E
Move References to Trash	
Go To...	Ctrl+J
Copy References To	▶
E-mail Reference	
File Attachments	▶
PDF Viewer	▶
Find Full Text	▶
Find Reference Updates...	
URL	▶
Figure	▶
Next Reference	Ctrl+Page Down
Previous Reference	Ctrl+Page Up
Show All References	Ctrl+M
Show Selected References	
Hide Selected References	
Record Summary...	
Find Duplicates	
Restore to Library	
Resolve Sync Conflicts...	
Empty Trash	

图 5-42　文献去重

10）引文输出格式设置（根据杂志要求进行选择或是编辑），见图 5-43～图 5-51。

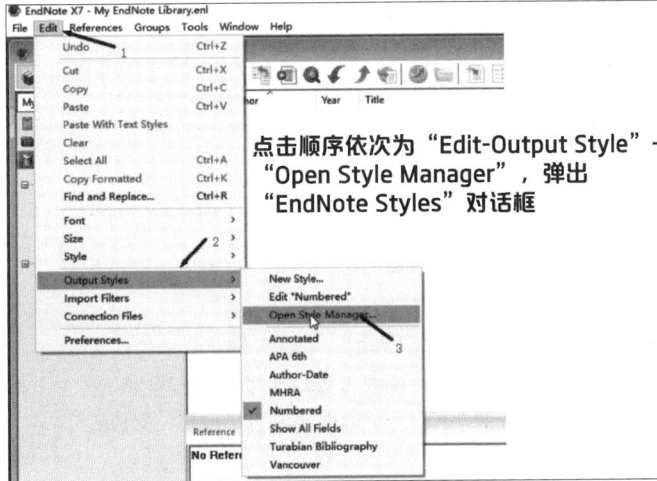

图 5-43　引文格式设置（1）
箭头代表点击选项，数字代表点击顺序

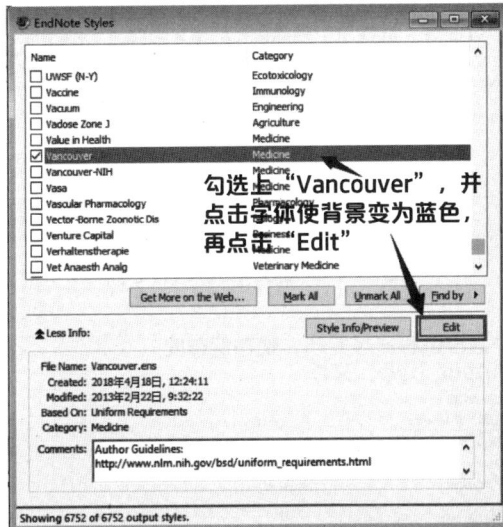

图 5-44　引文格式设置（2）

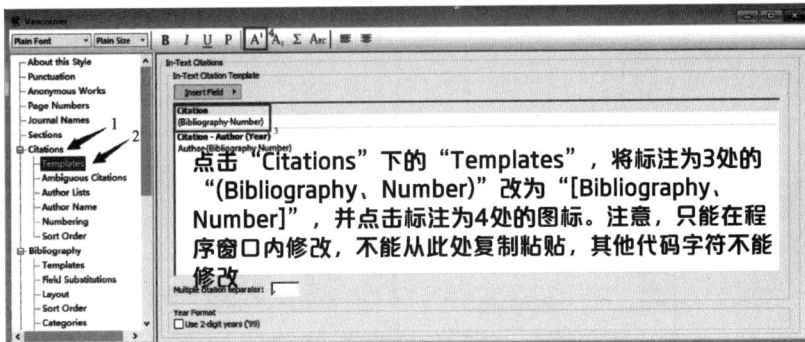

图 5-45　引文格式设置（3）
箭头代表点击选项，数字代表点击顺序

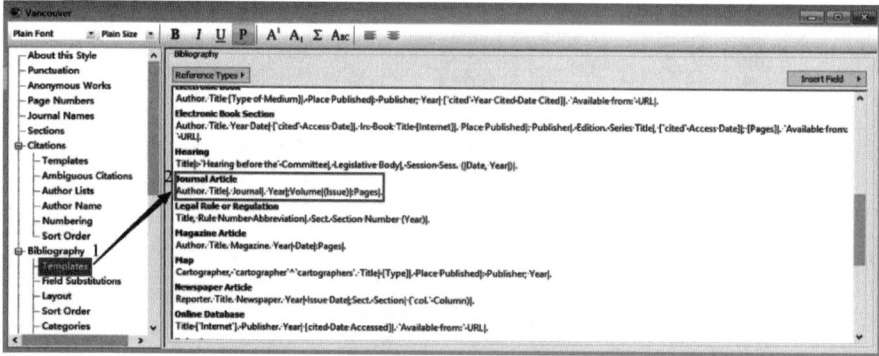

图 5-46　引文格式设置(4): 文献呈现格式
数字代表操作顺序,矩形框代表引文格式设置位置

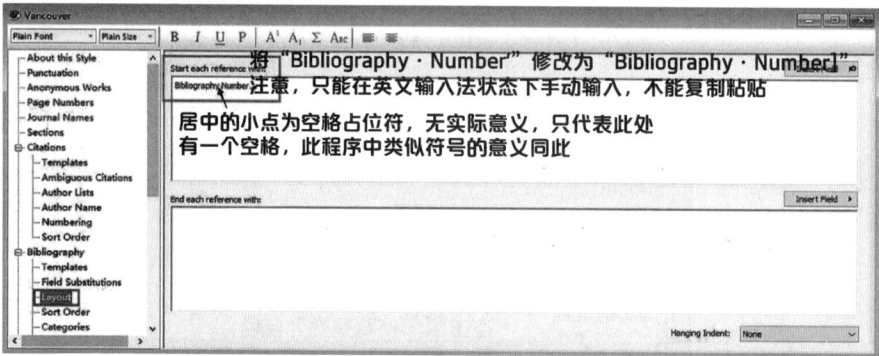

图 5-47　引文格式设置(5)

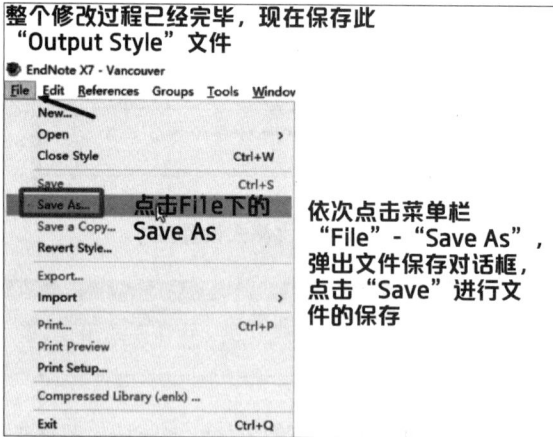

图 5-48　保存已修改的引文格式

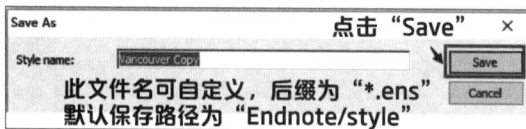

图 5-49　文件命名后保存

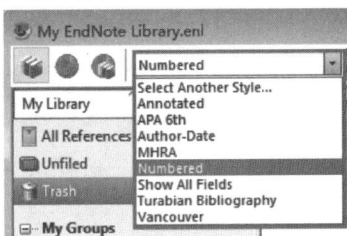

图 5-50　在 EndNote 主界面选择设置好的格式名称

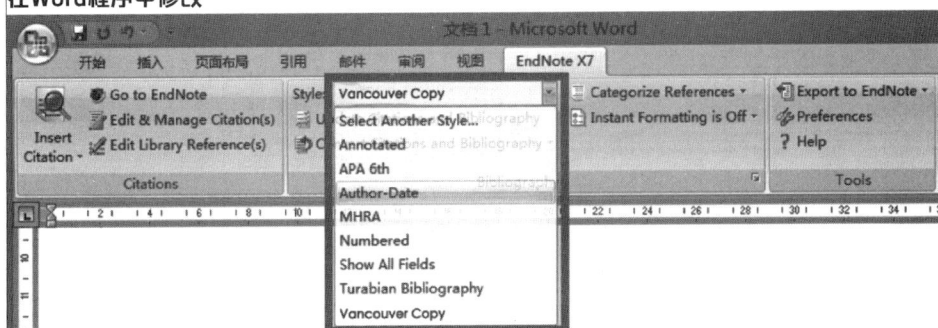

图 5-51　在 Word 界面选择设置好的格式名称

11）EndNote X7 在 Word 内的工具栏，见图 5-52。

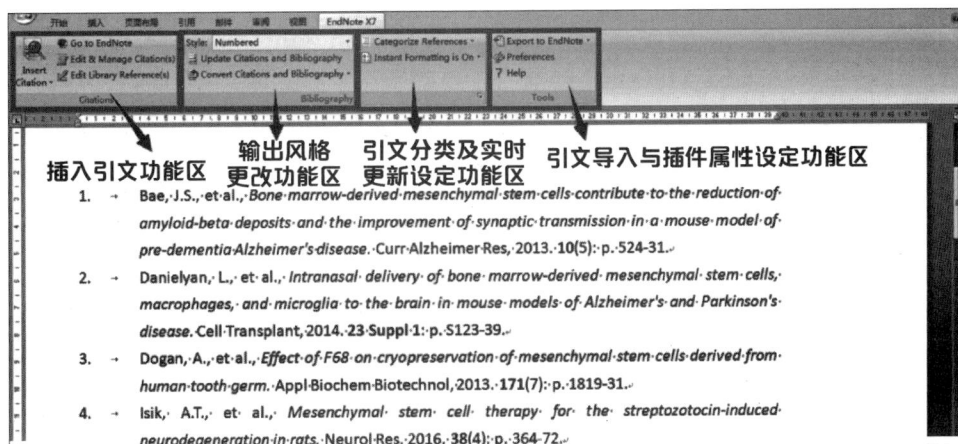

图 5-52　Word 中 EndNote X7 工具栏

12）插入引文功能区，见图 5-53～图 5-55。

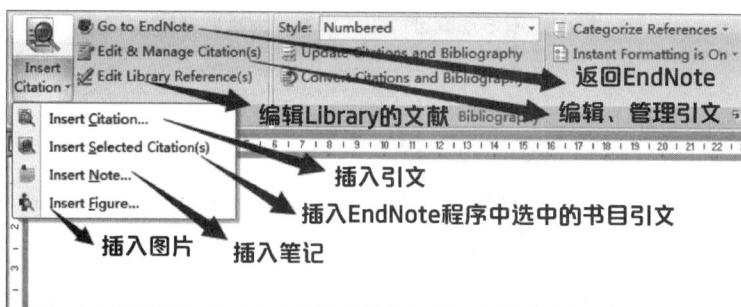

图 5-53　Word 中插入 EndNote 引文

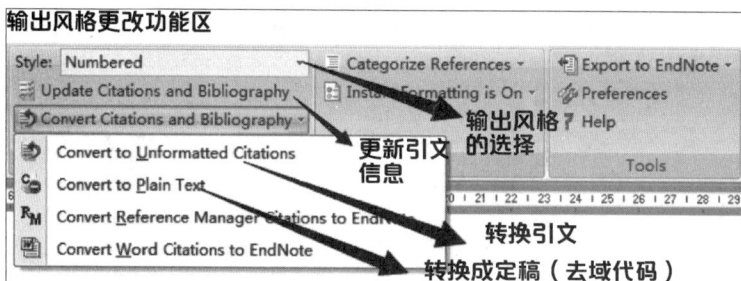

图 5-54　Word 中更改输出风格界面

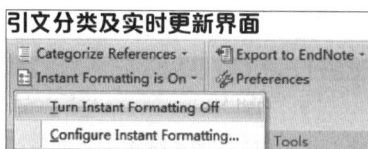

图 5-55　引文分类及实时更新界面

13）边写文章边引用方法步骤，见图 5-56～图 5-60。

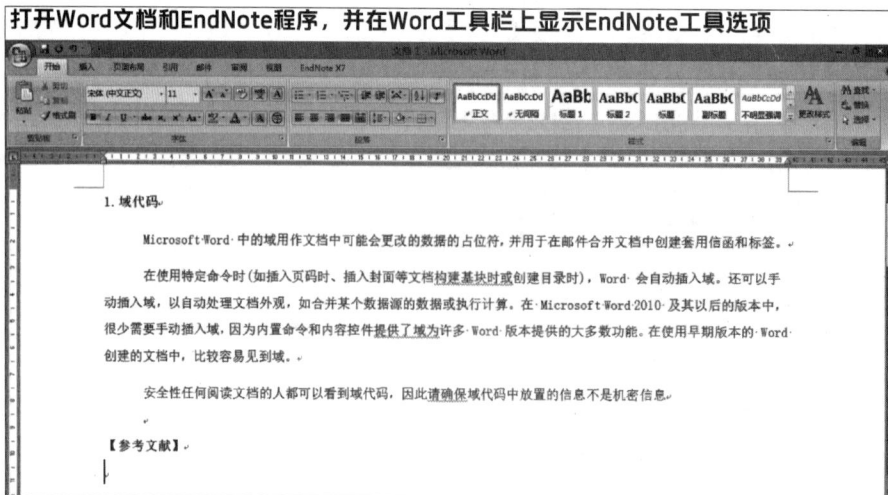

图 5-56　在 Word 中边写边引用文献（1）

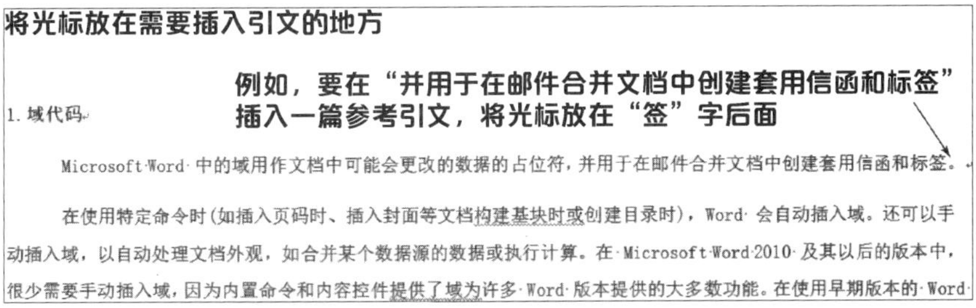

将光标放在需要插入引文的地方

1. 域代码

例如，要在"并用于在邮件合并文档中创建套用信函和标签"插入一篇参考引文，将光标放在"签"字后面

Microsoft Word 中的域用作文档中可能会更改的数据的占位符，并用于在邮件合并文档中创建套用信函和标签。

在使用特定命令时（如插入页码时、插入封面等文档构建基块时或创建目录时），Word 会自动插入域。还可以手动插入域，以自动处理文档外观，如合并某个数据源的数据或执行计算。在 Microsoft Word 2010 及其以后的版本中，很少需要手动插入域，因为内置命令和内容控件提供了域为许多 Word 版本提供的大多数功能。在使用早期版本的 Word

图 5-57　在 Word 中边写边引用文献（2）

返回 EndNote
点击工具栏中"插入引文功能区"的"Go to EndNote"按钮，返回至 EndNote 界面

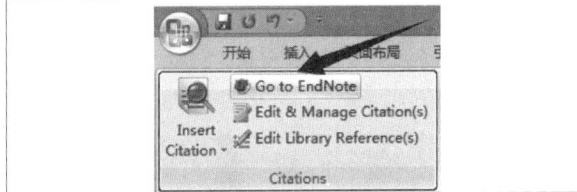

图 5-58　在 Word 中边写边引用文献（3）
箭头代表点击选项

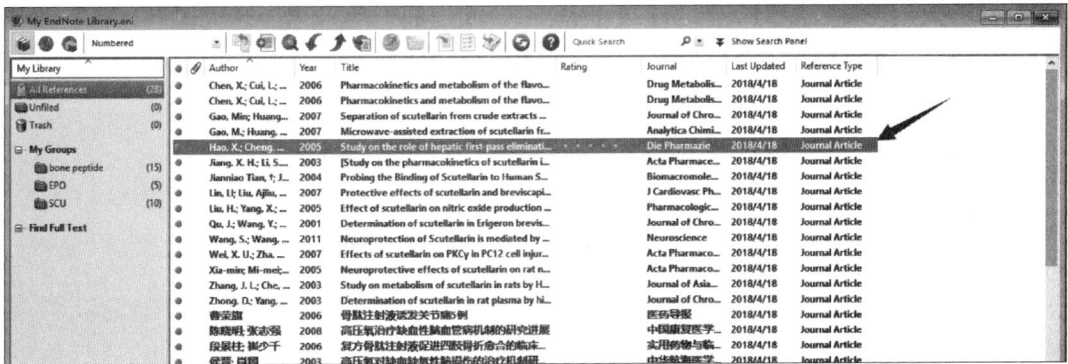

图 5-59　在 Word 中边写边引用文献（4）
箭头代表拟引用的文献

点击"Insert Citation"按钮
点击"Insert Citation"按钮后，程序自动返回 Word 界面，并将选中的文献插入到了相应的位置

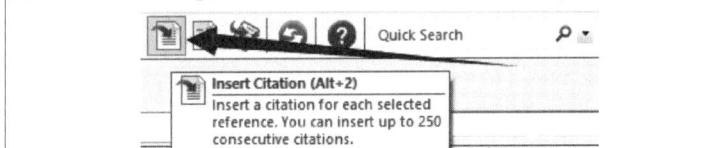

Insert Citation (Alt+2)
Insert a citation for each selected reference. You can insert up to 250 consecutive citations.

图 5-60　在 Word 中边写边引用文献（5）
箭头代表在 Word 中插入引用文献选项

14) 删除不需要的参考文献条目，见图 5-61～图 5-63。删除文献时不能直接选中，不能直接点击键盘上的"Delete"按钮或"Backspace"按钮，而是使用工具栏上的"Edit & Manage Citations"（编辑和管理引文）功能。

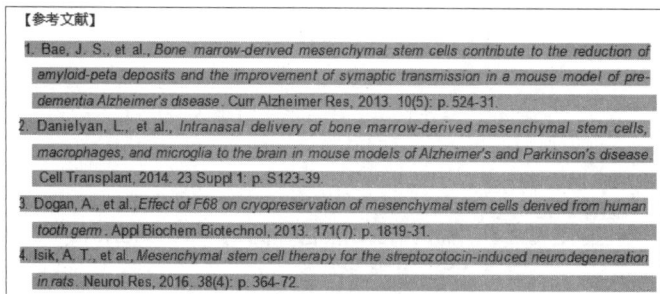

图 5-61　所需删除的文献

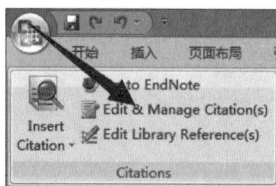

图 5-62　引文编辑和管理窗口
箭头代表编辑引文选项

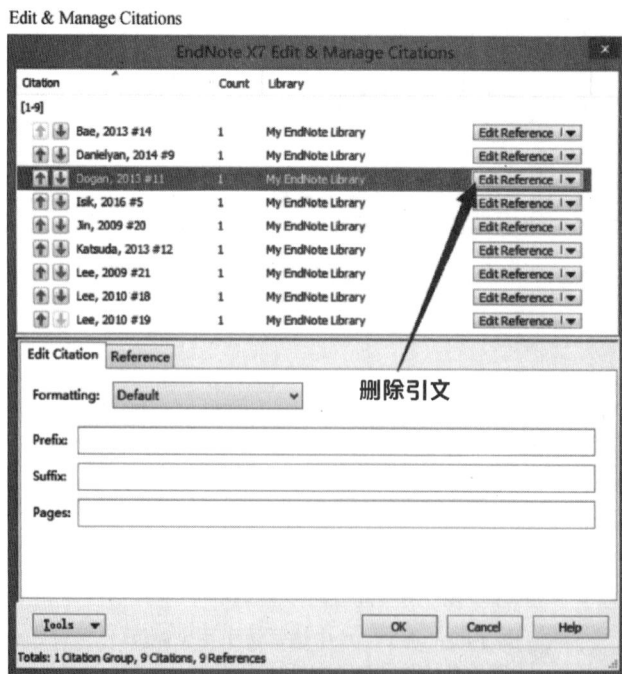

图 5-63　删除引文

15) 编辑对话框的功能，见图 5-64。

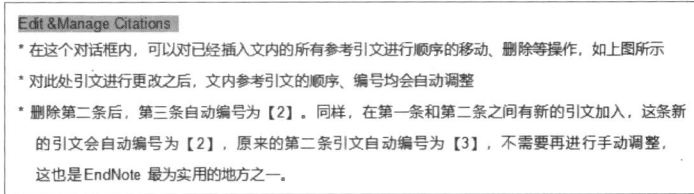

Edit &Manage Citations
* 在这个对话框内，可以对已经插入文内的所有参考引文进行顺序的移动、删除等操作，如上图所示
* 对此处引文进行更改之后，文内参考引文的顺序、编号均会自动调整
* 删除第二条后，第三条自动编号为【2】。同样，在第一条和第二条之间有新的引文加入，这条新的引文会自动编号为【2】，原来的第二条引文自动编号为【3】，不需要再进行手动调整，这也是 EndNote 最为实用的地方之一。

图 5-64 "编辑和管理引文"的功能

16) 去域代码，见图 5-65～图 5-67。

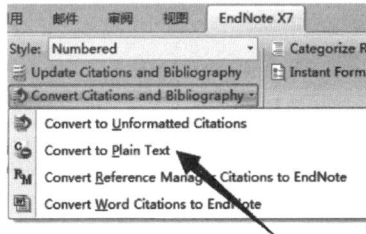

在"输出风格更改功能区"点击"Convert Citations and Bibliography'"弹出下拉菜单，点击下拉菜单中的"Convert to Plain Text"，EndNote会重新生成一个新的Word文档，在这个新的Word中不会存在域代码，只需要将这个新文档保存即可进行投稿和分享

去域代码前必须将含有域代码的文档先保存一遍

图 5-65 去域代码窗口
箭头代表去域代码选项

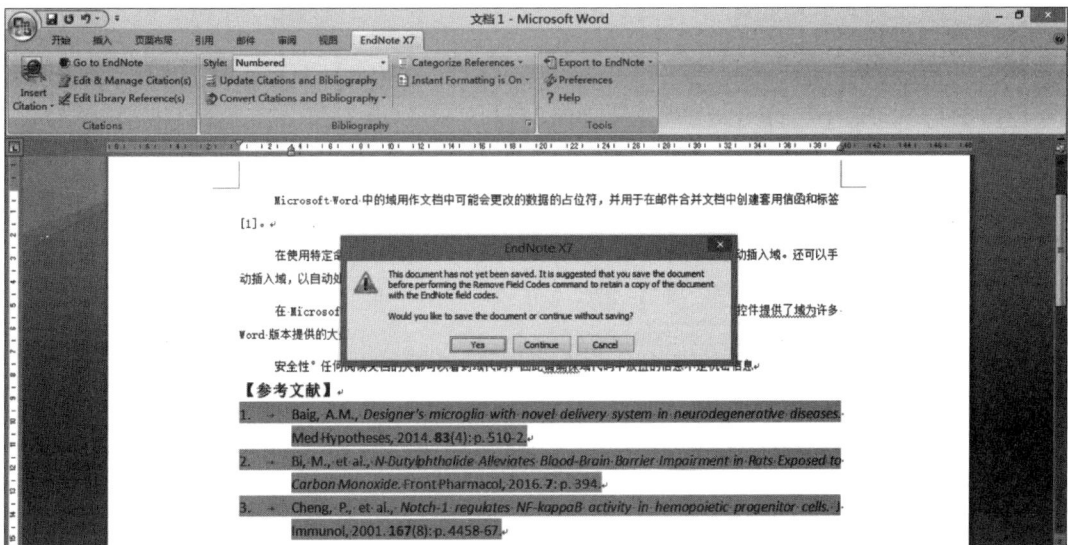

图 5-66 选择去域代码

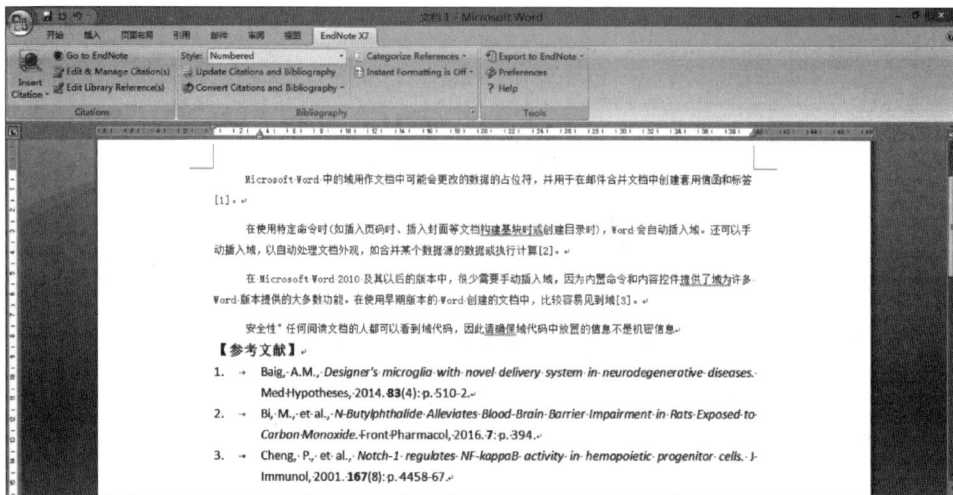

图 5-67　去除域代码后

五、SCI 文章润色

文章初稿完成后，在投稿前建议作者进行英文润色，可以是找有经验的专家帮忙修改，也可以通过国外专业英文编辑团队帮助润色。

在选择英文编辑团队进行润色时，研究者一定注意不能随便在百度搜索后就把文章相关内容发送出去，以防受骗。一般推荐的是进入杂志投稿界面，从作者服务这一栏进入。常用的英文润色编辑团队有 Elsevier webshop（https://webshop.elsevier.com/），Editage（https://accounts.editage.com/login?domain=app.editage.com）等。作者可以注册账号后，登录进入英文润色系统，并根据相关要求上传稿件。以进入 *Nature* 编辑团队润色为例，流程如图 5-68、图 5-69 所示。

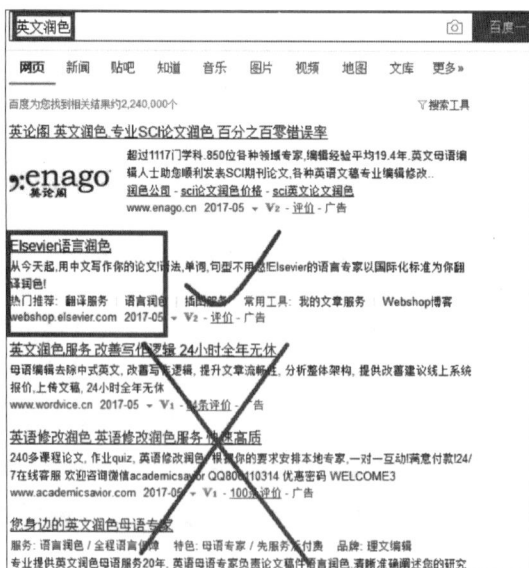

图 5-68　选择英文润色界面

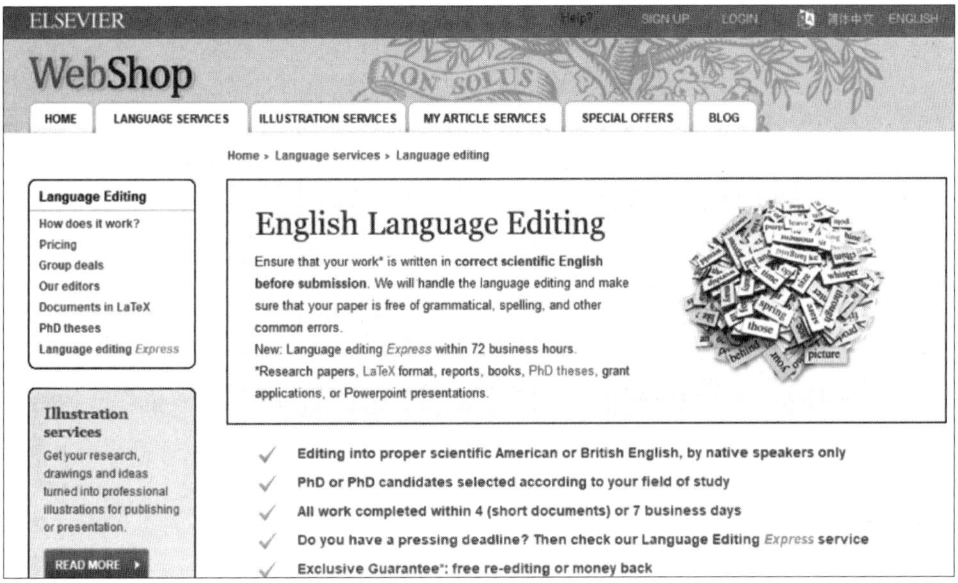

图 5-69　进入英文润色界面

第六章

SCI论文投稿

第一节 SCI论文投稿流程

一、确定论文的性质

根据目前国际SCI论文的内容性质,SCI论文有如下分类:

(1)原创性研究(original research article)。

(2)综述(review)。

(3)约稿(invited article,editorial,commentary)。

(4)荟萃分析(meta-analysis)。

(5)病例报告(case report)。

(6)给编辑的信(letter to the editor)。

二、投稿期刊的选择

一般情况下,期刊的选择可考虑以下几方面因素:

(1)文章的论题、实验的结果及潜在意义是否适合期刊读者群。

(2)期刊已发表的文章与论文内容关系的密切程度。

(3)期刊的投稿费用、影响因子及变化趋势,审稿时间。

(4)对于少数期刊,我国科研工作者还需考虑期刊的偏向性和成功率。

常用的选刊途径:MedSci(梅斯)(https://www.medsci.cn/),LetPub(https://www.letpub.com.cn/),以及GeenMedical(https://www.geenmedical.com/)。通过以上网址可以了解相关领域不同杂志的简单介绍,方便作者快速地掌握杂志的特点。进而结合专业、最新影响因子表,期刊近年来的文章走向、审稿周期等,同时参考他人经验来综合选择要投递的期刊。具体杂志选择方法如下:

方法1:通过进入gopubmed主界面,输入文章的关键词搜索相关目标杂志,如图6-1~图6-3所示。

选择有全文链接的文献,并进入全文链接,见图6-4。在全文结果页面点击上方的框进入杂志主页面,点击"PDF"获取全文,以便参照目标杂志文献格式,见图6-5。点击"Submit an Article"进入投稿链接,见图6-6。

方法2:根据高校或者科研院所提供的SCI期刊分级选择,以"四川大学SCI期刊分级"搜索为例(图6-7、图6-8)。

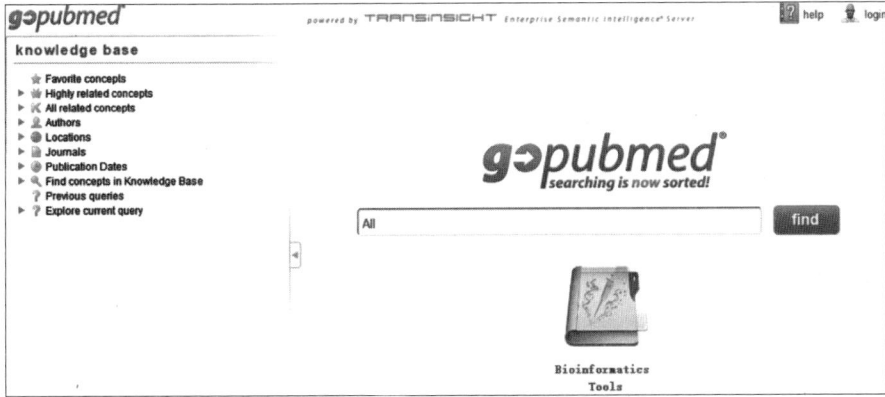

图 6-1　gopubmed 主界面
资料来源：http://www.gopubmed.org/web/gopubmed/

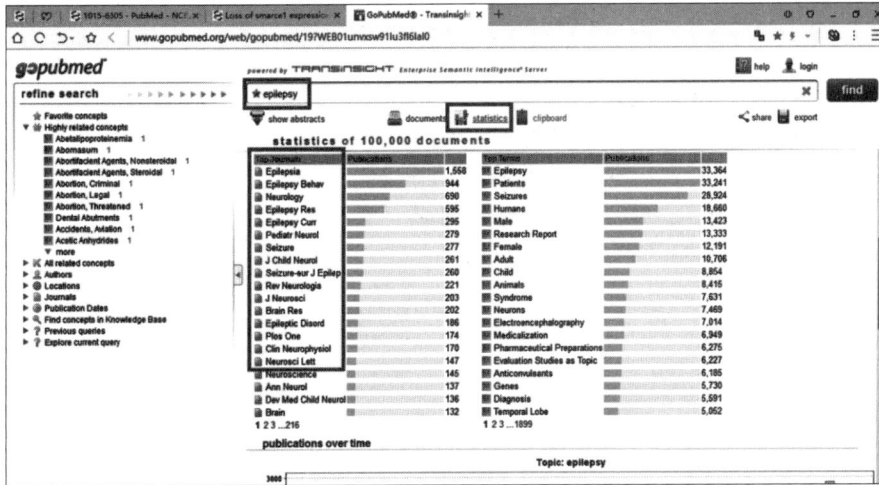

图 6-2　输入目标关键词
矩形框代表点击选项

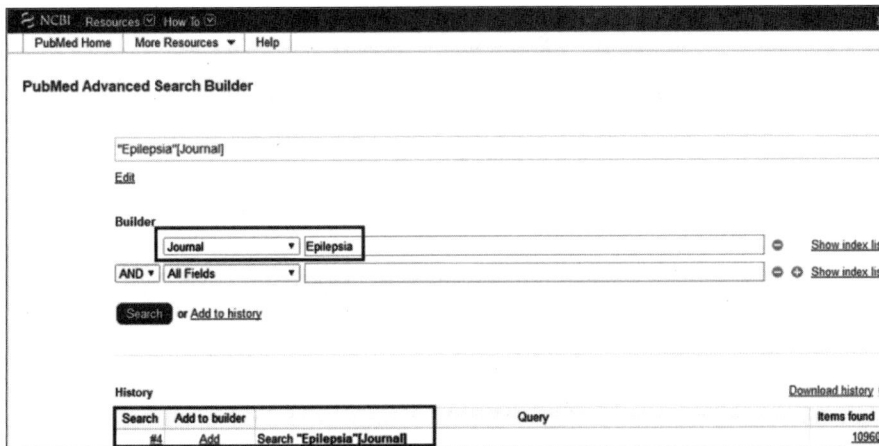

图 6-3　输入所选杂志名称
矩形框代表点击选项

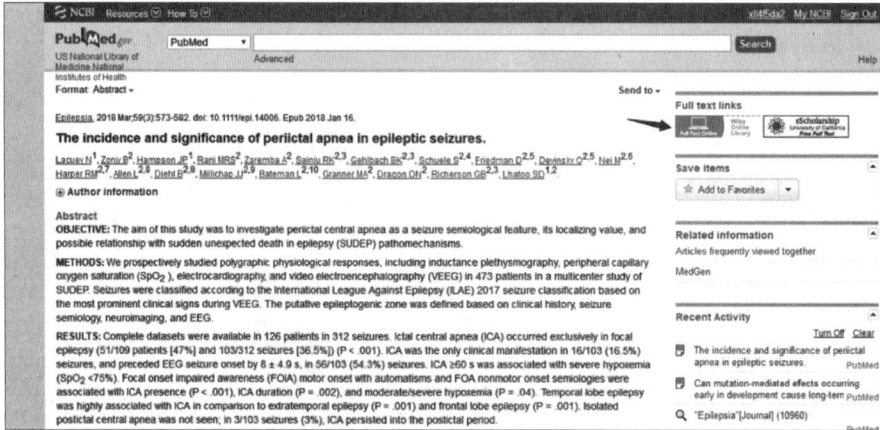

图 6-4　全文链接

箭头代表点击全文链接位置

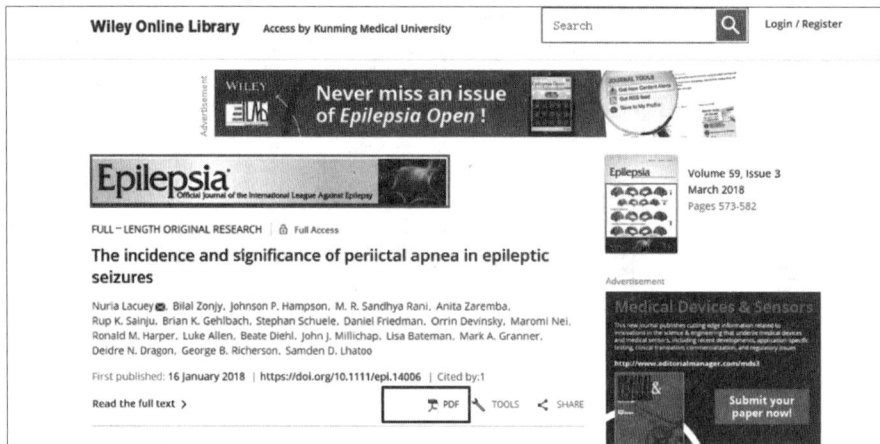

图 6-5　获取全文

矩形框代表全文 PDF 获取位置

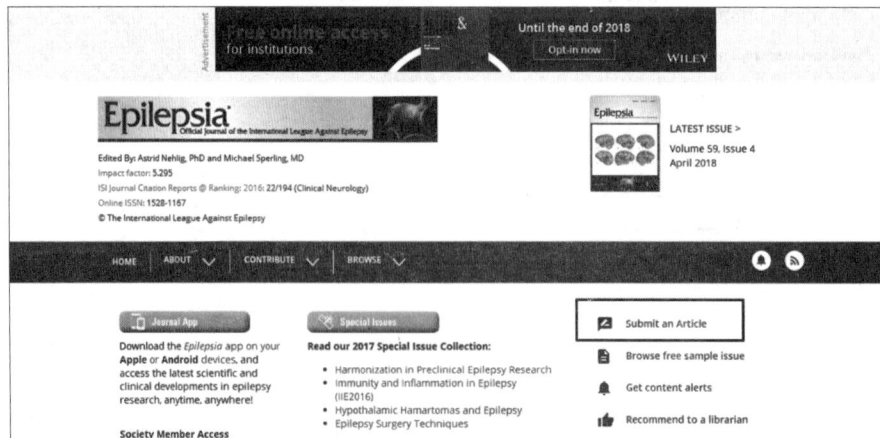

图 6-6　进入投稿链接

通过期刊分级搜索,查询到目标杂志的 ISSN(国际标准连续出版物号),见图 6-7。

序	期刊名称	ISSN
36	J MOL NEUROSCI	0895-8696
1	ENDOCRINOLOGY	0013-7227
2	EXP CELL RES	0014-4827
3	BIOL REPROD	0006-3363
4	AM J PHYSIOL-REG I	0363-6119
5	J CELL PHYSIOL	0021-9541
6	EPILEPSIA	0013-9580
7	CELL PHYSIOL BIOCHEM	1015-8987
8	HUM REPROD	0268-1161
9	CELL CYCLE	1538-4101
10	EUR J ENDOCRINOL	0804-4643
11	NEUROPHARMACOLOGY	0028-3908
12	FERTIL STERIL	0015-0282
13	REPROD BIOMED ONLINE	1472-6483

图 6-7   期刊分级中 ISSN
箭头代表 ISSN

根据 ISSN 进入目标杂志主页面(图 6-8),后面的操作步骤同图 6-4～图 6-6。

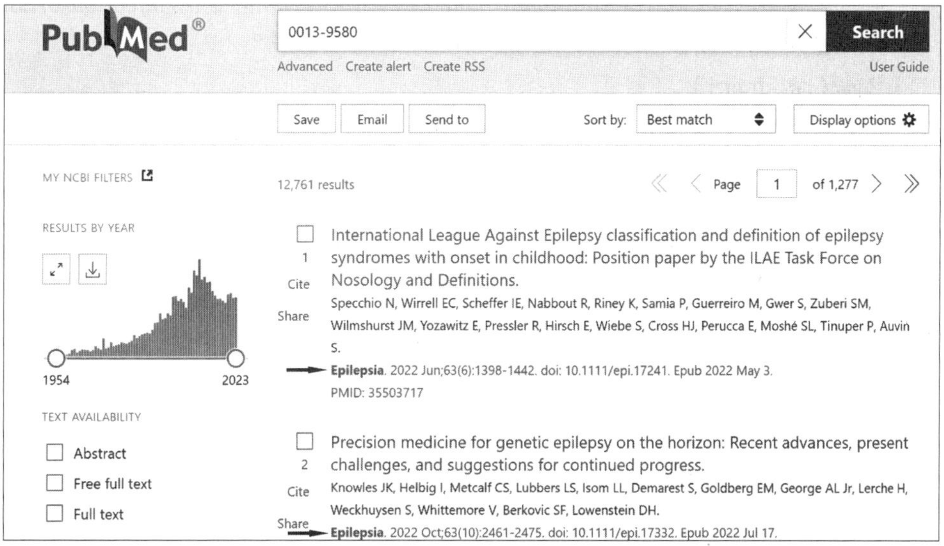

图 6-8   输入 ISSN 进行期刊检索
箭头代表杂志名称

方法 3:进入 MedSci(梅斯)、LetPub、GeenMedical,根据文章的研究方向,所属学科及影响因子,设置筛选条件,并在系统推荐的杂志里面,通过具体影响因子、审稿周期、命中率等综合选择合适的投稿杂志。

方法 4:根据手稿中的插入的参考文献选择对应的期刊。因为文章中引用的参考文献内容和待投稿件内容相关,故也可通过引用的文献寻找合适的期刊。

三、准备论文

通过以上方法选定杂志后,即可通过投稿链接进入该杂志主页,一般都有"Introduction for submission/author",或打开"submit paper"一栏,点击"Introduction"查看下载投稿须知"

（instructions for authors），其规定了杂志偏重的论文范围、论文类型、提交方式、审稿过程、格式要求、版权转让等信息。作者在投稿前一定严格按照"投稿须知"的要求对论文进行修改，并需要重点再次核对以下内容。

（一）标题页（title page）

标题页内容包括题目（title）、作者（author）、单位（institution）、通信作者（corresponding author）信息、大标题（running head）、统计数据（字数、页码、图表数）、资金来源（grant or support）等。

对论文题目的要求是准确得体、简短精练、外延和内涵恰如其分。题目是对论文内容的高度概括，要简洁明了，突出创新之处，字数适中，以便于论文的索引、流通和传播。部分杂志在"投稿须知"中会注明对题目字数的要求，需要特别注意。论文作者和单位属于论文署名、成果归属等方面问题。署名目的其一是表明文责自负，其二是记录作者的劳动成果，其三是便于建立作者检索。通信作者的联系信息是用于与作者联系和寄送论文单行本。

大标题是论文页眉位置显示的一句话，相当于一个范围更大的标题，便于编辑归类论文所属领域。例如，论文题目*"An animal model of SARS produced by infection of Macaca mulatta with SARS coronavirus"*，大标题可为*"SARS animal model"*。

（二）摘要（abstract）

摘要写作应简练，只需说明写论文的目的、所用的方法及取得的结果和结论即可。一般限制其字数不超过论文总字数的 5%（多为 200～300 字，具体根据杂志要求）。摘要一般要求不带参考文献、公式、脚注、图表、不常见的缩略词等。同题目类似，论文摘要也是读者最先关注的内容之一，直接关系到读者是否会有兴趣继续阅读全文。

（三）关键词（keyword）

关键词一般要求是 5 个，最好选择医学主题词表（MeSH）中的词，用词要准确、规范，不要太偏，否则会影响论文的引用和检索。关键词可以从论文的题目、摘要或全文中选择。

（四）前言（introduction）

前言的作用是开宗明义提出本文要解决的问题，主要叙述为什么研究及其研究目的和创新点。前言要有层次感和逻辑性，应开门见山、简明扼要。首先提出问题，介绍论文的背景，本领域的前人研究历史与现状，尚有哪些问题有待解决，进而提出本文研究的问题和目标。

（五）材料和方法（material and method）

材料和方法主要描述研究过程中所使用的实验对象、材料、试剂、仪器、设备、实验条件、数据分析方法及软件等。材料来源和观察统计分析方法要准确详细地描述清楚，以便于后人重复该实验。实验对象一般是人、动物或组织等，基本信息要描述清楚。要注意设立对照组，选择合理的具有统计学意义的数量。多数国外杂志对有关人或动物的实验有伦理福利方面的特殊要求，因此投稿前需认真阅读投稿须知，以免因为违反其中的规定而被拒稿。

（六）结果（result）

结果部分的叙述要翔实准确。翔实就是要提供最为全面的分析结果，不要故意地隐瞒或者遗漏某些重要的结果。准确就是结果必须是真实的，不能伪造和篡改。详细叙述得到的所有数据，并分析原因和所暗含的意义。此部分的数据应该是统计后的结果。注意结果部分不要与讨论重复。

图表是数据的主要表现形式，不同的杂志对图表的要求各有不同，要严格按照"投稿须知"中的要求制作完成。表格一般要求和正文一样为双倍行距，每个表格单列一页。表格为黑白两色，文字全部可以编辑排版。

图片比语言叙述要更直观，而且也更具有定量意义。图片一般不要超过 8 幅，太多时尽量用表格表示。图片格式一般要求为 TIFF，分辨率多为 300dpi，线条图分辨率多要求为 600dpi，图片宽度多为 8cm 或 17cm（具体根据杂志要求设定）。图片一般都要求单独提交，不能附在论文后面。图释（figure legend）是对图片内容的解释，要与正文内容相互对应，一般放在表格前面。

（七）讨论（discussion）

讨论部分是对结果进行探讨和分析，通过逻辑推理、理论推导、结果验证、横向纵向比较，以分析研究方案和结果，并深入讨论研究的意义、不足及局限性。讨论中要突出自己研究的创新性，尤其是对前人的突破。结果和讨论要前后呼应，不要讨论出与结果相悖的结论。讨论部分能够反映作者研究问题的深度和广度。深度就是论文对于提出问题的研究到了一个什么样的程度，广度就是是否能够从多个方面来分析解释实验中的结果。

（八）结论（conclusion）

结论是对全文内容或有关研究课题进行的总结，具有严密的科学性和客观性，反映一个研究课题的价值。

（九）致谢（acknowledgment）

致谢可以放在正文后面，内容可以包括：资金资助、合作单位、协助完成研究工作或提供便利条件的组织或个人；在研究工作中提出建议和提供帮助的人；给予转载和引用权的资料、图片、文献、研究思想和设想的所有者；其他应感谢的组织和个人。写课题资助时，要提供课题号。

（十）参考文献（reference）

参考文献部分，凡是引用他人的观点、事实、数据，均须注明出处。不同杂志格式要求稍有变化，一般都会在"投稿须知"中注明。

四、版权转让协议

几乎所有的杂志都需要作者签署版权转让协议，一般是论文被接受后签字，有的杂志要求所有作者签字，有的杂志要求通信作者签字即可。

五、利益冲突

对于从事同一种课题研究的同行，在投稿时要注明利益冲突，避免论文被这些同行评审。写作模板如下：

无利益冲突："It should be understood that none of the authors have any financial or scientific conflicts of interest with regard to the research described in this manuscript."。

有利益冲突："The authors declare competing financial interests."。

六、附信（cover letter）的撰写

"cover letter"，即为投稿时候与编辑部沟通的"一封信"，通过这封信传达研究者科研成果的重要性。附言撰写模板如下：

附信-1，见图6-9：

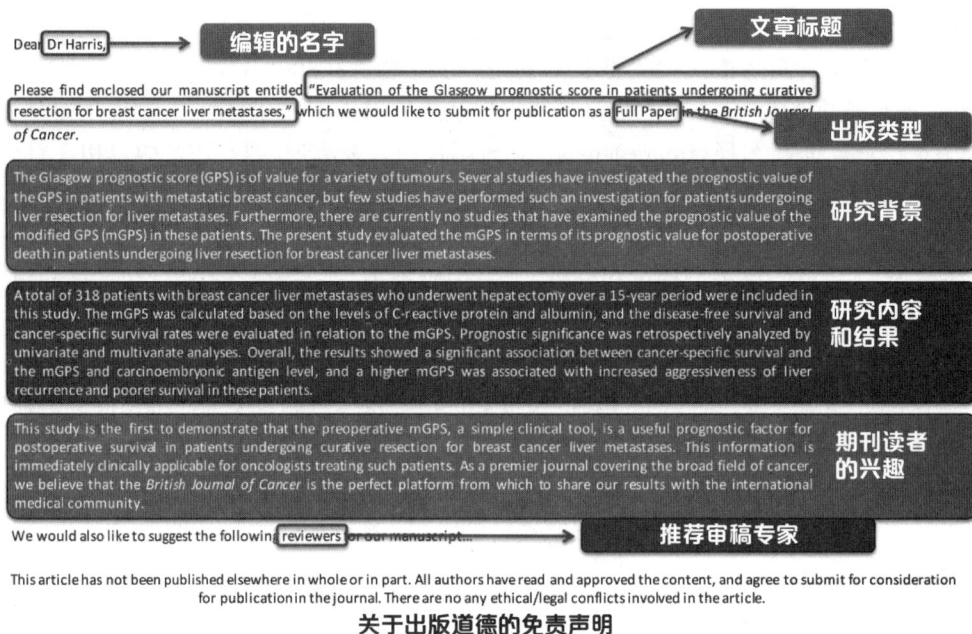

图6-9 附信模板1

信的最后再加上通信作者的姓名、所属单位及其地址、邮箱。

附信-2：

Dear Editor，

We would like to submit an original article entitled" 标题 "for consideration for publication in 杂志名称. All authors have read and approved this version of the article，and due care has been taken to ensure the integrity of the work. No part of this paper has been published or submitted elsewhere. No conflict of interest exits in the submission of this manuscript. We believe that this article would be of interest to the journal，s readers.

Your consideration for this manuscript is highly appreciated. We look forward to receiving comments from the reviewers.

Yours sincerely

通信作者

姓名

单位

电话 / 传真：

电子邮件：

七、推荐审稿专家

不少杂志要求投稿时推荐 3～5 名同行审稿专家以供杂志的编辑选择使用,可以在投稿时编入,也可以直接提供在附信"cover letter"中。

八、附加信息

附加信息是一些支持论文内容,而又不能写入正文的材料或数据。它有助于审稿专家理解正文内容,并且发表后跟正文一起放在网上供读者点击查看,而不会被印刷在杂志中。

九、反复修改文章

投稿前论文一般需要四遍以上的反复修改,通信作者过目,合作者审阅。第 1 遍修改全文的整体布局,确定是否符合所投杂志的要求。每种杂志一般都有自己的投稿须知,里面罗列了对不同类型稿件的要求。第 2 遍修改重点在论文的创新点和亮点段落,要突出特色。第 3 遍集中梳理论文的观点,逐段推敲表述的准确性、科学性。第 4 遍主要是对文字的修改润色,力争做到准确、精练。论文草稿完成后,对照已发表在该杂志上的论文,再决定是否投稿。

十、费用

目前多数国际期刊不要审稿费,但多数收取版面费。投稿前一定注意考虑支付能力问题。

十一、在线投稿

目前国际上大多数较为知名的期刊都采用了在线投稿系统,少数杂志采用电子邮件的方式,极少数还采用邮寄的方式。投稿前作者除准备好 cover letter、manuscript、figures(附信、手稿、图)外,还需要准备好以下信息:①所有作者的姓名、单位、邮箱地址等;②文字声明——没有一稿多投,并得到所有作者的许可;③利益冲突声明;④推荐审稿专家;⑤题目、摘要、关键词。进入在线投稿系统后,首先要注册,然后登录,填写有关信息,将稿件和图片上传。上传后会需要稍长的时间,由系统将 Word、TIFF 格式的文件转化成 PDF 文件,时间快慢多取决于网速,一般需要半个小时。文件转化后,作者需要逐个点击 PDF 文件,仔细检查、确认无误后,点击"approve merge"将正文和图片合并成一个大的 PDF。再次打开合并后的 PDF 文件,检查无误后,点击"approve",才算投稿完毕。注意:一定要仔细检查最后生成的 PDF 文件,核实无误后再点同意投递。不同的杂志,投稿系统不尽相同,本节以 *Epilepsia* 杂志为例简要介绍投稿流程。

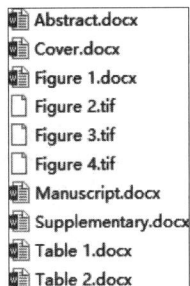

图 6-10　投稿相关材料

(1)准备好相关材料,见图 6-10。

(2)进入投稿系统,先进行在线注册,而后利用账号密码登录进行投稿,见图 6-11、图 6-12。

(3)进入投稿系统,根据相关提示,一步步操作,其中每完成一项,步骤前面都会出现钩的符号。具体操作步骤见图 6-13～图 6-15。

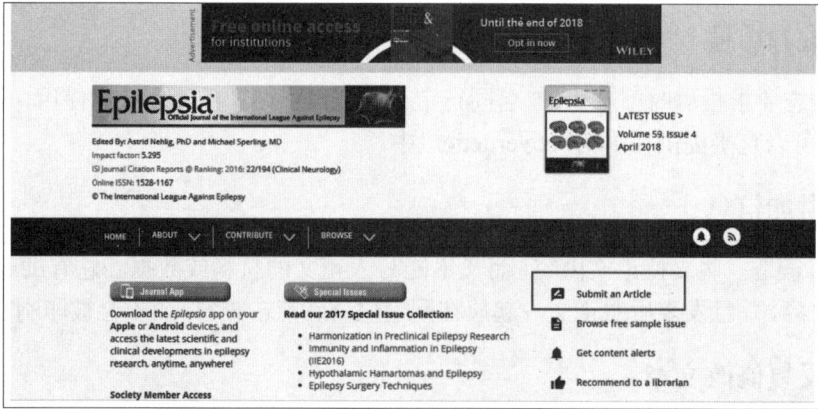

图 6-11　投稿界面

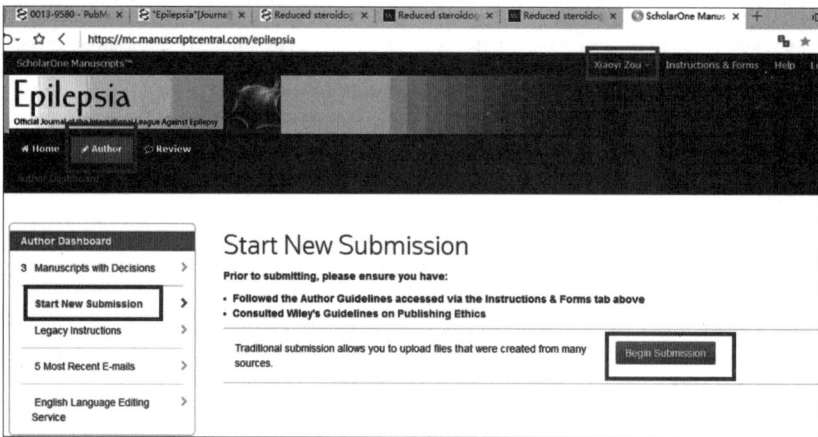

图 6-12　开始投稿界面
矩形框代表点击选项

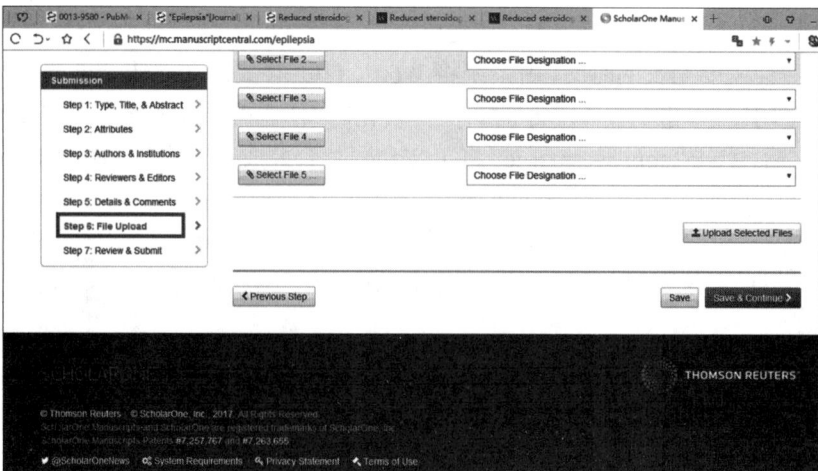

图 6-13　投稿信息填写及文件上传界面
矩形框代表点击选项

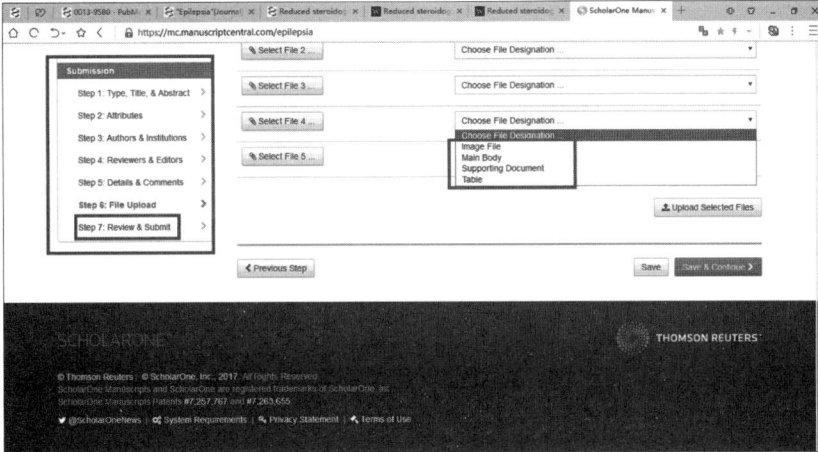

图 6-14　选择上传文件类型
矩形框代表点击选项

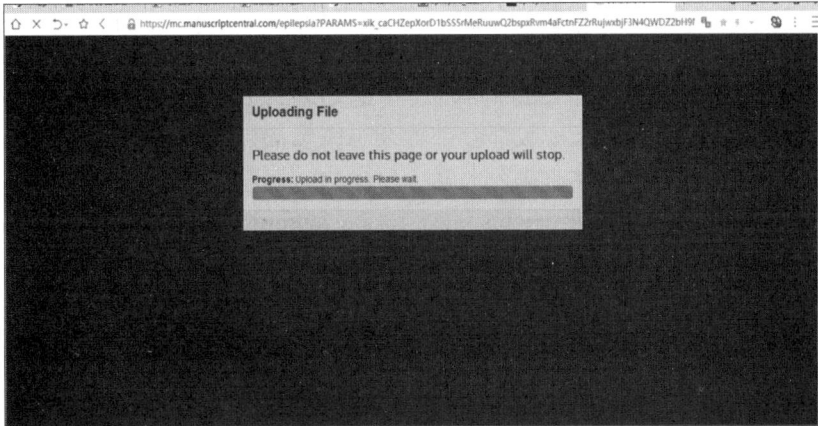

图 6-15　文件上传界面

（4）上传完后一定要下载最终生成的 PDF 版本，认真核对是否有误后，再点击投稿，见图 6-16、图 6-17。

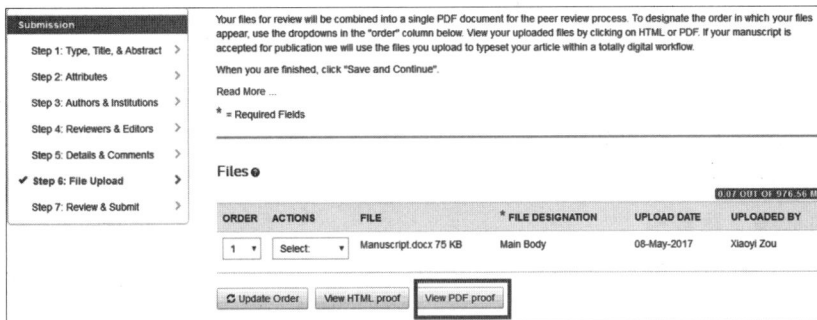

图 6-16　PDF 终稿查看界面
矩形框代表点击选项

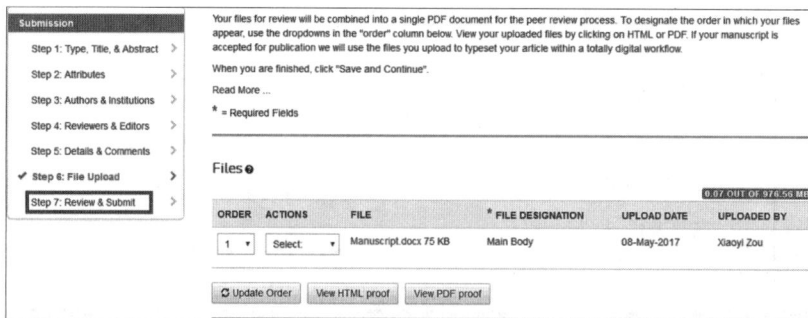

图 6-17　投稿发送
矩形框代表点击选项

第二节　论文修稿及后续处理

文章投稿到相应杂志后，就会进入编辑及审稿专家审稿流程，这步也将决定稿件成果能否被认可，稿件能否被录用。建议研究者了解如下几点：

1. 文章修稿

（1）投稿后应密切关注文章的审稿状态，审稿结果也会以邮件的形式通知通信作者。如果审稿专家对该研究感兴趣，一般都会推荐杂志编辑部可以接收，但也会相应提出很多审稿意见，也就是需要修稿，杂志状态上就会显示"revise"。修稿主要包括：修改的手稿（revised manuscript）、对问题的回答（response to the reviewers）、附信（cover letter），关键是对问题的回答，作者需要逐条回复审稿专家的意见，缺一不可。如果审稿专家要求补做某些实验，一般都要补，除非研究者有充足的理由说明可以不补，但这样的情况很少。在修改的过程中大多要求使用专业的修改软件在原文中作出标记，一般 Word 里面就有修订功能。也有的要求具体修改就写在对问题的回答信中，回答常用的英文句型可以通过百度等网络资源找到相应模板。

（2）完善好修稿材料后，进入投稿主页（main menu），点击"revise"，仍然按照投稿程序投递，切记将修改的标题、摘要和回复信等内容全部上传或修改。最后，下载 PDF 文件，查看无误后，即可到投稿主页批准提交（approve submission）或直接提交（submit）。

2. 文章接收后

文章确认接收后，很快就会发出校样（correct the proof）。一般校样作者需自行核对，对文章进行最后的完善。版权协议（copyright agreement）和利益冲突（conflicts of interest）一般首次投稿时就需要提供，但也有少数杂志是接收之后才需要提供。关于付款，一般在文章确认接收后就会有付款的过程。对方会通过邮件发给作者付款的单子，可以根据单子上的要求进行付款。付款可以由学校或医院转款，或采用信用卡付款均可。

3. 如何处理文章被拒

（1）理解被国际权威期刊拒稿是一件正常的事情，保持良好心态。

（2）感谢编辑和审稿专家的意见和工作。

（3）询问副主编怎样处理这篇论文最合适（重投 / 改投 / 撤回）。

（4）继续新的研究或补充修改后改投其他杂志。

第三节 投稿经验分享

（1）汇总、整理审稿意见。建议作者积累每次审稿专家对本研究的意见及提问方式，借此进一步思考研究的不足之处，并提高沟通表达能力。

（2）汇总期刊信息。建议研究者将平日查询到相关较好的期刊进行汇总，建立专用的备用期刊列表，见图 6-18。

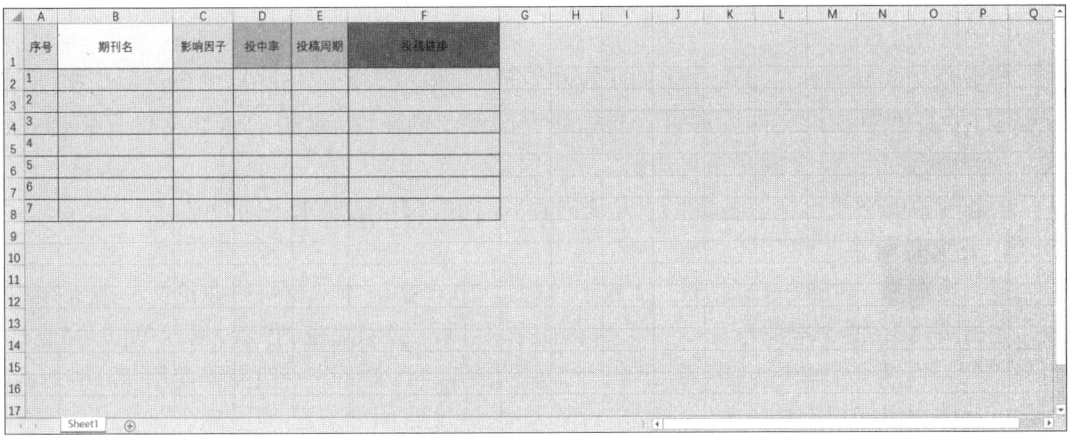

图 6-18 期刊列表示例

（3）严禁一稿多投。

（4）选择推荐审稿专家时，可以通过 Pubmed 查询待投稿件研究领域中的专家。

（5）催稿时机。一般来说，催稿时机根据杂志通常审稿周期而定（通过梅斯网站进行查询 http://www.medsci.cn/sci/）。如果时间仍然在审稿周期内，不建议询问。若超过审稿周期，可以询问，但写信一定要委婉，否则催稿信会变成拒稿信。

（6）文章中稿的要素。文章本身的创新性是决定是否中稿的第一位要素，对口期刊选择、文章格式完美、语句通顺（尤其符合英文习惯），图形美观等也很重要。

（7）版权协议和利益冲突表格要谨慎填写。签名时不要代签。

（8）尽可能参照投稿说明，认真修改手稿格式。投稿前一定要认真阅读投稿指南，逐条改正，以防延误同行评审时间。

（9）修稿返回时一定要核对初稿中改正的地方，如：标题、摘要、附信等。且需要仔细阅读相应杂志对修稿的要求。

第七章

毕业论文撰写要求

毕业论文主要内容是呈现作者的研究和发现，是申请学位资格必需的条件。论文撰写过程中，要高度重视论文的质和量。质指研究深度及创新性，量指工作量及知识度（含综述）。本章简要介绍论文撰写相关知识。

一篇规范的学位论文应包含以下几项内容（不同院校可能要求不同）。

1. 论文封面

题目应简洁、明确、有概括性，字数不宜超过 20 个字。本 / 专科毕业论文一般无须单独的题目页，硕 / 博士毕业论文一般需要单独的题目页，展示院校、作者、培养单位、完成日期、指导教师、专业、研究方向、授予学位时间等信息。英文部分一般需要使用 Times New Roman 字体。以四川大学硕士学位论文封面为例，论文封面如下：

四川大学
硕士学位论文

题　　目

作　　者

完成日期＿＿＿＿＿＿年＿＿＿月＿＿＿日

培养单位＿＿＿＿＿＿＿＿＿＿＿＿＿＿＿

指导教师＿＿＿＿＿＿＿＿＿＿＿＿＿＿＿

专　　业＿＿＿＿＿＿＿＿＿＿＿＿＿＿＿

研究方向＿＿＿＿＿＿＿＿＿＿＿＿＿＿＿

授予学位日期＿＿＿＿＿＿年＿＿＿月＿＿日

2. 版权声明

一般而言，硕士与博士研究生毕业论文内均需在正文前附版权声明，独立成页。

3. 中英文缩略词对照表

正文中英文缩写的英文全称和中文全称。

4. 目录

列出主要内容，一般包括中文摘要、英文摘要、前言、材料与方法、结果、讨论、参考文献、作者在读期间科研成果简介、综述、参考文献、致谢，且应分别标明页码。

5. 中文摘要

硕士学位论文中文摘要在 1 000 字左右,博士学位论文中文摘要在 3 000 字左右。

6. 英文摘要

英文摘要以反映中文摘要内容为限。摘要尽量用纯文字叙述。

7. 关键词

一般从论文标题或正文中挑选约 5 个最能表达主要内容的词作为关键词。关键词之间需要用分号或逗号分开。

8. 正文

专科毕业论文正文字数一般应在 5 000 字以上,本科文学学士毕业论文通常要求 8 000 字以上,硕士论文可能要求在 3 万字以上。

毕业论文正文包括前言、材料与方法、结果、讨论和参考文献五个部分。

(1)前言是论文的开头部分,主要阐述前期研究背景、立题依据、研究目的和研究意义。前言需要简明扼要,重点突出,篇幅不宜太长。

(2)材料与方法部分,应详细叙述正文所涉及实验需要的材料、仪器、试剂、实验方法、数据分析方法等。

(3)结果部分,应层层推进,逻辑严密,分析问题,论证自己的观点。统一图片和论文版式,表格统一使用三线表。

(4)讨论部分,应强调自己的结果,引经据典,证明自己的结果,推测可能的原因,强调研究意义。

(5)参考文献,凡是引用他人的观点、事实、数据,均须注明出处,应按照引用的先后顺序排列,格式一般为作者、文章标题、杂志名称、见刊年份、期刊卷号(期号)、起止页码。可以列出前 3 位作者,后面作者用"et al"或"等"代替,也可以列出全部作者,具体依据院校要求而定,原则是统一所有参考文献的格式。例如:Chen J F,Mandel E M,Thomson J M,et al. The role of microRNA-1 and microRNA-133 in skeletal muscle proliferation and differentiation. Nat Genet,2006,38(2):228-233.

9. 作者在读期间科研成果简介

主要列出在读期间发表的论文,以参考文献的格式展示。

10. 综述

一般包括题目、摘要、关键词、前言、主体和小结。

11. 参考文献

同本节"8. 正文"中相关内容。

12. 致谢

应对指导教师和协助完成论文的所有有关人员表示谢意。

基于编者科研工作经历的常见问题与解答

本部分内容将根据编者的经历,对其在实验过程中遇到的常见问题予以解答,以期对具有同样问题的科研工作者有所帮助。

一、化学合成 siRNA

1. 为什么阳性对照在 RNA 干扰实验中至关重要?

阳性对照的作用是用于监控实验体系是否正常,是否最优。如果阳性对照的实验结果和预期结果一致,那么可以明确表明整个实验流程的转染、抽提、检测等步骤都是正确的,这样便于研究者专注于实验体系。同时,阳性对照也可以用于优化整个 RNA 干扰实验体系。

2. 实验中阴性对照也发生了敲减(knockdown)作用,什么原因?

在实验中观察到阴性对照对目的基因的敲减作用,说明所观察到的表型不是序列特异性敲减产生的表型,有可能是脱靶造成的基因表达水平下降,或者是转染对细胞的刺激,需要降低 siRNA 的工作浓度。这个结果充分说明了设置阴性对照的必要性。同时,应设置转染空对照组实验,即仅有转染试剂,没有 siRNA 的对照实验,排除由于转染试剂对细胞毒性的作用而导致实验结果观察到的敲减现象。

3. 转染过程中发现大量细胞死亡,应该如何处理?

如果出现细胞大量死亡,意味着转染条件仍然需要优化。转染条件的优化一般包括以下几个方面:调整(往往是降低)转染试剂的浓度;在转染后适当的时间内尽早更换为无转染试剂的正常培养基;调整细胞的生长状态,一般处于良好生长状态的细胞对转染试剂具有更好的耐受性;调整转染用的细胞密度,一般处于较高密度的细胞对转染试剂有更好的耐受性;如果同一管转染试剂在不同实验中对细胞的毒性有差异,一般说来应该是实验过程本身带来的差异。如果已经做了以上几项工作,转染效率仍然得不到提高,建议更换一种转染试剂或使用载体系统完成研究。

4. 使用 RT-PCR 检测基因敲减结果前应该注意哪些?

推荐 RT-PCR 的引物应该设计在靶点位置的两侧,而不是同侧。目前已经知道的 siRNA 介导的基因敲减机制是 RNA 诱导沉默复合体(RISC)先介导靶 mRNA 的切割,切割导致靶 mRNA 的降解,由于切割和降解可能具有不同的时间点,因此,设计于同侧的 PCR 引物可能导致假阴性结果。

另外,RT-PCR 结果会因为靶基因 mRNA 降解时间不同、细胞内靶基因 mRNA 丰度不同而导致假阴性结果，特别是对于丰度较高的基因，推荐使用的检测方式包括 qPCR、Northern blotting（RNA 印迹法）、Western blotting（Western blotblotting）等。这些方法会更加真实地反映 RNA 干扰的结果。

5. 如果需要研究的靶基因已经非常明确，但是还没有查到任何针对这个基因的靶位点的信息，该选择什么样的路线作为 RNA 干扰研究的切入点？

可以选择构建多个靶位点的载体开始研究。

二、DNA 载体制备的 siRNA（shRNA）

1. 如何进行转化实验？

感受态细菌加入重组质粒，42℃热激处理后，质粒 DNA 进入细菌，从而使细菌遗传性质发生改变的过程称为转化。

2. 常见抗生素的使用浓度是多少？

氨苄西林（ampicillin，Amp）：25～100μg/mL

卡那霉素（kanamycin，Kan）：10～50μg/mL

氯霉素（chloramphenicol，Chl）：12.5～25μg/mL

3. 基因芯片筛选新基因，研究基因高表达与凋亡关联，如何设计？

RNA 干扰和基因芯片相结合，是进行基因功能研究的强有力工具。在使用这项技术之前，需要考虑几个问题：研究是不是可以在相应的细胞株中进行？这个细胞是不是可以被高效转染？如果以上两个问题的答案都是确定的，那么，就可以使用 RNA 干扰技术来验证这些基因和细胞凋亡的关系。

阳性对照系统：可以选择在细胞凋亡途径中功能明确的基因作为对照，一般应该同时选择促进凋亡的基因和拮抗凋亡的基因作为阳性对照系统，使用阳性对照优化转染条件、监控靶基因的表型、检测系统的工作状态。

阴性对照系统：由于外源的 siRNA/shRNA 导入到细胞内，可能会引起非特异的压力反应。因此，实验一定要设置阴性对照。

实验系统：针对靶基因设计合成 shRNA 转染特定细胞，观察细胞表型变化，从细胞表型可以筛选到靶基因。针对这些筛选出来的靶基因，可以使用表达相应蛋白的载体做回复实验。

难点：

（1）选什么基因？基因芯片是很好的工具，但现实是基因芯片会获得有非常多的差异基因，这些差异基因可能是"因"也可能是"果"或"平行因素"，对于研究来讲，一般都希望找到"因"。如果挑选文献中已有报道的和凋亡有关的基因，虽然风险可能小一些，但是研究创新性就弱了，甚至没有研究意义；如果挑选没报道过的和凋亡有关的"新"基因，那么风险就会增大。从不少文献报道的情况和基因公司的大量实验结果中发现，找到一个"新"的有功能的基因的成功率大概只有 10%。所以，仅靠生物信息学方法没办法选出可能有好结果的基因。

一种很好的办法就是进行高通量的功能学实验来筛选功能阳性基因，即高内涵筛选。一般选择 20 个以上的候选基因同时进行基因功能研究，初筛得到功能阳性基因后，再进行验证和深入研究。

（2）实验如何做更好？高内涵筛选最难的问题就是实验的平行性和重复性，因为一次实验需要操作很多基因，各基因实验之间的平行性是实验成败关键之一。如果化学合成的siRNA 转染效率无法观察，不同细胞培养孔转染效率的平行性就无法控制，质粒的 shRNA 可以使用带荧光标记的载体，使得转染上的细胞带上荧光，以此作为转染效率的质控，但质粒对于很多细胞的转染效率不高，所以更推荐使用慢病毒的 shRNA 去做高内涵筛选。慢病毒感染效率高，感染操作误差小，又可以使细胞带上荧光标记，以控制各孔感染的一致性。

三、过表达载体选择

1. 选择载体需要注意什么？

（1）质粒还是病毒：看细胞的质粒转染效率。

（2）元件：融合荧光蛋白可能导致目的蛋白折叠影响功能，同时，荧光蛋白也会受目的蛋白的影响而使得荧光强度大幅降低，可以考虑用双启动子载体或 IRES（内部核糖体进入位点）元件；

（3）N 端融合标签（Tag）还是 C 端融合：Tag 并没有固定格式，和目的蛋白有关系。

2. 细胞水平 DNA 质粒转染效率如何？

如果转染效率高（>70% 转染效率），可使用 DNA 真核表达载体；如需构建稳定的细胞系，优先推荐使用慢病毒载体；如果转染效率低（<30% 转染效率），推荐使用病毒载体；如果转染效率一般（40%～60% 转染效率），两种载体都可以使用，尽可能使用病毒载体。

3. 如何通过基因在细胞中表达的周期确定应使用的病毒类型？

如果是 7 天以内，可以使用腺病毒载体、慢病毒载体、质粒载体；如果是 7 天以上，推荐使用慢病毒载体。如果是体内实验，而且要观察很长时间，可以使用慢病毒，也可以使用腺相关病毒。

4. 基因表达元件顺序如何选择？

首先，推荐使用 3Flag 这样的小标签（tag）进行融合，以方便 Western blotting 检测表达，也可以做免疫荧光检测蛋白质定位。除非目的蛋白抗体效价很好、实验技能很高，否则不推荐不带任何标签的表达。

元件 1: promoter-GENE

腺病毒载体中常用的是巨细胞病毒启动子（CMV）；慢病毒载体中常用的启动子是泛素；这类元件顺序表达的目的基因不带有荧光标记，在基因的头尾部可添加标签，最常见的是在基因 3′ 端添加 3×FLAG，也可根据其他要求添加标签。

优点：基因的表达受到的影响最小。缺点：无荧光，病毒感染后，无法判断感染效率。

对象：适用于对于基因功能要求高、对病毒操作熟悉的研究者。

元件 2: promoter-GENE-GFP/RFP 这类元件顺序所表达的是目的基因和荧光蛋白。

优点：目的基因和荧光蛋白融合表达，可以通过荧光观察到基因在细胞中表达的位置，通过荧光进行定位研究。

缺点：

（1）基因的大小影响荧光表达的强弱：基因越大，荧光越弱。

（2）基因的功能影响荧光表达的强弱：分泌蛋白、膜蛋白、核定位蛋白的荧光较弱。在真核质粒表达载体和腺病毒载体中，以上两点影响程度较小，不影响荧光观察。

在慢病毒载体中影响非常显著,大基因 - 荧光蛋白结构的慢病毒感染细胞后可能难以观察到预期的荧光。

对象:适用于对于活细胞基因定位要求高的研究者;不适用于对于荧光强度要求高的研究者。

元件 3:promoter-GENE-IRES-GFP/Cherry

这类元件顺序独立表达目的基因和荧光蛋白;GFP 是绿色荧光蛋白,Cherry 是一种红色荧光蛋白;IRES 是内部核糖体进入位点序列,起始蛋白的翻译。

优点:基因和荧光蛋白独立表达,荧光可以作为目的基因进入细胞效率的指标;荧光蛋白的表达不影响目的基因的功能。

缺点:

(1)目的基因和荧光蛋白的表达丰度不一致:通常目的基因的表达是荧光蛋白的 5～10 倍,这是由于基因前面的启动子活性要比 IRES 高很多,导致在蛋白水平的翻译能力不一。

(2)荧光强度偏弱:这类结构的真核表达载体和腺病毒载体的荧光表达都偏弱;而慢病毒的荧光表达更弱,甚至难以观察到荧光,同时慢病毒由于装载基因大小有限,插入的目的基因越大会导致病毒的产量越低,滴度越低,荧光表达越弱。

对象:适用于对于基因功能要求高,同时也希望能够看到荧光的研究者。

风险:慢病毒载体中插入基因越大,荧光越弱。

元件 4:promoter-GENE-IRES-Puromycin

这类元件顺序独立表达目的基因和嘌呤霉素(puromycin)抗性基因。

优点:目的基因和抗性基因独立表达,该结构慢病毒载体可以用于稳定细胞系的筛选。

缺点:

(1)目的基因和抗性基因的表达丰度不一致:原因见"元件 3"中的说明。

(2)病毒包装产量低。

对象:该结构慢病毒载体适用于对稳定细胞有需求的研究者。

风险:由于该结构的慢病毒的包装产量不高,该结构的慢病毒难以获得高滴度病毒,难以直接用于整体动物实验。

元件 5:promoter1-GENE-promoter2-GFP(Cherry)

这类元件顺序通过两个强启动子独立表达目的基因和 *GFP* 基因。

优点:目的基因和 *GFP* 独立表达,而且蛋白质表达丰度相差不大;荧光可以作为目的基因进入细胞效率的指标,荧光蛋白的表达不影响目的基因的功能。

(1)独立表达荧光蛋白和基因。

(2)插入基因大小:可插入的基因在 2.5kb 以内。

对象:该结构慢病毒载体适用于对基因表达和荧光表达分开,并且对荧光强度有强烈的要求的研究者。

四、腺病毒操作常见问题和回答

1. 如何确定目的细胞是否能被腺病毒感染?

腺病毒有广泛的宿主范围,它可以感染人类或者其他哺乳动物细胞系或原代细胞,包括可分裂的和不可分裂的细胞。只有少数细胞系不被感染,如一些淋巴细胞系就对腺病毒有强的抵抗性。为了确认所使用的目的细胞是否能够被腺病毒感染，需要通过带有标记（如 GFP）的腺病毒对目的细胞进行预实验。

2. 整体实验时，1 只小鼠体内注射腺病毒的剂量大概是多少？

建议腺病毒用量范围在 10^8～10^{10} pfu/ 只小鼠。注射后，在 3～4 天基因表达达到峰值；注射 7 天后表达逐渐下降，持续表达时间在 2 周左右。注意，这只是一个参考值，研究不同的器官或组织表达时会有差异。

五、microRNA 相关问题

1. 化学合成、质粒及慢病毒转染的 microRNA 之间的区别是什么？

化学合成的 microRNA（即模拟物等）

优点：快速起效。缺点：持续表达几天时间；转染的量不容易控制，可能得到的结果是假象。

质粒 microRNA

优点：可以自己制备载体。缺点：只适合转染效率高的细胞操作；持续表达几天时间。

慢病毒 microRNA

优点：宿主广，适用于大多数细胞；感染效率高；可以长时间表达，可数月表达；可以制备稳定表达细胞系。

缺点：起效慢，病毒感染细胞后，通常需要 4～5 天才能开始稳定表达；拷贝数低，慢病毒感染细胞的能力有限，因此病毒进入细胞内的拷贝数有限。

在易转染、易感染细胞内操作这几种 microRNA 时，进入细胞内的拷贝数由高到低分别是：化学合成 microRNA＞质粒 microRNA＞慢病毒 microRNA。但未必是越高越好，太高容易造成假象，因此高分 SCI 文章大多要求使用慢病毒的 microRNA 进行确认。

2. microRNA 下调慢病毒转染后，PCR 检测 microRNA 为什么增高？

由于 microRNA 下调是通过 microRNA 反义序列和 microRNA 结合，抑制 microRNA 与靶基因结合的能力，从而发挥作用，并不是通过降低 microRNA 的丰度实现作用，所以 qPCR 并不能检测其抑制 microRNA 的效果。而此时检测靶 microRNA 时会出现多种情况：

（1）降低：microRNA 反义序列和 microRNA 结合，形成双链的 RNA，然后按照 RNAi 的途径切割了双链 RNA，因此会降低。

（2）增高：microRNA 反义序列只是结合了 microRNA，但不能降低靶序列；而 microRNA 反义序列通过 DNA 双链形式进入细胞内，反义序列对应的互补序列是成熟体 microRNA 序列，也会被检测到，因此也会产生增高。

（3）不变：（1）和（2）两种情况同时存在，最终总的 microRNA 不发生变化。

此外，对照设置不好或者检测时间太早，病毒的感染刺激了细胞内 microRNA 的表达，也会影响 microRNA 表达的上调或下调。

3. 如何判断 microRNA 靶基因验证实验体系有无异常？

可以从以下几个方面考察实验结果的客观性。此处实验分组参照表 4-23。

（1）对照的 2 个实验组，即实验组 1 与实验组 2 中 *luc* 表达情况应无显著差异。

（2）转染正常，确保质粒或 miRNA 模拟物（mimics）成功转染入细胞。

（3）luc 检测值在仪器检测线性范围内。

4. 如何判断 microRNA 靶基因验证实验中质粒是否转染成功？

共转染的几个质粒中，3′UTR 质粒及 Renilla 质粒可通过最终的 luc 读值判断是否转染成功，而 microRNA 质粒或 mimics 的转染情况无法从最终的 luc 读值作出判断，因而针对 microRNA，转染是否成功可用以下方法进行。此处实验分组参照表 4-23。

（1）如转入的 microRNA 带有荧光标记如 GFP，则可直接在转染后、细胞裂解前于荧光显微镜下观察细胞荧光。

（2）如转入的 microRNA 不带任何荧光标记，可考虑进行 microRNA 的 qRT-PCR 检测，通过检测结果判断上述实验组 2、4、6 是否相对其对照组的 microRNA 有显著过表达。

（3）设置一个荧光质粒转染参照组，同批次转染一个组的细胞，可间接反映出同批次实验的转染情况。

5. 如何优化 microRNA 靶基因验证实验体系？

细胞状态和转染效率是该实验的关键，转染效率的优化可通过调整共转染质粒的比例或调整转染体系来进行，设置合理的质粒转染量梯度，观察 microRNA 对靶基因的抑制是否存在剂量效应或是否存在变化趋势的一致性，从而使结论更加可靠。

6. 验证 microRNA 对靶基因表达调控的其他方法。

验证 microRNA 对靶基因的调控也可直接检测 microRNA 过表达或下调表达后，靶基因在 mRNA（qRT-PCR 方法）或蛋白水平上的变化（Western blotting 方法）。

六、细胞生物学问题

1. 细胞污染问题解决（操作注意事项和污染源分析）。

操作所有可能具有感染性的材料应当遵循以下原则：所用的器械和溶液应该事先经过彻底灭菌，工作之前用消毒液擦拭台面、试剂瓶和手。操作过程避免形成气溶胶，气溶胶也可能会导致细胞之间的交叉污染。因此，应选用 TD（to deliver）吸管而不是 TC（to contain）吸管，所用的吸管后端应塞上棉花。混合溶液时避免快速地吸上吹下，吹出液体时不要用力过猛。移液时移液管口尽量与培养瓶中液面接近或使液体从容器侧面流下，避免使液体从半空中落下，减少气溶胶。使用离心机时确保离心管盖是合上的，避免液滴残留在离心管盖附近。使用带盖的离心转头时，运行前务必盖紧。操作完成后，所产生的废弃物应当用湿热灭菌或浸没在合适的去感染物溶液中。

细胞污染：细胞污染物会抑制细胞的生长，导致细胞死亡，从而使实验结果不一致。可能导致污染的途径如不规范的操作，被污染的培养基、试剂、器械（如吸头）或是携带在操作者身上来自其他实验室细胞中的微生物。在动物细胞培养中，细菌、真菌、霉菌、支原体和其他种类细胞是常见的污染物。规范的操作可以帮助避免细胞被微生物和其他种类的细胞污染。

微生物污染：细胞被微生物污染后，有些情况下细胞培养基会变浑浊，pH 发生显著变化。

支原体污染的检测：支原体是一些体型小、生长缓慢的原核生物，它们没有细胞壁，是常见的细胞污染微生物。常用的抗生素和抗真菌药一般对支原体都没有作用。而且，由于支原体一般不会比细胞生长更快，也就不会引起细胞培养基的浑浊度和颜色变化，所以它们会长时间存在而不被发现，并会迅速传播到其他细胞中去。支原体污染会抑制细胞的代谢和生长，也会干扰细胞的核酸代谢和细胞的抗原性。急性的支原体感染会使所有的细胞状态变差,有时候有个别细胞会形成克隆。检测支原体的方法主要有 3 种:Hoeschest 33258 染色;支原体特异性的 DNA 探针;基于 PCR 的方法(如 VenorGeM Mycoplasma Detection Kit)。另外,很多公司都提供付费的基于 PCR 的支原体检测服务。

支原体污染的清除:处理支原体慢性污染的细胞最明智的方法是丢弃它,用湿热灭菌或焚烧彻底消灭污染物。一般处理的方法主要是用各种商业化的抗生素,如 Mynox® Mycoplasma Elimination Reagent,enrofloxacin 及 tiamulin 和 minocycline 的混合处理。

细胞的交叉污染:细胞被另一种快速生长的细胞污染是较为严重的问题。为避免交叉污染,需要向可以保证质量的细胞库订购细胞,在超净台中一次只处理一种细胞,给不同种类的细胞分别准备所需的吸头、试剂、培养基。并且定期检查细胞的形态和生长特征,以及进行短串联重复序列(short tandem repeat,STR)分型鉴定。STR 分型鉴定是鉴定细胞品种的权威方法,很多权威杂志都要求投稿人提供所使用细胞的 STR 分型鉴定。

2. GFP 标记的细胞做凋亡实验可以使用双染试剂盒吗?

GFP 的发射光在 509nm,可以作为碘化丙啶(PI)、藻红蛋白(PE)等红色光的激发光,因此会相互影响。在有 GFP 的情况下,不能出现此类红色荧光。虽然可以调节补偿进行一些修正,但是结果还是不准确。在 GFP 的病毒感染的细胞中,建议做凋亡实验用单染,可用 APC 标记的 Annexin V 检测试剂盒。

七、Cas9 技术系列问题

1. 什么是靶位点识别区域?

靶位点识别区域为表达 sgRNA 的序列,用以识别特定序列。只有在双方确定靶位点识别区域的序列后才能再进行后续实验。

2. 组成型基因敲除为什么要选在靠近起始密码子的地方剪切?

靠近起始密码子剪切并造成移码突变能够使蛋白更早地被翻译成无效片段,以减少过多的野生型片段造成蛋白产生部分活性,从而增加基因敲除的效率。

3. 为什么要选 *Rosa26* 内含子作为插入位点?

Rosa26 是一个在几乎所有的组织中都表达的非编码基因,*Rosa26* 内含子位点的外源基因插入是目前基因敲入最常用的策略之一。相对于其他方法,*Rosa26* 插入位点在胚胎干细胞中的同源重组效率更高,且外源性的基因定点插入这个位点能够正常表达且不会影响其他基因的表达。

4. 外源基因插入 *Rosa26* 表达能力如何?

Rosa26 拥有独立的内源性启动子,该启动子在胚胎干细胞中的转录能力强于病毒启动子 CMVd1、CMV,与脊椎动物内源性启动子 -actin、PGK 相似,弱于人工启动子 CAG。在通常情况下,能够满足大部分基因的表达要求。如需强表达,可在外源基因编码序列(coding sequence,CDS)区前添加强表达启动子元件。

5. 得到 F_1 代以后如何继续传代并形成稳定品系?

一般是将 F_0 小鼠与野生型小鼠交配,得到 F_1 代。也可以在 F_1 代中筛选出阳性小鼠近亲繁殖得 F_2 代,再在 F_2 中选择阳性小鼠进行近亲繁殖产生 F_3 代,得到稳定品系。如得到的 F_1 代全为同性,也可以在得到阳性 F_1 代小鼠后将之与野生型交配,得到 F_2 代子鼠;从 F_2 代开始进行近亲繁殖以得到纯合子小鼠,将阳性的 F_2 代小鼠近交,得到 F_3 代子鼠。选择 F_3 代中的纯合子小鼠进行交配得到 F_4 代（稳定品系），之后近交得到 F_5、F_6 代小鼠，继续传代，见附录图1。

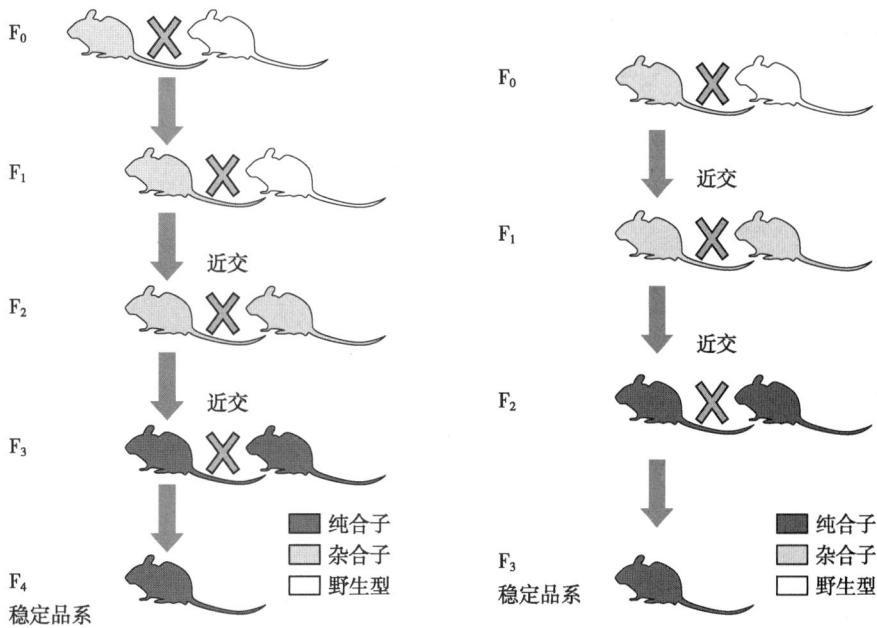

附录图1　推荐稳定品系构建流程

6. 条件性 / 组织特异性敲除 / 敲入动物在得到 F_1 代后如何操作？

可以将得到的阳性 F_1 代小鼠直接与带有条件性 / 组织特异性启动子表达的 Cre 小鼠（商品化 Cre 小鼠品系）交配，培育并筛选出所需的小鼠。也可以在得到稳定品系的基因敲除 / 敲入小鼠后再与商品化 Cre 小鼠品系交配，培育并筛选出所需的小鼠。通常情况下 Cre 杂合子即可发挥作用，见附录图2。

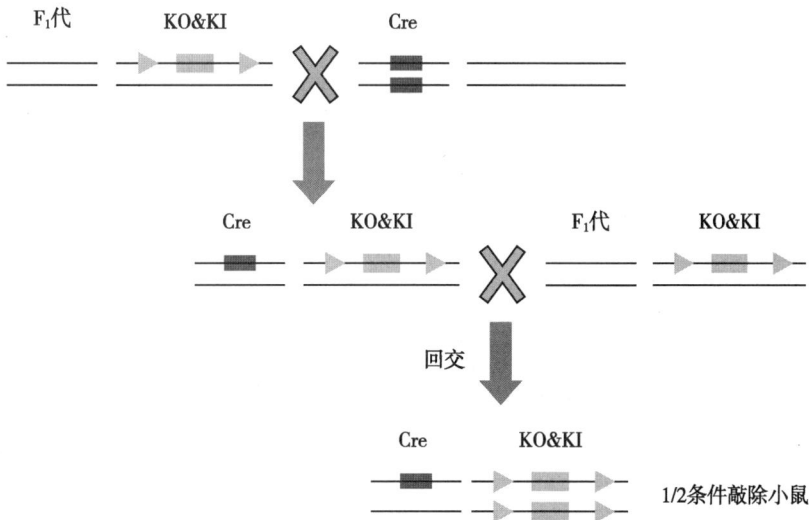

附录图2　条件性 / 组织特异性基因敲除 / 敲入小鼠杂交策略

英文文章写作常用词句

一、英文文章常用动词积累

英文文章常用动词见附录表1。

附录表1　英文文章常用动词

编号	动词	中文	文章中的词组
1	abrogate	废除；取消	
2	absent	不存在	
3	accompany	陪伴，陪同；附加	accompany with
4	account	解释；导致；报账	
5	act	充当，起作用；对……有影响	
6	activate	激活	
7	adapt	适应于，适应不同情况	adapt to
8	address	提出	
9	administer	管理；治理	
10	affect	影响；假装	
11	alter	改变，更改	
12	amplify	放大，扩大；增强	
13	analyse	分析；分解；细察	
14	appear	出现，显现；出庭	
15	apply	应用，运用；申请	apply to
16	approve	为……提供证据	
17	ascertain	弄清，确定	
18	assess	评定；估价	
19	associate	（使）发生联系	associate with
20	backcross	回交；反交	
21	believe	相信；以为	
22	bind	约束；装订；捆绑	bind to
23	block	阻止，阻塞	
24	brush	刷；掠过；擦	
25	calculate	计算；估计；打算	
26	cause	成为……的原因；导致	be caused by

续表

编号	动词	中文	文章中的词组
27	characterize	描述（人或物）的特性	
28	collect	收集；聚集	
29	co-localize	共定位	co-localize with
30	compare	比较，对照	compare with
31	compose	组成，构成；调解	compose of
32	compromise	折中解决；妥协，退让	
33	conclude	作结论	
34	confer	比较，对照	
35	confirm	确认；确定	
36	conflict	抵触；争斗；战斗	conflict on
37	consider	考虑；认为	
38	contain	包含，容纳；克制	
39	contribute	贡献出；捐赠（款项）	contribute to
40	control	控制	
41	convey	传达，传递；运送	
42	coordinate	调整；整合	
43	correlate	使互相关联；联系	correlate with
44	count	计算；认为	
45	couple	连在一起，连接	
46	decrease	减少，减小	
47	dedicate	奉献，献身	be dedicated to
48	define	规定；使明确	be defined as
49	deregulate	解除控制	
50	demonstrate	证明，证实	
51	depend	依靠；依赖；信赖	depend on
52	derive	导出	
53	describe	描写，形容；叙述	describe as
54	detach	分离	
55	detect	查明，发现；洞察	
56	determine	（使）下决心	
57	develop	发展；生长；形成	
58	differ	不同，相异；不同意	differ from
59	display	显示；炫耀	
60	distinguish	区分，辨别，分清	
61	doublestain	双染	doublestain for
62	drop	（使）落下；投下	
63	elicit	引出，探出	
64	eliminate	排除，消除；淘汰	

续表

编号	动词	中文	文章中的词组
65	embed	嵌入包埋	
66	enable	使能够,提供做……的权利	
67	engage	从事	
68	enhance	提高,增加;加强	
69	establish	建立,创建;确立	
70	estimate	估计,估量;判断,评价	
71	evaluate	评价,估价	
72	evoke	产生,引起;唤起	be evoked by
73	examine	检查,调查;考试	
74	exclude	排除,不包括	
75	exhibit	陈列,展览;呈现;证明	
76	exist	存在	
77	expect	认为	
78	explore	探索;探测;探险	
79	know		
80	label	贴标签于;把……称为	label for
81	lead to		
82	light	点燃;照亮;用光指引	
83	localize	使局部化;使具地方色彩	localize to
84	maximize	取……最大值	
85	measure	测量;估量	
86	mediate	调停,调解	
87	metastasize	转移;迁徙	
88	modulate	调节	
89	monitor	记录;测定	
90	observe	观察;研究	
91	occur	发生;出现;闪现	
92	overlap	重叠;与……部分相同	
93	overshoot	超过;言过其实,夸张	
94	participate	得到或接受某部分东西	participate in
95	perform	执行;履行	
96	persist	坚持;固执	
97	place	放置	
98	play	扮演;担任	play an important part in
99	postulate	假定;提出要求	
100	predict	预测	
101	present	呈现	
102	prevent	预防;阻碍;阻止	prevent

编号	动词	中文	文章中的词组
103	probe	探查,探测	
104	process	加工;处理	
105	produce	生产;产生;制作;创作	produce by
106	project	放映;计划;发射	project to
107	protect	保护,保卫	
108	provide	提供,供给	
109	provoke	激起,挑起;煽动	
110	receive	收到;接到;接纳	
111	record	记录,记载;标明	record from
112	recruit	招聘,征募	
113	reduce	减少;缩小;归纳为	
114	reflect	反射(光、热、声或影像)	
115	regard	认为;注视	regard as
116	regulate	调节,规定	
117	relate	(把……)联系起来	be relevant to
118	relay	转播,传达	
119	release	释放;放开	
120	remain	留下;保持;留待	
121	replace	替换;把……放回原位	
122	report	报道;公布;宣告	
123	represent	表现,象征;代表,代理	
124	require	要求;需要	be required for
125	resemble	与……相像,类似于	
126	respond	作出反应,响应	respond to
127	restrict	限制,限定;约束,束缚	restrict to
128	result	发生,产生;归结为	result from/result in
129	retrieval	检索;恢复;取回	
130	reveal	显露;揭露;泄露	
131	reverse	(使)反转;(使)颠倒	reverse over
132	score	得分	
133	section	将……切片	
134	seem	似乎	seem to be
135	serve	(为……)服务;任(职)	serve as
136	shape	形成	
137	shave	剃,削去;修	
138	show	给……看;表现出;显露	
139	speculate	推测;投机;思索	
140	stain	给……着色	

续表

编号	动词	中文	文章中的词组
141	stimulate	刺激；鼓舞，激励	
142	study	考虑；沉思	
143	suggest	建议，提议；暗示	
144	support	支持	in support of
145	tail	跟踪	
146	take advantage of	利用……的优势	
147	test	测验；考查	
148	transmit	传输；传送	transmit into
149	transport	运送，运输；流放	transport into
150	treat	对待；治疗	
151	trigger	引发	
152	undergo	经历，经受；忍受	
153	underpin	巩固；支持	
154	use	使用；使用权	
155	value	评价；重视	
156	visualize	形成思维图像；设想	

二、名词替换积累

people, persons: individuals, characters, folks

thing: affair, business, matter

aspect: facet, dimension, sphere

communication: interaction

study: examine, work, research

三、动词替换积累

think: harbor the idea that, take the attitude that, hold the view that, it is widely shared that, it is universally acknowledged that

show: demonstrate, reveal, certify, manifest, suggest, indicate, imply, advocate

validate: clarify

want: desire

cause: trigger, give rise to, lead to, result in

remember bear in mind that

perform: proceed

have: possess

四、介词替换积累

about: regarding, concerning

五、形容词替换积累

good：optimal，positive，favorable，rosy，promising，perfect，pleasurable，excellent，outstanding，superior

helpful：beneficial，rewarding

famous：distinguished，famed，notable，renowned

bad：unsatisfactory，unfavorable，dreadful，poor，adverse，ill，less impressive

difficult：arduous，formidable

severe：challengeable

abortive：stillborn，unsuccessful

many：numerous，various，considerable，a multitude of

some：a slice of，quite a few

common：shared

typical：quintessential

necessary：indispensable

important：significant，crucial，influential，valuable，meaningful，outstanding，prominent，substantial

六、副词替换积累

always：invariably

hardly：little，few

very：significantly，remarkably，dramatically，overwhelmingly，exceedingly，extremely，intensely，positively

approximately：about，close to，just about，roughly，more or less，around，or so

七、连接词积累

表转折：however，although，unfortunately，despite，on the contrary，in contrast

表并列：also，in addition，afterwards，moreover，furthermore，further，meanwhile

表结果：consequently，thus，therefore，so，accordingly

对比：unlike，similarly，compared with，comparatively，alternatively，parallel results

常用：especially，essentially，interestingly，virtually

八、词组积累

get many benefits：reap huge fruits

in my opinion：for my part，from my own perspective

more and more：increasing（ly），growing

sb. take interest in/sb. be interested in：sth. appeals to sb.，sth. exerts a tremendous fascination on sb.

attract one's attention：capture one's attention，pay attention to：pour attention into reasons for sth.：There are several reasons behind sth.

be against，disagree with sth.：frown on sth.

for example，for instance：as an example

第一（in the first place/the first and foremost）；

第二（there is one more point，I should touch on，that...）；

第三（the last but not the least）

be similar to，to almost the same level

the magnitude of changes differed，change more remarkably，significantly differ between ...

and ...，with at least 1.5-fold change

reach a peak/a plateau，with highest density

elevate apparently，the growth curve increased markedly/quickly，rise rapidly/slowly spread

with number increasing from 48h to 20d，but fastest in 3d to 9d，then slowed down since 12d.

九、句子积累

1. 结果不满意

has not well established

their role in ... is fully unknown

the outcome especially in ... is far from pleasant

... is essentially abortive in clinical cases

... had been reported to be responsible，at least partially

2. 意义

These could provide novel evidences to support treatment of ... for translational research that is ultimately available to future clinic patients.

Our study provided new first evidence，from our knowledge，to report

This study was designed to firstly demonstrate the change of

3. 使用

by using

In order to investigate the role of ...，this study was designed to firstly demonstrate the change of，In this study，a proteomics approach was applied to investigate

To assess the potential for ...，we performed

To clarify this issue，we performed tests were conducted weekly to observe

4. 感兴趣

Fascinate us to focus this question

Of these proteins，an interesting protein，named

It is not surprising that they have become the focus of numerous studies.

5. 列举文献

A previous research conducted by ... et al. found that

Emerging studies have provided evidence that

The results from ... et al. have showed that

The reports made by ... et al. demonstrated that

In agreement with this finding, a previous study reported that

Comparatively, ... et al. illustrated that

Consistent with this scenario, ... et al. indicated that

In addition, ... et al. approved that

For example, the results derived from ... et al. have argued/emphasized that

For example, ... et al. have suggested

According to the hypothesis in ...

AA advocated that ... for the first time. Then BB further demonstrated that ... Afterwards, CC suggested that ... More recent studies by DD stated that ...

6. 结论

In the present study, we demonstrated

This study was designed to firstly demonstrate

We obtained the results consistent with previous studies, which demonstrated that

We have provided insights into the effects of

We found in the present study that

We confirmed that ... exhibited

The analysis revealed that

The present study emphasizes

These findings pointed that

These data suggested that

The results have showed that

The implication was obvious

In this experiment, we showed

By the method of proteomics analysis, we discovered that

By using proteomics, we found

Therefore, it can be inferred that

Summarily, we can speculate about

In other words, ... is linked tightly with

According to current knowledge, these identified